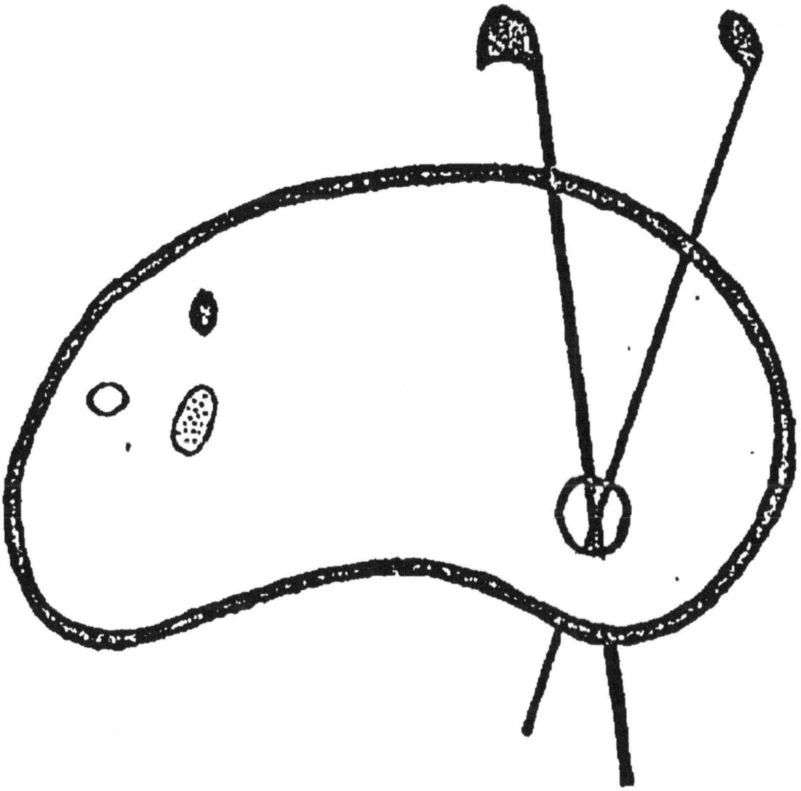

DEBUT D'UNE SERIE DE DOCUMENTS
EN COULEUR

VADE-MECUM

DU

PRATICIEN

—

DIAGNOSTIC ET TRAITEMENT

DES

MALADIES INTERNES

PAR

Le Dr Fernand ROUX

MENTION HONORABLE DE L'INSTITUT
RÉCOMPENSE DE L'ACADÉMIE (PRIX DESPORTES)
LAURÉAT DE LA SOCIÉTÉ MÉDICO-PRATIQUE ET DE LA SOCIÉTÉ DE MÉDECINE

PARIS

G. STEINHEIL, ÉDITEUR

2, RUE CASIMIR-DELAVIGNE, 2

—

1894

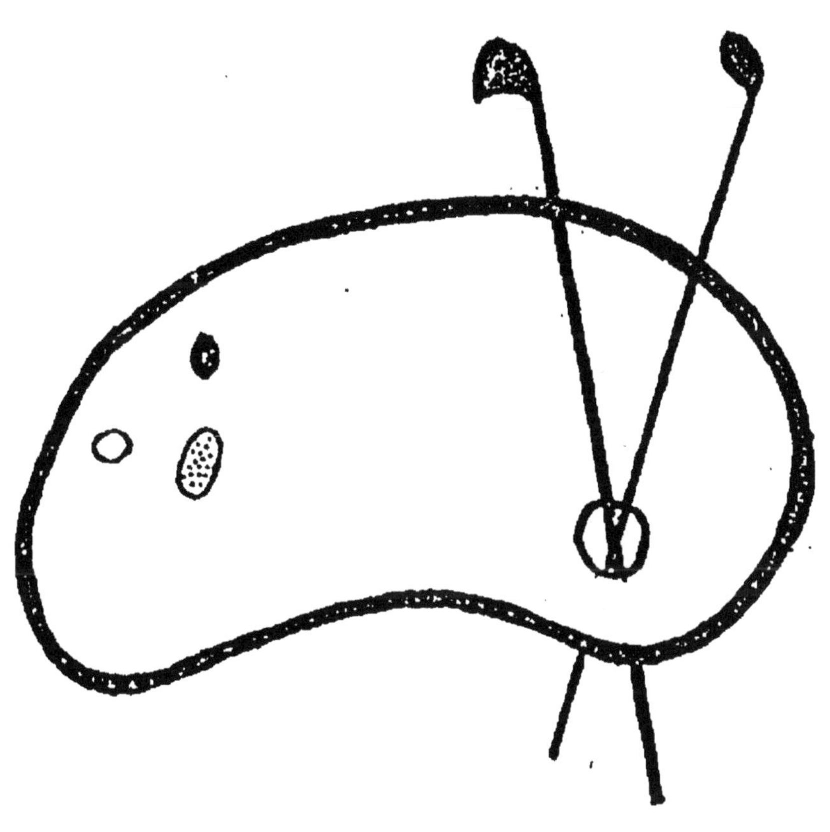

FIN D'UNE SERIE DE DOCUMENTS
EN COULEUR

VADE-MECUM

DU

PRATICIEN

VADE-MECUM

DU

PRATICIEN

DIAGNOSTIC ET TRAITEMENT

DES

MALADIES INTERNES

PAR

Le Dr Fernand ROUX

MENTION HONORABLE DE L'INSTITUT
RÉCOMPENSE DE L'ACADÉMIE (PRIX DESPORTES)
LAURÉAT DE LA SOCIÉTÉ MÉDICO-PRATIQUE ET DE LA SOCIÉTÉ DE MÉDECINE

PARIS

G. STEINHEIL, ÉDITEUR

2, RUE CASIMIR-DELAVIGNE, 2

1894

Abasie et astasie.

Le malade au lit, on constate que ses membres inférieurs sont souples, accomplissent parfaitement tous les
mouvements possibles, résistent aux efforts pour les fléchir. La sensibilité est conservée : les réflexes sont normaux. Les mouvements du tronc sont intacts. Le malade
peut nager.

Debout, rien d'anormal. Le saut à pieds joints est possible. Mais, dès que la marche commence, il y a incoordination des mouvements : série de flexions et d'extensions
rapides (celles-ci prédominant en apparence). Le malade
peut difficilement se retourner ; il ne peut pas reculer. Au
début de la marche, il essaie de fléchir le genou, comme
dans la marche normale, mais, aussitôt, il y a un mouvement contradictoire des extenseurs qui l'emporte sur les
fléchisseurs. Le pied se détache difficilement du sol. La
démarche trépidante ressemble à celle de la paraplégie
spasmodique.

Si la marche continue, il y a une sorte de rhythme dans
l'incoordination qui peut faire penser à la *chorée rhythmique* : celle-ci se présente non seulement à l'occasion de la
marche, mais au repos. Elle est involontaire. La volonté
ne peut l'arrêter.

Deux *formes* d'abasie. Le malade ne peut ni se tenir debout, ni marcher (forme paralytique). — La station debout
est possible, mais la marche est troublée. Deux *variétés* ;
certains malades, à l'occasion de la marche, ont de grands
mouvements des membres, chez d'autres les mouvements
contradictoires des extenseurs prédominent.

Traitement. — L'affection s'observe chez des hystériques (Voir ce mot). — Apprendre au malade à marcher comme pour un enfant. — Compression des régions postérieures du tronc par un bandage approprié.

Abcès du cerveau. Voir *Encéphalite aiguë*.

Abcès du poumon.

Expectoration purulente contenant généralement des débris de parenchyme pulmonaire. Elle est abondante : 500 à 1.000 grammes; odeur fade, aigrelette. Dans les cas typiques, l'expectoration est homogène, verdâtre, opaque; brunâtre souvent pendant quelque temps. De temps en temps, l'expectoration se fait par flot. Signes physiques cavitaires au niveau du foyer quand il est superficiel. Fièvre hectique.

DIAGNOSTIC avec *Abcès venu du dehors et ouvert dans le poumon* : commémoratifs, lésions des organes voisins. — *Tuberculose pulmonaire* : l'expectoration ne contient pas de débris du parenchyme pulmonaire, évolution différente. — *Gangrène pulmonaire* : odeur fétide de l'expectoration qui contient des bouchons bronchiques, très rarement des fibres élastiques.

TRAITEMENT. — Régime tonique. Balsamiques. Si l'abcès est superficiel, intervention chirurgicale.

Abcès multiples chez les nourrissons.

Abcès sous-cutanés multiples pouvant se développer sur tous les points du corps.

Les *Abcès scrofuleux* ne se développent que du 8e au 15e mois : stigmates scrofuleux : otorrhée, coryza, conjonctivite. Siègent de préférence sur : face, cou, membres. De forme arrondie, ou ovoïde, n'adhèrent ni aux couches profondes de la peau, ni à la face externe des aponévroses. Au début, durs et indolents, deviennent fluctuants moins vite que les abcès chauds, plus vite que les abcès froids. Les orifices d'évacuation du pus se réunissent et le trajet reste longtemps fistuleux.

Abcès des hérédo-syphilitiques. Apparaissent à partir du 2e mois, maximum de fréquence du 3e au 9e mois. Petits, voisins les uns des autres. Siègent aux lombes, fesses, partie postéro-externe des cuisses. Durs au début, puis donnent issue à du pus plus ou moins sanguinolent ; *jamais de sécrétion gommeuse.* Cicatrice persistante après guérison. *Très influencés par le traitement spécifique.*

Abcès par auto-inoculation sus-cutanée ou interstitielle. Les premiers sont fréquents aux talons, malléoles, coudes, jambes, cuisses, partie postérieure du crâne.

Abcès du sein.

PROPHYLAXIE. — Toilette du sein. Dès la première tétée, mettre sur le sein une compresse imbibée d'une solution de bichlorure de mercure à 0,20 0/00, recouverte d'un taffetas ciré. Chaque fois que l'enfant va téter, laver le mamelon avec de l'eau boriquée ou salée.

Au début, tension du sein, douleur à la pression au niveau d'une induration volumineuse et profonde recouverte par la peau rouge, chaude, tendue ; fièvre vive. Puis fluctuation.

TRAITEMENT DU DÉBUT. Cesser l'allaitement par le sein malade. Proscrire les pompes et ventouses pour combattre l'engorgement laiteux. Pansement boriqué tiède en permanence. *Compression du sein.* Appliquer au devant de la poitrine, sur la mamelle relevée, une couche épaisse d'ouate. Prendre une bande de tarlatane empesée et mouillée longue de 10 mètres, large de 7 centimètres. Laisser pendre au-devant de l'abdomen un chef assez long. Commencer par faire 2 à 3 circulaires obliques du cou et de l'aisselle. Descendre autour du thorax en faisant des spiraux se recouvrant aux deux tiers. Terminer par des circulaires horizontaux. Fixer le chef terminal avec une épingle, relever le bout pendant et le fixer au niveau de l'épaule opposée. Laisser 48 heures en place.

TRAITEMENT CHIRURGICAL. — Aussitôt la fluctuation reconnue, savonner et laver la région malade avec une solution de van Swieten. Au point le plus déclive de l'abcès, enfoncer à 1 centimètre un bistouri flambé à l'alcool et plongé dans une solution phéniquée à 5 0/0. Faire une incision de 2 à 3 centimètres. Vider la poche par pression. Introduire un drain aseptique et pousser par ce drain une injection phéniquée à 5 0/0. Dès qu'on éprouve de la résistance à l'injection, retirer la seringue, laisser la cavité se vider. Continuer ainsi tant que l'injection ne ressort pas claire. Fixer le drain avec une épingle anglaise. Mettre de la ouate antiseptique sur le bout du sein et faire le pansement compressif ci-dessous. Le retirer après 48 heures. S'il y a écoulement de pus, injection avec eau phéniquée à 5 0/0. Recommencer toutes les 48 heures, en raccourcissant chaque fois le drain jusqu'à ce qu'il ne sorte plus que de la sérosité ou du lait. Retirer alors le drain. Pansement sec.

Acné atrophique.

Siège ordinairement au visage. Petites papules rougeâtres, surmontées d'une croûte très adhérente qui, lorsqu'elle est tombée, laisse une cicatrice permanente.

TRAITEMENT. — Essayer l'iodure de potassium, 1 à 2 gr. Parfois le traitement mercuriel réussit. Pour le traitement local, voir *acné inflammatoire*.

Acné cornée.

Siège principal : cou, face. A l'orifice des glandes sébacées, il se fait un dépôt sous forme d'élevure.

TRAITEMENT. — Huile de foie de morue. Pommades au soufre ou acide borique à 10 0/0.

Acné inflammatoire [1].

Petites nodosités cutanées sur le visage et le thorax, rouges. Quand la suppuration s'est établie, on voit un point jaunâtre au centre de la tumeur, puis la pustule se rompt. La nodosité s'affaisse, laissant une tache brunâtre.

TRAITEMENT GÉNÉRAL. — Combattre la diathèse arthritique. Surveiller les digestions. Eviter la constipation. Défendre tout aliment excitant : vin, café, etc. Eviter le froid aux pieds. Surveiller les organes génito-urinaires. Dans l'acné du visage, examiner les fosses nasales.

TRAITEMENT LOCAL. — Matin et soir, lotions avec un liquide *très chaud* alcoolisé. Plus tard, on peut faire les lotions avec de l'alcool camphré *pur* ou de l'alcool *saturé* d'acide borique. Essayer ensuite les divers traitements suivants. Emplâtre de Vigo. Onction avec :

Biodure de mercure . . . .   0,5 à 20 centigr.
Vaseline. . . . .   15 gr.

Ou lotion avec :

Bichlorure de mercure. . . . .   1 gr.
Teinture de benjoin ... .   10 »
Emulsion d'amandes amères. . . . .   490 »

1. Je recommande au lecteur, pour tout ce qui touche les maladies de la peau, l'excellent ouvrage du Dr Brocq (*Traitement des maladies de la peau*) qui contient tout ce que le patricien a besoin de savoir.

Ou :

Bichlorure de mercure	1 gr.
Chlorhydrate d'ammoniaque.	2 à 4 »
Alcool	100 »
Eau	400 »

Ou :

Sulfure de potassium. / Teinture de benjoin. } ââ	2 gr.
Eau	200 »

Pommades au soufre 1 0/0 ou bien : (Brocq)

Naphtol β.	1 gr.
Soufre précipité.	5 »
Oxyde de zinc.	2 »
Lanoline	5 »
Huile d'amandes douces.	7 »
Extrait de violettes	q s.

Lotions avec eau et savon noir, ou avec :

Savon noir.	15 à 30 gr.
Alcool.	30 »
Alcoolat de lavande.	45 »
Eau.	15 »

Frictions avec :

Ichtyol	5 à 40 gr.
Alcool. / Ether. } ââ	30 »

En désespoir de cause, cautérisation électrique ou au thermocautère.

Acné kéloïdienne.

Siège : la nuque. Pustules d'acné entourées d'un tissu dur, formant parfois, par leur confluence, des masses indurées volumineuses.

Traitement. — Au début, badigeonnage de teinture d'iode, emplâtre de Vigo. Savon sulfureux ou à l'ichthyol. Ou bien : vider les pustules, laver après avec de l'alcool pur saturé d'acide borique. Calmer ensuite l'inflammation avec des émollients (BROCQ). Au besoin, scarifications suivies d'application d'emplâtre de Vigo ou d'emplâtre rouge. — Extirper les tumeurs par le râclage.

Acné ponctuée (comédons).

Petite nodosité ayant à son centre un point noir. Parfois le point noir est au niveau de la peau, la nodosité manque. En pressant les tissus qui entourent le point noir, on voit sortir la matière sébacée.

TRAITEMENT. — Faire le soir une lotion avec de l'eau chaude simple ou avec du savon noir et mettre ensuite (BROCQ).

```
Borate de soude . . . . . . . . . . . . . .   15 gr.
Alcool. . . . . . . . . . . . . . . . . . .   30  »
Ether. ⎫ ââ . . . . . . . . . . . . . . . .  200  »
Eau.   ⎭
```

Ou bien mettre :

```
Acide salicylique.    ⎫
Soufre précipité.     ⎬ ââ
Savon noir de potasse.⎭
```

Appliquer ensuite des émollients.
Ou bien faire tous les jours une lotion avec :

```
Acide borique.        ⎫             10 gr.
Glycérine.            ⎪
Alcool.               ⎬ ââ . . . . . . . . 20  »
Eau de roses.         ⎭
```

Faire ensuite une friction avec :

```
Savon noir. . . . . . . . . . . . . . . . .  20 gr.
Alcoolat de lavande. . . . . . . . . . . . .   5  »
Alcool. . . . . . . . . . . . . . . . . . .   40  »
```

Acné rosacée (Couperose).

Siège ordinaire : nez. Début par des taches rouges ; puis dilatations vasculaires. Ensuite varicosités rouges. Boutons d'acné durs. Les parties malades sont rouge violacé. Elles se couvrent de mamelons volumineux. Le nez s'hypertrophie considérablement.

Diagnostic avec *Adénomes sébacés congénitaux* : ils se développent dans les premières années. — *Eczéma* : suintement, desquamation. — *Engelures* : douleur, variabilité des accidents. — *Lupus érythémateux* : les bords de la plaque sont nets. Sensibilité à la pression. Rougeur plus vive. *Existence de cicatrices* à la surface.

Traitement général. — Voir *Acné*.

Traitement local. — Mettre le soir :

Soufre précipité.	40 gr.
Glycérine	30 »
Alcool camphré	80 »

Pommades mercurielles. Lotions au savon noir. Pour la nuit : emplâtre de savon. Surveiller les effets irritants.

Cautériser les varicosités avec le thermo ou le galvano-cautère. Les détruire par l'électrolyse. Scarifications serrées pénétrant suffisamment pour sectionner les vaisseaux tout en ménageant le derme le plus possible. Faire ensuite une lotion avec la liqueur de Van Swieten.

Acrodynie.

Douleurs, engourdissements dans les membres, surtout les inférieurs ; troubles digestifs. Taches érythémateuses, ou papules et phlyctènes, suivies de desquamation.

Traitement. — Révulsifs sur le rachis.

Acromégalie.

Augmentation du volume des extrémités et de la face. Doigts très gros, courts, de dimension uniforme à la base et à l'extrémité. Développement exagéré des parties molles du squelette. Le gonflement *respecte* le poignet, avant-bras et bras. — Mêmes symptômes aux pieds. — Le développement des ongles n'est pas proportionnel à celui des doigts : ils sont courts, aplatis. La circonférence du *crâne* est augmenté par suite de l'augmentation des cavités du sinus et des espaces compris entre les deux tables. Front bas, paupières longues et épaisses. Nez fort, pommettes saillantes. Langue, lèvre inférieure très grosses. Le maxillaire inférieur fait une forte saillie.

Debout, la tête est fléchie : voussure caractéristique à la partie supérieure du rachis. Motilité indemne. Larynx hypertrophié : voix grave. Hypertrophie du cœur ; dilatation vasculaire. Appétit exagéré, soif vive, suppression des règles.

Diagnostic avec *Myxœdème*. Pas d'augmentation du volume des mains, pas de cyphose, ni d'hypertrophie de la langue. — *Maladie de Paget, ostéite déformante* : ce sont les os de la racine des membres qui sont hypertrophiés, la cyphose n'est pas limitée comme dans l'acromégalie. — *Ostéo-arthropathies hypertrophiques pneumogènes* : os très volumineux, articulations prises, plus ou moins ankylosées, troubles respiratoires (P. Marie).

Actinomycose.

Caractérisée par des symptômes de pyohémie et des abcès sous-cutanés multiples. Ces abcès ouverts, il s'écoule du pus mal lié qui renferme une quantité variable de *grains jaunes*. Ces abcès sont souvent situés au voisinage du maxillaire inférieur. Mais l'actinomycose envahit souvent les viscères. Dans la muqueuse des bronches, il produit de la bronchite fétide; dans les poumons des cavernes, des pleurésies, de la gangrène ; dans l'intestin, de la péritonite.

DIAGNOSTIC. — Très difficile : ne peut se faire que quand on a trouvé les grains jaunes. Étaler le pus en couche mince sur une plaque de verre. Les grains font une saillie à l'œil nu.

TRAITEMENT. — Ouvrir les foyers, les vider, les gratter. Enlever les tumeurs accessibles. *Iodure de potassium*. Contre l'actinomycose pulmonaire, inhalations antiseptiques.

Adénopathie abdominale des enfants.

Diarrhée, amaigrissement. Le diagnostic n'est possible que s'il y a gonflement des ganglions superficiels (inguinaux). Si les ganglions mésentériques sont atteints, on peut les sentir à travers la paroi.

TRAITEMENT. — Traiter la cause. Bains salés. Hygiène alimentaire.

Adénopathie bronchique. Voir *Tuberculose des ganglions bronchiques*.

Adénie. Voir *Pseudo-leucémie*.

Adénomes sébacés.

Siège : face, parties latérales du nez, lèvres.
Petites saillies jaunâtres ou rouge vif ressemblant, sauf la couleur, à des grains de sagou cuit de grosseur inégale, posés sur le bras. Elles sont souvent confluentes.

Traitement. — Les enlever avec le râclage et panser avec des antiseptiques ou de l'emplâtre de Vigo.

Agraphie. Voir *Aphasie*.

Albuminurie cyclique (ou paroxystique) des jeunes sujets.

S'observe chez les jeunes gens de 15 à 25 ans (surtout aux issus d'arthritiques). Eréthisme cardiaque, mais *jamais le bruit de galop*. Pression artérielle moyenne ou diminuée. Troubles digestifs : fatigue, essoufflement. *Au réveil, les urines ne sont pas albumineuses.* Mais elles le sont *toujours* 2 à 3 heures après le repas.

Traitement. — Hygiène : conseiller volaille, jambon, œufs. Fer, arsenic, iodure. En général pas de douches froides.

Albuminurie. Voir *Néphrite*.

Alcoolisme.

Aigu. — Céphalalgie, vomissements acides. Coma avec mouvements parfois convulsifs. Haleine sentant l'alcool ; respiration bruyante, pouls petit.

Chronique. — Céphalalgie, vertiges, rêves effrayants. *Tremblement des doigts* prononcé surtout le matin. Dyspepsie : inappétence, vomissements le matin, diarrhée. Toux le matin. Face rouge, couperosée ou pâle, blême.

Traitement. — *Alcoolisme aigu* : vomissement, vider l'estomac avec le tube de Faucher. Contre la torpeur : acétate d'ammoniaque 20 grammes.

Alcoolisme chronique. — Suppression de l'alcool. Hydrothérapie. Teinture de noix vomique 10 à 30 gouttes ou sulfate de strychnine 1 à 5 milligrammes. Bains sulfureux. Régime lacté.

Alopécie.

1° *Consécutive aux grandes pyrexies*[1]. — Tonifier les malades. Couper les cheveux. Nettoyer la tête avec du savon de Panama, bien sécher la tête et faire tous les jours une lotion avec un liquide alcoolisé, par exemple :

Teinture de cantharides.
Glycérine.   } āā . . . .   5 gr.
Alcool camphré.
Alcool à 80° . . . .   80 »

ou bien pommade avec :

Acide gallique . . . .   3 gr.
Huile de ricin . . . .   20 »
Vaseline. . . . .   40 »

Quand les cheveux sont secs, mettre un peu d'huile d'amandes douces.

2° *Idiopathique*. — Couper les cheveux ras. Savonner le cuir chevelu avec eau chaude et savon de goudron.

3° *Syphilitique*. — Elle est disposée en *clairières*. *Traitement interne*. Couper les cheveux ras. Savonner le cuir chevelu tous les matins avec de l'eau chaude. Mettre :

Acide salicylique . . . .   5 gr.
Soufre précipité . . . .   10 »
Lanoline.   } āā . . . . :   50 »
Vaseline.

Le soir frictionner avec :

Teinture de cantharides. . . . .   10 gr.
Alcoolat de romarin . . . .   100 »

Amblyopie.

D'origine toxique (plomb, alcool, tabac), réflexe (dents,

1. Classification du Docteur Brocq.

oreilles), suite de maladie générale, de maladie du système nerveux.

Troubles plus ou moins marqués de la vision ; les malades arrivent à ne plus pouvoir compter leurs doigts. Achromatopsie : le malade ne différencie pas le jaune du vert, les deux couleurs paraissent blanches.

DIAGNOSTIC. — Absence de lésion de l'œil et du nerf optique. Symptômes d'hystérie, surtout anesthésie, perte du réflexe pharyngien. Caractère de la maladie survenue brusquement après émotion. Alternatives de mieux et de rechutes. Absence de scotome central. Perte des couleurs, surtout du vert.

TRAITEMENT. — Électricité galvanique. Pôle négatif sur l'œil. *Commencer toujours par une dose faible*, à cause du vertige que cause le passage du courant dans le cerveau. Durée des séances : 1 à 6 minutes. Diminuer peu à peu le courant au moyen du collecteur. Bain électrique.

Amygdalite. Voir *Angine.*

Anémie.

Ce n'est qu'un symptôme. Pour le traitement, voir : *chlorose.*

Anémie pernicieuse progressive.

Fatigue ; essoufflement ; palpitations ; étourdissements. *Pâleur de la peau et des muqueuses.* Sécrétions cutanées diminuées. Altération de la nutrition des cheveux et des ongles. Hémorrhagies cutanées : pétéchies et ecchymoses. Epistaxis. OEdème débutant souvent par la face. Température normale ou fièvre. Pouls accéléré. Intelligence intacte ou bien somnolence, délire, manie furieuse. Organes respiratoires indemnes, sauf complications. Troubles fonctionnels, non organiques, des organes circulatoires (souffles systoliques, artériels).

Troubles digestifs ; anorexie ; douleur épigastrique ; vomissements. Du côté du système nerveux : parésies, paresthésies, paralysies disparaissant rapidement. Troubles sensoriels : hémorrhagies de la rétine.

Sang clair, long à se coaguler. Diminution et altération de forme des globules rouges. Diminution dans la quantité de l'hémoglobine.

Diagnostic avec *Chlorose* : celle-ci survient chez les femmes, au moment de la puberté, pas de fièvre, cède au traitement. — *Anémie de l'ankylostome duodénal* : existence, dans les selles, des œufs et parasites. — *Fièvre typhoïde, Endocardite, Méningite* : marche de ces maladies.

Traitement. — Régime tonique. Vie au grand air. Le fer est souvent mal supporté. On peut essayer la formule donnée à : *leucocythémie*. Injections sous-cutanées de 5 à 10 grammes de :

Phosphate de soude	8 gr.
Sulfate de soude	4 »
Chlorure de sodium	2 »
Eau distillée	100 »

Ou de 25 à 50 centimètres cubes de sang humain défibriné.

Anémie cérébrale.

Brusque après violentes émotions : oppression, anxiété précordiale ; bâillements ; frissons ; pâleur de la face et de la peau ; ouïe et vision affaiblies ; pupilles d'abord rétrécies, ensuite dilatées ; obnubilation de l'intelligence, puis syncope. — *Après hémorrhagie grave* ; mêmes symptômes et *convulsions épileptiformes* ne manquant que chez les individus très déprimés.

Les phénomènes de paralysie sont généralement précédés d'excitation initiale. Souvent délire tout à fait subit de durée variable. Troubles des nerfs sensoriels (oreille, œil). Céphalalgie. Souvent vertiges. Contractures et paralysies fréquentes, parfois paresthésies. Irrégularité du pouls et de la respiration. Souvent nausées, vomissements. *Les symptômes se manifestent ou augmentent quand les malades se lèvent.*

Chez l'enfant : au début, insomnie ou sommeil entrecoupé de réveils subits avec terreurs, parfois délire. Ensuite torpeur, épuisement. Face pâle. Yeux demi-clos ; pupilles immobiles. Coma profond.

Chez le vieillard : vertiges, éblouissements, céphalalgie, agitation, incohérence des idées ; faiblesse des jambes.

DIAGNOSTIC. — Ne peut se faire qu'en tenant compte de l'étiologie.

TRAITEMENT. — Dans l'anémie aiguë, position horizontale, la tête basse. Contre la syncope : excitants cutanés. Injections d'éther, de caféine, de camphre. Contre l'insomnie : opium (surtout dans l'anémie consécutive au rétrécissement aortique), paraldéhyde (5 gr.), chloral. — Quand il y a eu forte hémorrhagie, injections sous-cutanées de sérum artificiel.

Chez les malades débilités : régime tonique. *Ne jamais les soulever brusquement.*

Anémie de la moelle.

Par oblitération des vaisseaux. — L'oblitération est *complète*. Soudaineté foudroyante des accidents. Abaissement énorme de la température des membres inférieurs. Coloration violacée des téguments. Sigillations livides sur le trajet des veines. Raideur des muscles paralysés. Cessation des *battements des artères des membres inférieurs.*

Oblitération incomplète. — Souvent phénomènes d'excitation médullaire. Puis phénomènes paralytiques intermittents, puis définitifs.

Par appauvrissement du sang. — Parésie ; paralysie ; tremblement ; anesthésie ; hypéresthésies ; paresthésies. Exagération des réflexes.

Se défier des paralysies dans la *chlorose* qui se *complique si souvent d'hystérie.*

Traitement. — Dans le premier cas, nul. Traitement général. Courant ascendant : le pôle positif sur les lombes, le négatif au-dessus.

Anesthésie de la peau.

Diagnostic : étudier la sensibilité au toucher, à la douleur, à la température. Examiner les réflexes.

Dans les cas d'anesthésie d'origine *périphérique,* ils sont *abolis.* Quand les nerfs mixtes sont lésés, les troubles du mouvement s'ajoutent à l'anesthésie cutanée. Les fibres vaso-motrices sont souvent intéressées en même temps que les sensitives, d'où troubles vaso-moteurs.

L'anesthésie douloureuse (dans le cas de tumeur comprimant un nerf) s'explique facilement. La conductibilité du nerf est interrompue à partir de la tumeur, donc anesthésie. L'irritation causée par la tumeur est transmise aux centres nerveux et la sensation de douleur est rapportée aux ramifications terminales du nerf intéressé.

Traitement. — Supprimer les causes. Frictions excitantes. Courant galvanique ; le pôle positif sur un point quelconque, le négatif en communication avec le pinceau. Si on se sert du courant faradique, ne pas trop mouiller les électrodes, ne pas les presser trop sur la peau pour éviter la diffusion du courant.

Anesthésie du trijumeau.

En général unilatérale. Quand elle occupe tout le territoire du nerf, les mouvements de mastication sont abolis du côté malade. Si l'anesthésie du trijumeau est complète, diminution ou abolition de la sensibilité de la moitié correspondante de la face et du front. Les muqueuses buccale, pituitaire, conjonctive, insensibles du côté malade. Parfois paresthésies, douleurs névralgiques, anesthésie douloureuse.

Du côté de l'œil, anesthésie complète, tantôt anesthésie de la conjonctive et de la cornée, tantôt de la première seule (exceptionnel). Quand la cornée est anesthésiée, son attouchement ne cause ni clignotement, ni sécrétion des larmes, *signe qui distingue l'anesthésie de cause périphérique de celle d'origine centrale.* Les réflexes de la pituitaire et de la muqueuse buccale manquent. Troubles vaso-moteurs fréquents. Troubles trophiques : ulcérations buccales, chute des dents, herpès, ophthalmie neuro-paralytique.

Diagnostic : facile quand on connait l'anatomie du trijumeau. Quand il y a paralysie des nerfs voisins (facial, auditif, glosso-pharyngien, muscles moteurs de l'œil) la lésion siège à la base du crâne. Quand l'anesthésie est d'origine centrale, *les réflexes sont conservés.*

Traitement. — D'après la cause. Contre l'ophthalmie on a essayé les courants électriques sur le globe de l'œil.

Anévrysme de l'aorte.

Accès de suffocation ; dyspnée ; toux ; altération de la voix ; palpitations ; douleurs vives surtout dans l'anévrysme abdominal. Hoquet. Dyspnée diaphragmatique. Dysphagie. Œdème par compression vasculaire.

Puis on aperçoit sur un point du thorax des *soulèvements* isochrones aux battements du cœur. Plus tard, *voussu.e tu-* meur sous la clavicule droite (aorte ascendante), soulevant la poignée du sternum (anévrysme de la crosse). La tumeur est le siège d'un frémissement vibratoire (*thrill*), de batte- ments. Matité au niveau de la tumeur. Double bruit de souffle. *Le pouls est affaibli et retardé* dans toutes les artères au-delà de l'anévrysme. La tumeur tenue entre deux doigts *augmente* pendant la systole et *diminue* pendant la diastole.

TRAITEMENT. — Repos. Diète sèche : 250 grammes de bois- son à chaque repas. Prescrire la *digitale* avec la plus gran- de prudence, à dose sédative, seulement 10 à 20 gouttes de teinture. Pour diminuer la tension artérielle, *iodures*. In- jections sous-cutanées d'ergotine. Galvano-puncture avec 2 aiguilles bien effilées, recouvertes jusqu'à 2 centimètres de la pointe par un vernis isolant. Enfoncer une aiguille ou les 2 si l'anévrysme est volumineux. Durée maximum de la séance : 2 heures.

Anévrysmes des artères cérébrales.

Peuvent rester latents. Parfois troubles de l'intelligence, épilepsie. Ou bien : céphalalgie, vertige, vomissements, cécité, atrophie du nerf optique, convulsions et paralysies de certaines zones nerveuses. On observe surtout la *para- lysie de l'oculo-moteur*. Parfois l'auscultation du crâne fait percevoir des bruits vasculaires. L'anévrysme se rompt : attaque d'apoplexie.

DIAGNOSTIC, toujours incertain. — TRAITEMENT nul.

Anévrysme de l'artère hépatique.

Tumeur pulsatile à droite de la ligne blanche. Accès douloureux rappelant les coliques hépatiques ou la gas- tralgie. Ictère. Vomissements et selles sanglants.

Anévrysme de l'artère pulmonaire.

Dyspnée, cyanose, hémoptysies. Hypertrophie et dilatation du cœur ; matité et soulèvement pulsatile au foyer pulmonaire (2ᵉ espace intercostal gauche).

Angine herpétique.

Grand frisson, fièvre intense, abattement. Au bout de 1 ou 2 jours, sur la muqueuse de la gorge, à la voûte palatine, petites taches légèrement saillantes, jaunes, entourées d'une auréole rouge, *n'existant que d'un seul côté*. Souvent herpès facial. Douleur, sensation de brûlure à la gorge ; déglutition pénible. Vers le 4ᵉ jour, la pellicule jaunâtre tombe et laisse une ulcération superficielle arrondie. Souvent grande faiblesse.

TRAITEMENT. — Gargarismes avec eau boriquée à 2 0/0, ou chlorate de potasse à 2,50 0/0.

Angine catarrhale inflammatoire.

Rougeur vive de la muqueuse. Dysphagie ; nasonnement. Hypertrophie des amygdales recouvertes de concrétions jaunâtres, molles, pas adhérentes. Déglutition pénible. Parfois troubles de l'ouïe. Dans la pharyngite inférieure, douleur au niveau du larynx pendant la déglutition.

TRAITEMENT. — Fumigations et gargarismes émollients avec de l'eau boriquée à 2 0/0 tiède. Pulvérisations antiseptiques. Potion avec teinture d'aconit 1 à 2 grammes.

Angine phlegmoneuse.

Fièvre intense. Douleur vive, spontanée. Dysphagie extrême. Amygdales saillantes, rouges, hypertrophiées. Na-

sonnement, salivation. Rejet continuel de mucosités filantes. La douleur devient lancinante du 2ᵉ au 4ᵉ jour. L'abcès
fait saillie à la surface de l'amygdale. Le pus qui s'écoule
est fétide.

TRAITEMENT. — Pour débarrasser le malade des mucosités
filantes difficilement expulsées : gargarismes ou pulvérisations avec eau de Vichy tiède. Contre la douleur : salol
en potion 2 à 4 grammes. Gargarismes et pulvérisations
boriquées 2 0/0. Quand la langue est très chargée : vomitif. Dès que l'abcès pointe, l'ouvrir avec le couteau de
Graefe ou une aiguille à paracentèse.

Angine pultacée.

Apparition de plaques blanchâtres, d'aspect caséeux, *peu
adhérentes, laissant la muqueuse intacte.*

TRAITEMENT. — Gargarismes boriqués. Enlever les plaques avec un pinceau trempé dans :

```
    Acide borique. . . . . . . . . . . . . . . . 1 gr.
 ou Résorcine. . . . . . . . . . . . . . . . . . 0 » 50
    Glycérine.    ⎰ āā. . . . . . . . . . . . . 10 »
    Eau distillée. ⎱
```

Angine gangréneuse.

Sphacèle de la muqueuse, fétidité de l'haleine, dépression considérable.
Traiter l'état général.

Angine rhumatismale.

Rougeur vive du pharynx précédant l'attaque rhumatismale. Malaise, abattement. Dysphagie. Céphalalgie vive.
Courbature. Langue très chargée.

TRAITEMENT. — Émollients. Salicylate de soude 2 à 4 gr. Purgatif.

Angine granuleuse.

Inflammation limitée en avant par l'insertion du voile du palais, occupant le larynx et la partie supérieure du pharynx et remontant même au-dessus du voile du palais. La muqueuse est rouge violacé, irrégulière, et parsemée de granulations grisâtres ou rouges. Veines variqueuses à la surface de la muqueuse.

Sensation d'ardeur, de sécheresse, picotements dans le larynx et la gorge. Le matin, petite toux quinteuse accompagnée de crachats grisâtres, durs, parfois avec stries sanguinolentes. Voix rauque, sourde, très variable suivant la température et le degré d'humidité.

TRAITEMENT. — Proscrire : tabac, alcool. Gargarismes avec eau boriquée 2 0/0 ou avec une cuillerée de glycérine dans un verre d'eau tiède.

Toucher le matin la muqueuse avec :

Teinture d'iode. . . . . 1 à 5 gr.
Teinture d'aconit . . . .   2 »
Glycérine pure . . . .   30 »

Dans les cas invétérés toucher avec :

Perchlorure de fer. . . . .   5 gr.
Eau pure. . . . .   30 »

Ou :

Chlorure de zinc. . . . .   2 gr.
Eau distillée. . . . .   30 »

Ou :

Iodoforme. ⎫
Tanin.   ⎬ ââ. . . . . 2 à 5 gr.
Alcool . . . .   50 »

Eaux sulfureuses.

Angine de Ludwig.

Tuméfaction de la glande sous-maxillaire et de la parotide. Cette tuméfaction envahit toute la région sous-maxillaire et s'étend jusqu'à la région mastoïdienne. Les parties sont dures, chaudes, douloureuses. La peau qui les recouvre, pâle au début, rougit, s'empâte et finit par s'ouvrir pour donner issue à du pus mêlé de lambeaux gangréneux.

Traitement. — Donner issue au pus le plus tôt possible.

Angine à pneumocoques.

S'observe chez les personnes soignant des malades à pneumocoques. Angine érythémateuse, hors de proportion avec l'intensité de la fièvre. Malaise considérable, prostration.

Traitement. — Antipyrine. Opium. Antisepsie buccale.

Angine de poitrine.

Douleur violente, subite, en général provoquée (marche rapide, effort, digestion), sous le sternum, *s'irradiant dans le bras gauche*, parfois dans le plexus cervical, les branches du pneumogastrique, les nerfs intercostaux. *Angoisse.* Face pâle, extrémités froides. Tout disparaît en quelques secondes. Pendant l'attaque, le *cœur* reste souvent normal ainsi que le *pouls* : celui-ci peut pourtant devenir petit, irrégulier. Parfois palpitations. *Élévation de la tension artérielle* pendant l'attaque. Dans l'intervalle des accès, le premier bruit du cœur peut être sec ou sourd, le deuxième bruit présente le retentissement tympanique de l'hypertension artérielle. Pas de troubles respiratoires : *apnée* et non *dyspnée*.

TRAITEMENT. — Eviter les émotions, excès, marche précipitée, constipation. Conseiller : laitage, œufs, viandes
blanches très cuites. — *Contre l'accès* : pas d'émissions sanguines : injection de 1 centigramme de morphine. Inhalation de nitrite d'amyle, 3 à 10 gouttes. Injection de 1/4 à
1/2 seringue de :

> Solution alcoolique de trinitrine au 100°. 15 gouttes
> Eau distillée. . . . . 10 gr.

Dans *l'intervalle* des accès : pendant les trois premières
semaines du mois, iodure de sodium, 1 à 4 grammes. Suspendre pendant la quatrième semaine, pendant laquelle
on prescrit 4 à 10 gouttes de solution de trinitrine au 100°.
— Electricité : la faradisation est *dangereuse* ; courants
continus le pôle + sur le cœur, le pôle — sur la colonne
cervicale. Révulsifs s'il y a poussées aiguës d'aortite (Hu-
CHARD).

Angiome. Voir *Nœvus vasculaire*.

Ankylostome duodénal.

Pour les symptômes : voir *Anémie pernicieuse*.

DIAGNOSTIC. — Recherche des œufs et des parasites dans
les selles.

TRAITEMENT. — Expulser les vers avec extrait de fougère
mâle 20 à 40 grammes (le malade restant au lit pour éviter une syncope) le matin à jeun. — Régime tonique : fer.

Anthracose pulmonaire.

Chez les mineurs, les fondeurs en cuivre, les charbon-
niers.

Fatigue, amaigrissement, anémie ; *crachats noirs*. Respiration rude et soufflante.

Aortite.

L'aortite *aiguë* est presque impossible à diagnostiquer.

Dilatation de l'aorte : augmentation de la matité préaortique qui déborde le bord droit du sternum, *élévation de la sous-clavière droite* à 1 ou 2 centimètres au-dessus de la première côte. Si les parois aortiques sont très dilatées, *souffle systolique*, ou *diastolique* si les valvules aortiques deviennent insuffisantes. A la fin, souffle systolique faible et doux à la *pointe*. Inégalité du pouls. Hypertrophie du cœur.

Face anémique, accès de pâleur. Dyspnée douloureuse. Pression douloureuse sur le trajet du phrénique. Douleurs irradiées dans les organes voisins du cœur.

DIAGNOSTIC. — Au début, la dyspnée *aortique* existe sans phénomènes bronchiques et pulmonaires. A la fin, elle diffère de la dyspnée *cardiaque* qui est subcontinue, rarement paroxystique et dans laquelle il y a congestion pulmonaire.

TRAITEMENT. — Proscrire efforts musculaires, émotions, excès de table, boissons excitantes. Stimuler la peau par des frictions sèches, massage, lotions froides. Peu de substances azotées, pas de viandes noires : légumes frais, lait. *Iodure de sodium* : 2 à 4 grammes pendant les poussées, pendant 2 à 3 semaines ; 0 gr. 50 à 1 gramme dans l'intervalle. Si l'iodure est mal supporté, teinture d'iode 10 à 15 gouttes dans du vin de Malaga, sirop iodo-tannique 1 à 2 cuillerées. Contre l'ischémie, la syncope, la dyspnée : inhalations de nitrite d'amyle, injections de morphine. Digitale *seulement* dans l'asystolie. Diurétiques, purgatifs. Au besoin sangsues, ventouses (HUCHARD).

Aphasie.

Si le centre vocal cortical est troublé, les malades *comprennent* ce qu'on leur dit, mais ils ne peuvent *répéter* les paroles entendues, ni *exprimer* convenablement leur pensée. Ils n'ont plus à leur disposition que quelques syllabes ou mots (monophasie). C'est l'*aphasie motrice*.

Elle est associée en général à l'hémiplégie droite. Elle correspond à une lésion du pied de la troisième circonvolution frontale gauche.

Quand la lésion porte sur le pied de la deuxième circonvolution frontale gauche, il y a perte plus ou moins complète des mouvements coordonnés nécessaires à l'écriture (*agraphie*).

Si la lésion porte sur le lobule pariétal inférieur ou lobule du pli courbe gauche, le malade peut écrire, mais ne peut lire ce qu'il vient d'écrire (*cécité verbale*). Généralement il y a hémiopie ou hémianopsie concomitantes.

S'il y a lésion de la première circonvolution frontale gauche, le malade, tout en entendant bien, ne peut comprendre la signification des mots (*surdité verbale*).

Enfin les malades peuvent perdre la faculté du langage mimé, *amimie*. Dans tous ces cas, l'*intelligence reste intacte*.

Aphtes. Voir *Stomatite aphteuse*.

Aphtes de Bednar.

Chez les très jeunes enfants, on voit sur la voûte palatine, près des attaches du voile du palais, deux taches bien limitées, blanches, situées près du bord alvéolaire ou bien deux stries blanches partant de ces taches. A ce niveau il se forme des ulcérations arrondies, généralement superficielles. Agitation. Refus de nourriture.

TRAITEMENT. — Badigeonnages locaux avec :

Nitrate d'argent. . . . . 0 gr. 10
Eau distillée. . . . . 15 »

Apoplexie pulmonaire.

Survient souvent dans le cours d'une affection du cœur.
Dyspnée, oppression, toux. *Hémoptysie de sang noir, peu
abondante, mais se continuant pendant plusieurs jours.* Souvent aucun signe physique quand le foyer hémorrhagique
est profond. S'il est superficiel, à son niveau, matité, disparition du murmure vésiculaire, souffle dans les parties
voisines, bronchophonie, râles humides.

TRAITEMENT. — Si le pouls est plein, rapide, l'individu
vigoureux, la dyspnée intense, saignée légère. Révulsifs
sur la poitrine, Teinture de seigle ergoté 1 à 5 grammes.
En cas d'affection du cœur, soigner cette maladie.

Apoplexie séreuse.

Si l'épanchement se fait *brusquement*, le malade tombe
privé de sentiment et de mouvement. Respiration lente,
stertoreuse, pouls lent, mort. — *Forme rapide.* Le coma
est précédé par une période d'excitation: convulsions,
contractures, délire. — *Forme lente*: engourdissements,
perte de la mémoire, subdélirium.

DIAGNOSTIC. — Elle se distingue de *l'apoplexie par hémorrhagie cérébrale* par les antécédents (tumeur cérébrale,
cachexie, etc.). La forme rapide s'observe surtout chez les
phthisiques, le mal de Bright, la scarlatine : elle se distingue de la *méningite* par l'absence de fièvre.

TRAITEMENT. — Purgatifs drastiques. Diurétiques. Révulsifs cutanés.

Appendicite.

Douleurs d'intensité moyenne. Point douloureux à deux travers de doigt de l'épine iliaque antéro-supérieure et sur une ligne allant de cette épine à l'ombilic. Parfois tumeur allongée, plus ou moins mobile, sensible, de la grosseur du pouce.

DIAGNOSTIC avec *Oophoro-salpingite kystique*. — Douleur vers l'aine, rarement unilatérale.—*Engorgement stercoral* : suit le trajet du cœcum et du côlon, tumeur large, bosselée, pâteuse.—*Colique néphrétique* (Voir ce mot).— *Appendicite perforante avec péritonite enkystée* : douleur plus localisée, souvent détente après 24 ou 48 heures. A l'empâtement succède bientôt une tumeur profonde, mate. Fièvre.— *Psoïtis* : flexion et rotation en dehors du membre inférieur, pas de tumeur. — *Invagination iléo-cœcale* : vomissements incoercibles, tuméfaction plus longue et large, mollasse ; selles sanguinolentes. — *Abcès périnéphrétiques* : examen de l'urine, douleurs lombaires, tuméfaction très tardive dans la fosse iliaque. — *Typhlite aiguë* : symptômes intestinaux moins intenses, tumeur cylindrique, bien limitée, mobile latéralement, cédant aux purgatifs. — *Cholécystite calculeuse* : signes fournis par palpation, ictère. — *Adénite iliaque* : masse dure, inégale, plus bas et plus en dedans que dans l'appendicite. — *Cancer du cœcum* : tumeur dure, bosselée, irrégulière, signes de sténose intestinale.— *Appendicite perforative avec péritonite généralisée* : début brusque chez un sujet ayant eu des symptômes d'appendicite. Douleur débutant dans la fosse iliaque droite où elle reste à son maximum. — *Etranglement interne* : vomissements fécaloïdes, absence de garde-robes, de gaz, météorisme à siège spécial, pas de frissons ni de fièvre.

TRAITEMENT. — (Voir *Typhlite*). L'intervention chirurgicale est indiquée quand il y a récidives fréquentes se succédant rapidement. Intervention *précoce* dans l'appendicite perforative avec péritonite enkystée : incision oblique. Dans l'appendicite perforative avec péritonite généralisée, incision double sur la ligne médiane et la région iliaque (MARTINEZ).

Artério-sclérose [1].

Pouls dur, serré, avec tracé sphygmographique à grande amplitude, à ascension brusque, sommet horizontal, descente rapide sans dicrotisme. D'autres fois, pouls plein, persistant avec sensation de prolongation de la diastole artérielle, le vaisseau ne s'affaissant qu'incomplètement pendant le repos du cœur. Exagération de la tension artérielle. Pâleur de la peau, anémies locales, syncopes, asphyxie des extrémités, refroidissements partiels. Accès de polyurie, palpitations cardiaques nocturnes avec quelques accès d'arythmie et tachycardie. Accélération du pouls sans fièvre. Palpitations artérielles (cou, épigastre, tête). Douleur dorsale souvent permanente. Crampes. Douleurs musculaires. Fatigue, courbature. Sensation de vague cérébral avec état vertigineux. Dyspnée d'effort. Impulsions fortes du cœur avec choc précordial sur une large surface. Hypertrophie cardiaque ; bruit de galop. Bruits aortiques secs. Bruit diastolique retentissant (2e et 3e espace intercostal droit). Surélévation des sous-clavières. Augmentation de la matité aortique.

TRAITEMENT.—Hygiène sévère. Alimentation mixte : viandes surtout blanches, légumes. Pas d'alcool ni de tabac. Au début : matin et soir, pendant 10 à 15 jours par mois, 2 à 5 gouttes de solution de trinitrine au 100e. *Iodures* : 15 à 25 centigrammes d'iodure de sodium dans une tasse de lait pendant 10 jours par mois, pendant un an. Dès qu'il

1. Voir HUCHARD, *Maladies du cœur*.

y a *localisation sur le cœur* donner 1 à 3 grammes. Dès que
la tension artérielle tombe au-dessous de la normale (œdè-
mes périphériques, congestions viscérales), diminuer l'iodure. Donner la caféine, le convallaria ou bien 4 à 6 pilules par jour de :

Iodure de sodium.	4 gr.
Sulfate de spartéine.	1 »

pour 40 pilules. Contre la *dyspnée* : régime lacté. S'il y a
danger de mort par accès dyspnéique : saignée de 300 à
500 grammes.

Arthralgies hystériques.

Premier symptôme (le plus persistant) : Douleurs.
Presque en même temps, contracture généralement très
prononcée des muscles moteurs de l'articulation pouvant
se généraliser au membre entier, d'où impotence du membre. L'hyperesthésie douloureuse siège dans la peau. Dans
l'arthralgie *coxalgique*, le territoire cutané hyperesthésié fait
un triangle dont le sommet est la racine des bourses ou
le mont de Vénus et dont la base s'élargit parallèlement
au pli inguinal, contournant la fesse et allant jusqu'au
sacrum.

Au *genou*, la ligne d'hyperesthésie se limite circulaire-
ment à un travers de main au-dessus et au-dessous de
l'interligne articulaire, s'élevant toujours un peu plus
haut vers la racine du membre. L'hyperesthésie persiste
encore assez longtemps après le rétablissement des fonctions.

Au genou et au coude, le membre est généralement
dans la demi-flexion ; à l'épaule, le bras est dans l'adduction forcée. La coxalgie peut simuler la coxalgie organique.
Troubles trophiques de la peau : œdème. Atrophie musculaire possible, mais plus rare que dans l'arthralgie organique.

Diagnostic. — Examen avec chloroforme. Pousser l'anesthésie à fond. A l'inverse des arthralgies organiques, la jointure est libre de toute adhérence. Le mode de réapparition des phénomènes douloureux pendant le réveil est inverse de celui des lésions organiques où la réapparition douloureuse se fait des parties profondes vers les superficielles.

Arthrite sèche ou déformante.

Évolution lente. Se localise sur une seule jointure (souvent la hanche) ; plus rarement s'étend à plusieurs. Au début, douleurs articulaires avec rémission et exacerbation. Souvent paresthésies. Roideur des articulations, nodosités à leur niveau. Dans les mouvements, *frottements et craquements*. Atrophie des muscles périarticulaires qui se contractent et concourent à produire des *déformations articulaires* considérables. A la main, les doigts sont fléchis et subluxés du côté du cubitus, au niveau de l'articulation métacarpo-phalangienne.

Diagnostic avec *Goutte* : localisation à l'articulation du gros orteil, dépôts arthritiques en d'autres points ; avec *Arthrite tuberculeuse* : pas de déformations articulaires ; avec *Rhumatisme articulaire chronique* : phénomènes inflammatoires locaux.

Traitement. — Teinture d'iode, 10 à 20 gouttes par jour diluées dans q. s. de tisane. Iodure de potassium longtemps continué, 0 gr. 25, 2 à 3 fois par jour. On peut aller jusqu'à 2 grammes en 24 heures. Arsenic, 3 à 6 milligrammes. Huile de foie de morue. Badigeonnages iodés sur les articulations malades. Eaux de Bourbonne, Bourbon-l'Archambault, La Malou. Courant galvanique.

Arthrites syphilitiques.

Les seules dans lesquelles on trouve des *indurations* autour de l'articulation. Douleur à siège bien localisé. Marche très insidieuse. *Conservation presque complète des fonctions.* Points douloureux à la périphérie de l'articulation, sur la synoviale, ou les extrémités osseuses. Tumeur limitée, faisant corps avec l'os, ou bien gomme sous-synoviale, *mobile.* Hydarthrose de volume variable. Pas d'attitude fixe, ni de contracture. *Contraste entre les lésions anatomiques et le peu de troubles fonctionnels.*

Traitement. — Spécifique. Le redressement n'est pas indiqué. *Immobilisation* peu utile. Compression. Plus tard, contre l'atrophie musculaire, massage, bains sulfureux.

Ascite.

En faisant déplacer le malade, on déplace la matité obtenue à la percussion. Si l'épanchement est considérable, le ventre est gros, mais étalé, la cicatrice ombilicale se soulève en forme de tumeur molle, fluctuante. Le malade sur le dos : les parties déclives sont mates, la portion supérieure du ventre donne le son tympanique. *Fluctuation :* une main à plat sur un côté du ventre, frappez la paroi avec l'autre main, on a la sensation d'ondulation. Il est utile qu'un aide applique sur la ligne blanche le bord cubital de la main. Gêne respiratoire. Diminution de l'urine. OEdème des membres.

Diagnostic avec *Grossesse :* dans celle-ci, tumeur arrondie, globuleuse, médiane. Auscultation. La matité ne se déplace pas. — *Vessie distendue :* matité sus-pubienne, disparait par cathétérisme. — *Ascite due à une maladie du foie :* n'est pas précédée d'œdème des membres inférieurs, dilatation des veines abdominales, altérations du foie. — *Ascite car-*

diaque, précédée d'œdème des membres inférieurs, auscultation du cœur. — *Ascite brightique*, précédée d'œdème des paupières, analyse de l'urine, troubles du cœur.

	ASCITE	KYSTE DE L'OVAIRE.
Ventre.	Aplati.	Piriforme, porté en av.
Nombril.	Proéminent.	Pas de saillie, tiré en haut.
Percussion.	Dans le décubitus dorsal sonorité en avant. Matité latérale. Limite de la sonorité sinueuse. Changement dans les différents décubitus.	Matité en avant. Sonorité latérale. Limite de la matité régulière. Pas de changement dans les différents décubitus.
Palpation.	Sensation de flot presque partout.	Sensation de flot que dans les points mats.
Liquide.	Clair, transparent.	Plus trouble, plus épais. Faciès ovarien.

TRAITEMENT. — Causal. Purgatifs, diurétiques. Ponctions au niveau de la matité, en gén`ro` `ur` le milieu d'une ligne allant de l'ombilic à l'épine iliaque.

Asphyxie locale. — Voir *Gangrène symétrique des extrémités.*

Asthme.

Attaque de dyspnée dont la première est en général inopinée, les suivantes étant précédées de prodromes : éructations, météorisme, céphalalgie, coryza. Le premier accès éclate *pendant la nuit.* Réveil en sursaut, sensation d'étouffement. Inspiration très pénible, expiration prolongée et sifflante. Souvent incontinence des matières. Cyanose du visage ; gonflement des jugulaires. Sonorité normale ou exagérée du thorax. Affaiblissement ou absence du murmure vésiculaire; râles secs, puis humides. Expectoration presque constante de matière grisâtre, transparente, gluante et mousseuse contenant souvent des grumeaux durs, blanchâtres, ressemblant à du vermicelle cuit.

Diagnostic avec *Paralysie des crico-aryténoïdiens postérieurs* : la dyspnée est purement inspiratrice. Même observation pour le *croup*, la *sténose laryngée* qui ont en outre des antécédents spéciaux. — *Spasme du diaphragme* : le thorax reste immobile plusieurs secondes pendant l'inspiration, l'expiration est courte et spasmodique, l'épigastre bombé en dehors; le diaphragme est contracturé. — *Spasme de la glotte* : spécial à la première enfance, durée très courte.

Traitement. — 1° De *l'accès*. Si l'origine de l'asthme est nasal, badigeonner l'intérieur des narines avec :

Chlorhydrate de cocaïne . . . .   0 gr. 50
Eau distillée.   10   »

Contre la dyspnée : injection d'un centigramme de *chlorhydrate de morphine* ou de 0 gr. 50 d'antipyrine. Faire évaporer, près du malade, 4 grammes de *pyridine*. Brûler du papier nitré ou des feuilles de datura. Faire aspirer 5 à 10 gouttes d'iodure d'éthyle. Le badigeonnage du pharynx avec une solution d'ammoniaque est une pratique déplorable.

2° *En dehors de l'accès*. — Traiter l'affection nasale. Iodure de potassium 2 grammes par jour, pendant 15 jours par mois. Pendant les 15 autres jours : arseniate de soude un 1/2 à un centigramme. Si l'asthme est dû à un catarrhe bronchique, on peut essayer les bains d'air comprimé. — Pour les goutteux : Vichy, Royat, Carlsbad, Marienbad. Le Mont-Dore rend des services. — Dans l'asthme *essentiel*, l'électricité peut être utile : courant faradique intense, les deux électrodes au-dessous de l'angle du maxillaire inférieur ou à la partie supérieúre du corps thyroïde ; séance de 25 à 30 minutes. Courant galvanique, le pôle positif sur la nuque, le négatif entre le larynx et le sterno-mastoïdien.

Asthme des foins. Fièvre des foins.

Au début, symptômes d'un catarrhe nasal à début brusque. Eternuments. Névralgies dans la sphère du trijumeau. Fièvre très variable, parfois nulle. Souvent accès complet d'asthme. Durée maximum : quelques jours, mais récidives fréquentes.

TRAITEMENT. — Si le nez présente la moindre lésion (hypertrophie de la muqueuse, polype), la traiter (Voir *Coryza chronique*). Contre l'accès d'asthme, préparations opiacées.

Asystolie.

Hypertension dans les artères ; hypotension dans les veines. Œdème, congestions pulmonaires, suffocations. Congestion du foie : teinte subictérique ; cirrhose. Hydropisies viscérales. Œdème généralisé. Pouls veineux dans la jugulaire. Les bruits anormaux qui pouvaient exister dans le cœur disparaissent. Souvent, à l'appendice xyphoïde, souffle de l'insuffisance tricuspidienne.

TRAITEMENT. — Contre les accidents menaçants de suffocation : *saignée* de 200 à 300 grammes. Injections d'éther, caféine, camphre. Combattre les accidents des lésions valvulaires.

Ataxie locomotrice progressive.

1re PÉRIODE. — A. *Symptômes céphaliques.* — Paralysie temporaire de l'élévateur de la paupière, par suite pto-

sis. Paralysie de l'un des muscles droits, par suite diplopie et strabisme. Perte du réflexe pupillaire à la lumière[1],
myosis, inégalité des pupilles. Atrophie de la papille. Elle
a conservé sa forme normale, mais elle a perdu sa transparence, *elle est d'un blanc nacré.* Achromatopsie spéciale.
Perte de la notion de certaines couleurs, mais persistance
de la notion du bleu et du jaune.

B. *Douleurs térébrantes*, douleurs passant en éclair, surtout dans les membres inférieurs. Douleurs en ceinture.
Crises viscérales : gastralgiques, vésicales et uréthrales
avec besoin fréquent d'uriner et mictions douloureuses,
rectales, néphrétiques. Quelquefois ces crises s'accompagnent de contractures.

Troubles génitaux : parfois, au début, satyriasis : plus
souvent spermatorrhée, anaphrodisie, impuissance.

2º Période. — A. *Troubles de la sensibilité.* — Retard
dans la perception des sensations. Erreur de lieu dans
l'appréciation de celles-ci. Dissociation de la sensibilité.
Anesthésies. *Disparition du réflexe tendineux rotulien[2].* Troubles trophiques . arthropathies (genou, épaule) à début
brusque, sans fièvre, ni rougeur, ni douleur ; l'articulation
est très tuméfiée. Fractures spontanées, atrophies musculaires.

B. *Incoordination motrice.* — Au début, difficulté de la
marche et de la station debout dans l'obscurité.

Le malade marche avec des cannes, il a les yeux fixés
sur ses pieds, s'avance pas à pas lentement. Les mouvements des jambes sont désordonnés, les pieds lancés de
côté ; les talons retombent brusquement en frappant le

1. Ou *signe d'Argyll-Robertson* ; le réflexe pupillaire fait défaut, mais l'iris
peut se resserrer parfaitement dans les efforts d'accommodation provoqués
par la vision des objets rapprochés.

2. Ou *signe de Westphal.* Pour que l'absence du réflexe tendineux ait une
valeur, il faut qu'il n'y ait ni atrophie, ni réaction de dégénérescence du triceps fémoral qui doit avoir conservé son excitabilité mécanique.

sol. Pas de vertige, à moins de complication. Hésitation de la démarche aggravée par impressions morales. Signe de Romberg [1]. Intégrité de la force musculaire. Plus tard, marche impossible.

3e PÉRIODE. — Paralysie vraie, paraplégie, consomption.

DIAGNOSTIC avec *une maladie du cervelet*. Dans celle-ci le malade trébuche comme un homme ivre : vertiges. Vomissements, céphalalgie, névrite optique double. Quelquefois hémiplégie. Pas de douleurs fulgurantes, ni perte du réflexe rotulien, ni signe d'Argyll-Robertson.

Sclérose en plaques. — Généralement affaiblissement des facultés mentales ; souvent vertiges et céphalalgie ; trouble de la parole ; tremblement spécial. Généralement réflexe rotulien exagéré et pas de signe d'Argyll-Robertson.

DIAGNOSTIC des troubles trophiques articulaires avec *l'Arthrite rhumatismale chronique*. Dans celle-ci, les petites articulations et les hanches sont surtout intéressées. Dans l'arthropathie ataxique, il y a généralement un épanchement abondant : les luxations sont fréquentes. — *Arthrite syphilitique*. Autres accidents syphilitiques, indolence.

TRAITEMENT. — Pointes de feu le long du rachis. Iodure de mercure chez les syphilitiques. Seigle ergoté dans la période B. Contre les douleurs : antipyrine, phénacétine, 1 gr. par doses de 25 centigr. Courants continus. Bains sulfureux. *Eaux de La Malou*.

Ataxie héréditaire (Maladie de Friedreich).

Débute ordinairement de 10 à 18 ans. Douleurs lancinantes rares. *Ataxie précoce* envahissant rapidement les membres inférieurs et supérieurs ou les quatre membres

---

1. Si on fait tenir un ataxique debout les pieds joints et qu'on lui ferme les yeux, le malade ne peut garder cette position.

à la fois. Troubles de la parole. Nystagmus. *Pas de troubles de la sensibilité.* Pas de signe de Romberg. Abolition des réflexes tendineux. Vessie et rectum sains en général. Pas de tremblement ni d'amaurose. Souvent, au début, mouvements choréiformes. Intelligence intacte. Déformation spéciale des pieds rappelant celle du tabes vrai.

A la fin, parésie et contracture, atrophie musculaire. Durée très longue.

Athétose.

Aux doigts, mouvements de flexion, d'extension, d'adduction, d'abduction le plus souvent lents, parfois rapides, s'accentuant sous l'influence d'émotions. Les malades ne peuvent les supprimer d'une façon durable : ils persistent parfois pendant le sommeil, mais moins marqués. — Le poignet peut participer à ces mouvements. Les pieds et les orteils peuvent présenter les mêmes mouvements, mais moins intenses. Au bout de quelque temps, subluxation des articulations phalangiennes et positions vicieuses des doigts. Il peut survenir aussi des contractures. La paralysie concomitante de l'athétose s'accompagne parfois d'hémi-anesthésie. Pas de modifications de l'excitabilité électrique. — Les muscles de la nuque, de la face, de la langue peuvent être pris.

TRAITEMENT. — Courant médullaire descendant. Bromure de potassium. Arsenic. On a essayé l'élongation du médian.

Athrepsie. — Atrophie gastro-intestinale.

Peau mince, pâle, parfois plus pigmentée qu'à l'état normal, présentant, par places, un développement exagéré du système pileux. Panicule adipeux s'effaçant tous les jours. Disparition en apparence presque complète des muscles. Figure rétractée, pâle. Muqueuse buccale pâle, sèche;

langue couverte d'un enduit blanchâtre ou rouge, rôtie. Rhagades aux bords des lèvres. Souvent muguet, catarrhe bronchique. Pouls petit, ventre gros, mou, empâté, souvent sensible à la pression. Anus rouge, fesses maigres, excoriées. Selles formant une bouillie homogène, couleur brun jaunâtre. Amaigrissement progressif.

Traitement. — Hygiène alimentaire sévère.

Atrophie musculaire progressive.

2 formes; *forme type* débutant par le membre supérieur, l'atrophie portant sur des fibres isolées ou des groupes de fibres; *forme irrégulière* débutant ordinairement par les muscles de l'extrémité inférieure, l'atrophie portant sur des muscles entiers ou des portions de muscles.

Spéciale presque à l'adulte, rare avant 25 ans, plus fréquente chez l'homme. Débutlent, sans fièvre. *Premier symptôme*: faiblesse dans les mouvements. L'atrophie débute par les interosseux ou les muscles de l'éminence thénar d'une seule main (le plus souvent la droite). Muscles intéressés flasques; pas d'altération électrique qualitative, pas de réaction de dégénérescence. Réflexes parfois augmentés au début, affaiblis ensuite, abolis seulement après destruction complète des muscles. Contractures fibrillaires dans les muscles malades. Quelquefois douleurs musculaires et articulaires. Vessie, rectum normaux. La *main est en griffe*: la 1re phalange est fléchie sur le métacarpe, les 2e et 3e phalanges sont dans l'extension. Quand les interosseux sont paralysés: extension de la 1re phalange, flexion des 2e et 3e phalanges. L'atrophie peut atteindre ensuite les muscles du bras, du tronc, des membres inférieurs.

Diagnostic avec: *Polyomyélite antérieure aiguë*. Dans celle-ci, la paralysie précède l'atrophie.

Paralysie générale spinale antérieure de Duchenne : voir ce mot.

Paralysie par lésion du nerf cubital.

	ATROPHIE MUSCULAIRE.	LÉSION DU NERF CUBITAL.
Début.	Très lent. Atrophie précède troubles de motilité.	Brusque après traumatisme. Paralysie précède atrophie.
Aspect de la main.	Tous les doigts sont également fléchis, les interosseux étant intéressés tous au même degré.	Annulaire et auriculaire bien plus fléchis que les autres doigts, les deux premiers lombricaux, innervés par le médian, n'étant pas lésés.
Sensibilité.	Intacte.	Anesthésie cutanée des deux côtés de l'auriculaire et de la face interne de l'annulaire.
Peau.	Pas de troubles trophiques.	Troubles trophiques possibles dans la peau innervée par le cubital.

Lésions secondaires de la région de la corne antérieure. — Des symptômes spinaux spéciaux précèdent toujours l'atrophie.

TRAITEMENT. — Gymnastique, massage, électrisation des muscles malades. Courant continu à travers la portion malade de la moelle. Arsenic, strychnine, fer. Iodure de potassium chez les syphilitiques.

Atrophie musculaire myopathique.

L'atrophie musculaire débute dès l'enfance ou la puberté. Les muscles pris les premiers sont ceux de la jambe, du dos, de la face. *Contractions fibrillaires exceptionnelles.* Très rarement augmentation de l'excitabilité électrique des muscles. — *Pseudo-hypertrophie musculaire.* La consistance des muscles semble augmentée.

PSEUDO-HYPERTROPHIE DES MUSCLES. — Augmentation de volume de certains groupes musculaires avec diminution de la force, atrophie et faiblesse des autres muscles. Si la maladie se développe chez de tout jeunes enfants, la marche est très tardive et incertaine. — Au début, fatigue en marchant, tiraillements dans les muscles. Augmentation de volume des muscles (péronier, extenseurs de la cuisse, muscles du siège, parfois muscles de la face, masticateurs, muscles de la langue). Les *troubles fonctionnels* augmentent parallèlement avec l'hypertrophie. La marche est vacillante : souvent lordose lombaire. Les muscles hypertrophiés sont mous, douloureux à la pression. L'excitabilité électrique diminue : pas de réaction de dégénérescence. Pas de modifications de la sensibilité cutanée.

DIAGNOSTIC avec *Paralysie aiguë des enfants* : les phénomènes éclatent subitement ; réaction de dégénérescence. — *Paralysie par myélite* avec développement du tissu graisseux dans les muscles paralysés : la paralysie est de plus longue durée et plus accusée que ne le comporte le développement de la graisse.

TRAITEMENT. — Massage, faradisation ou galvanisation des muscles. Frictions alcooliques.

ATROPHIE MUSCULAIRE PROGRESSIVE JUVÉNILE. — (de Erb.) Début insidieux. Occupe souvent un seul côté. Grande faiblesse des muscles. En général l'atrophie débute par : muscles du dos, omoplate, du bras, puis des lombes, bassin, cuisses, très tardivement de l'avant-bras, à l'exception du long supinateur. Les petits muscles palmaires sont presque toujours *indemnes*. A la jambe, début par le jambier antérieur, les muscles du mollet sont atteints tardivement. Le sterno-mastoïdien, l'angulaire de l'omoplate, le grand et petit rond, le sus et sous-épineux, coraco-brachial, deltoïde, couturier, les muscles de la face sont exempts d'atrophie.

La colonne vertébrale dorsale présente une courbure cyphotique, la région lombaire une lordose. Les malades marchent en se dandinant. Pas de troubles de la sensibilité ni des sphincters.

TRAITEMENT, voir ci-dessus.

ATROPHIE MUSCULAIRE PROGRESSIVE MYOPATHIQUE AVEC PARTICIPATION DES MUSCLES DE LA FACE (Déjerine-Landouzy). — Atrophie, faiblesse ou paralysie de certains muscles de la face. Plus tard, mêmes phénomènes dans les muscles du bras, de l'épaule, des jambes. A la face, atrophie et paralysie des muscles orbiculaires de la bouche et des yeux. Muscles masticateurs, de la langue, du pharynx et larynx intacts. Pas de contractions fibrillaires, ni de réaction de dégénérescence des muscles atteints. Excitabilité électrique diminuée. Pas d'hypertrophie de certains muscles.

TRAITEMENT, voir ci-dessus.

Atrophie du cerveau (Porencéphalie).

Symptômes variant suivant les parties atteintes : idiotie ; convulsions ; troubles de la vue, de la parole ; nystagmus ; hémiplégie ; paralysie spasmodique.

Contracture prédominant dans le membre supérieur : l'avant-bras est dans la pronation, fléchi à angle droit sur le bras collé au thorax.

DIAGNOSTIC très difficile. Ne peut se faire qu'en tenant compte de l'origine congénitale et de la présence simultanée de malconformation crânienne.

Atrophie jaune aiguë du foie. Voir *Ictère grave*.

Blennorrhagie. Voir *Uréthrite*.

Bouchon de cérumen dans l'oreille.

Surdité graduelle ou subite quand le bouchon, déplacé, tombe dans la profondeur du conduit. Parfois lipothymie, syncope, vertige, accès épileptiforme. Si le bouchon touche le tympan, surtout quand le malade se mouche fortement, il entend un bruit insolite dans l'oreille malade. Au spéculum, on voit une masse noire, parfois parsemée de points réfléchissant la lumière.

TRAITEMENT. — Ramollir le bouchon en instillant dans l'oreille un mélange tiède à parties égales de glycérine et d'eau, ou une solution de bicarbonate de soude ou d'acide borique 2 0/0. Enlever ensuite le cérumen au moyen d'injections tièdes. Garantir ensuite le conduit avec une boule d'ouate.

Bouton d'Orient.

Au début, démangeaison puis tache rougeâtre au centre de laquelle il peut y avoir une ou deux papules. La tache grossit mais reste *indolente*. Puis la partie centrale se recouvre d'une croûte brunâtre, sèche, résultat du suintement d'un liquide ichoreux et de l'agrégation d'écailles épidermiques. Cette croûte devient très épaisse. Elle est circulaire, très adhérente au tissu sous-jacent : si on l'enlève, on voit une ulcération indolente. La cicatrice est *indélébile*.

TRAITEMENT. — Respecter la croûte. Si elle tombe avant la cicatrisation, panser avec une poudre antiseptique et l'emplâtre de Vigo.

Bradycardie.

Pouls petit ; ralentissement du cœur. Peau froide, vertiges, syncope, convulsions.

DIAGNOSTIC. — Eviter de confondre avec les ralentissements du pouls *plus durables* de la méningite, des tumeurs cérébrales, de la vieillesse.

TRAITEMENT. — Excitants.

Bromydrose. Voir *Hyperidrose*.

Bronchectasie. Voir *Dilatation des bronches*.

Bronchite aiguë.

Picotements dans le larynx, sensation de rudesse, d'irritation ou de constriction derrière le sternum ou entre les épaules. Si la bronchite est intense ; fièvre, frissons, anorexie. Quintes de toux sèche et sonore puis, au bout de quelques jours, expectoration de crachats transparents puis grisâtres, opaques. Pas de dyspnée. Vibrations et sonorité thoraciques normales. Râles secs, sibilants quand la muqueuse est gonflée ; humides quand la sécrétion est liquide.

DIAGNOSTIC avec *Pneumonie*. Dans celle-ci matité, souffle, râles crépitants, bronchophonie. — *Pleurésie sèche*. En faisant tousser les malades, l'expectoration est rejetée et les râles déplacés ou abolis tandis que le frottement pleural ne subit pas de changement.

TRAITEMENT. — Repos au lit. Boissons émollientes. Au début, cataplasme émollient ou sinapisé au devant de la poitrine. Quand les râles sont abondants ; poudre de Dower 0 gr. 30 à 0 gr. 80 en 3 prises ; oxymel scillitique 10 à 20 grammes ; terpine 1 à 2 grammes; terpinol, même dose : carbonate d'ammoniaque 1 à 2 grammes ; benzoate de soude 1 à 3 grammes. Si l'oppression est marquée avec râles humides nombreux : vomitif, ipéca 1 gr. 50. Révulsifs sur la poitrine.

Bronchite capillaire. Voir *Broncho-pneumonie.*

Bronchite chronique.

En général pas de fièvre, sauf pendant les exacerbations, pas d'amaigrissement. Essoufflement, oppression après les efforts: dyspnée, toux de fréquence variable, en général très intense le matin et le soir. Expectoration abondante de mucosités verdâtres, purulentes ou visqueuses, transparentes et recouvertes d'une écume épaisse. Râles muqueux, sibilants, ronflants, disséminés, surtout en arrière à la base.

Souvent, pendant les secousses de toux, frémissements sensibles au-dessus du bulbe de la veine jugulaire interne, pouls veineux.

DIAGNOSTIC avec *Tuberculose pulmonaire* : dans la bronchite, généralisation des symptômes, conservation de l'embonpoint, pas de fièvre ni d'hémoptysie. — *Emphysème* : exagération de la sonorité, forme globulaire du thorax.

TRAITEMENT. — Hygiène sévère, séjour dans un pays à température constante. Révulsifs sur le thorax : teinture d'iode, frictions avec l'essence de térébenthine, vésicatoire avec modération, ventouses sèches. Expectorants : gomme ammoniaque 1 à 2 grammes ; oxymel scillitique 10 à 20 grammes ; benzoate de soude 2 à 4 grammes; poudre de Dower, 2 prises de 0 gr. 10 à 0 gr. 15 ; capsules d'essence de térébenthine, de niaouli, 4 à 6; terpine, terpinol 1 à 2 grammes. Souvent l'iodure de potassium 0 gr. 50 par jour longtemps prolongé est très utile ; de même l'aristol en cachet 0 gr. 20 à 0 gr. 30 par jour. Eaux sulfureuses.

Bronchite pseudo-membraneuse.

Difficilement reconnue tant qu'on n'a pas fait la trachéo-tomie. Après celie-ci, elle se révèle par: persistance du ti-rage et de la dyspnée ; rejet hors de la canule de fausses membranes tubulées.

Bronchite putride.

Sécrétion très abondante d'une odeur infecte rappelant celle de l'ail et se faisant sentir même loin du malade, brun verdâtre ou striée de sang, se partageant en 4 couches par le repos. Dans la zone inférieure, *bouchons caractéris-tiques* très petits ou assez volumineux, blanchâtres ou gri-sâtres, ayant la consistance d'une bouillie répandant une odeur infecte quand on les écrase.

TRAITEMENT, voir *Bronchite chronique.* Hyposulfite de soude 4 à 5 grammes dans 150 grammes de julep gom-meux.

Broncho-pneumonie (Bronchite capillaire.)

Presque spéciale aux *enfants* et aux *vieillards.* Début très insidieux ; développement parfois extrêmement rapide chez l'enfant. Chez celui-ci, fièvre intense, parfois convul-sions, délire ou assoupissement. Anorexie ; souvent diar-rhée ; soif vive. Langue blanche au milieu, rouge sur les bords.

Râles sibilants, puis muqueux tant que les bronches moyennes ou grosses sont seules prises. Râles sous-crépitants quand les bronches fines sont prises. Toux constante. Expectoration nulle chez l'enfant au-dessous de 5 ans. Respiration très fréquente, 60 à 80 chez l'enfant. A la percussion : diminution de sonorité et même matité. Dans la *congestion* pulmonaire ces signes sont mobiles et fugaces [1], dans l'*hépatisation* ils sont bien plus fixes.

Dans la *forme suffocante suraiguë* les symptômes acquièrent leur maximum. Période catarrhale pendant 1 à 2 jours. La percussion ne donne rien. Râles sibilants. Asphyxie, somnolence, respiration de Cheyne-Stokes. Dans la *forme disséminée*, les râles sibilants et sous-crépitants sont d'abord localisés dans la partie postérieure et envahissent ensuite le reste du poumon.

Quelquefois le souffle et la matité ressemblent à ce qu'on observe dans la pneumonie lobaire vraie (pneumonie pseudo-lobaire). Mais, dans ce cas, il existe dans l'autre poumon et dans le reste du même poumon des signes de bronchite capillaire.

TRAITEMENT. — Chez l'enfant : Eviter avec soin l'emploi prolongé de l'ipéca. Si, au début, il y a des râles abondants, on peut faire vomir, mais on doit se borner là. Au commencement, on peut mettre en avant et en arrière de la poitrine des *cataplasmes sinapisés* et donner l'alcoolature de racines d'aconit à la dose de 10 gouttes et l'acétate ou carbonate d'ammoniaque 0 gr. 50. On peut encore appliquer un vaste cataplasme occupant tout le dos, maintenu en place par des bretelles, et recouvert d'un taffetas ciré. On le change matin et soir, en ayant soin d'essuyer la peau avec un linge chaud.

Plus tard, on peut essayer les vésicatoires de la largeur d'une pièce de 5 francs, laissés en place 3 heures au maximum. On les remplace pendant une heure par un cata-

---

1. C'est ainsi que la matité peut disparaître quand le malade a fait de fortes inspirations ou a changé de place.

plasme. On crève l'ampoule et on panse avec un linge enduit de :

Sous-nitrate de bismuth. . . . . 1 gr.
Vaseline . . . . 10 »

Pour éviter que le poumon se congestionne, tenir souvent, dans la journée, l'enfant sur les bras.

S'il y a une dépression assez marquée, prescrire l'alcool. Avant un an, 10 à 16 grammes par jour ; plus tard 20 à 30 grammes. Au besoin injection sous-cutanée de 1/4 de seringue Pravaz de :

Caféine . . . . 2 gr.
Benzoate de soude. . . . . 3 »
Eau distillée. . . . . 8 »

En cas d'excitation trop vive, chloral 0 gr. 50 ou musc 0 gr. 25 à 0 gr. 50 en lavement. Comme tonique, sulfate de quinine 0 gr. 10 à 0 gr. 15 en pilules de 1 centigramme ou en potion avec : eau de Rabel 2 gouttes, glycérine et sirop tartrique ââ 15 grammes.

Chez les enfants, un bon moyen de traitement est l'enveloppement du thorax avec une serviette trempée dans l'eau froide, exprimée et recouverte d'un taffetas gommé. (Legendre).

Chez les vieillards : insister sur les toniques, les injections de caféine et d'éther.

Cachexie pachydermique.

Au début souvent paresthésie et pâleur des parties qui vont être envahies.

Œdème de la face donnant un aspect bestial. Sécrétion des larmes et de la salive exagérée. Parfois chute des cheveux et dents. Hypertrophie des doigts et orteils. L'œdème peut envahir le tronc. La pression des doigts sur les téguments ne laisse pas de dépression. Teinte jaune cireuse de la peau. Sensation de froid ; abaissement de la température ; ralentissement du pouls. Sécrétions sudorale et sébacée diminuées. Epaississement des muqueuses. Voix rauque. Inappétence ; constipation. Cachexie, albuminurie, apathie, somnolence, gâtisme.

DIAGNOSTIC avec *Béribéri*. Maladie spéciale à certains pays chauds.

TRAITEMENT. — Electricité périphérique et centrale. Pilocarpine. Injections de suc thyroïdien. Massage. Toniques.

Calculs biliaires. Voir *Lithiase biliaire*.

Calculs urinaires. Voir *Lithiase urinaire*.

Cancer de l'estomac.

Début obscur, renvois acides, pyrosis, sensibilité épigastrique. *Douleur* : térébrante, brûlante et lancinante, presque toujours continue, augmentant après les repas, s'irradiant dans le voisinage, pas aussi vive que dans l'ulcère. — *Vomissements* alimentaires, muqueux, bilieux, noirâtres ressemblant à de la suie, plus rarement sanglants que dans l'ulcère. Ils s'accompagnent rapidement de cachexie. — *Tumeur*, saillant le plus souvent à l'épigastre, pouvant se déplacer suivant la vacuité ou réplétion de l'estomac, dure, bosselée, ne se déplaçant pas en général par les mouvements respiratoires.

Hoquet. Troubles de la digestion stomacale. Absence de l'acide chlorhydrique du suc gastrique. Diminution dans la résorption de l'estomac [1]. Adénite sus-claviculaire gauche.

1. Faire prendre 20 centigrammes d'iodure de potassium dans une capsule de gélatine. Rechercher la présence de l'iode dans la salive toutes les 5 minutes : on trempe un papier filtré dans de l'eau d'amidon, faire sécher, le mouiller par places avec la salive et déposer avec un bâton de verre une goutte d'acide nitrique sur les endroits humides. Noter le moment où il se forme un anneau rougeâtre ou bleuâtre. La réaction apparaît, chez les sujets sains, au bout de 10 à 15 minutes.

DIAGNOSTIC. — Avec *Ulcère rond. Gastrite chronique.* (Voir ces mots). — *Tumeur du foie* : elle s'étend à droite, suit les mouvements du diaphragme. — *Anévrysme de l'aorte* : battements, bruits de souffle, mouvements d'expansion, pas de cachexie. — *Cancer du pancréas* : ptyalisme, selles graisseuses.

TRAITEMENT. — Uniquement palliatif. — Dans le cancer du *cardia*, régime liquide ou semi-liquide. Dans le cancer de la *paroi* : salicylate de bismuth, naphtol, salol. — Dans le cancer du *pylore*, lavages antiseptiques avec eau naphtolée 0 gr. 20 0/00. Contre la distension gazeuse, oléo-saccharure d'anis dans 30 à 60 grammes d'eau. — Contre la douleur, morphine en injections, condurango 4 à 5 gr. en décoction.— Contre les hémorrhagies, tanin.— Chlorate de soude, 8 à 12 grammes.

Cancer du foie.

Affaiblissement. Amaigrissement. Perte des forces. Douleur dans l'hypochondre droit. Hypertrophie du foie (quand le cancer a acquis un certain développement); *bosselures à sa surface.* Le foie suit les mouvements respiratoires. *Ictère* (pas constant). — Ascite. Hémorrhagies.

DIAGNOSTIC. — Les tumeurs du foie et celles de la rate sont les seules qui *suivent les mouvements respiratoires.* — Dans le *cancer du pylore* : changement de position de la tumeur suivant l'état de réplétion de l'estomac. — *Tumeurs de l'épiploon* : mobilité étendue. — *Cancer du côlon* : signes de sténose intestinale. — *Vésicule biliaire remplie de liquide* : surface lisse, piriforme. — *Cirrhose du foie* : étiologie, hypertrophie de la rate.

Cancer de l'intestin.

Symptômes d'obstruction intestinale. — Tumeur bosselée, généralement ovoïde *ne se laissant pas déprimer ni déformer*. Dans le cancer du *rectum*, le toucher suffit. Douleurs vives pendant la défécation. Issue de matières glaireuses par l'anus. Constipation opiniâtre, alternant avec des débâcles. Parfois selles rubanées. Hémorrhagies intestinales.

TRAITEMENT. — Palliatif. Dans les cancers du rectum, rectotomie linéaire ou anus artificiel.

Cancer de l'œsophage.

Douleurs vives spontanées ou après la déglutition. Souvent troubles de la phonation par paralysie des récurrents. Soif vive. Parfois accès d'athme. Voir *Rétrécissement de l'œsophage*.

TRAITEMENT. Nul.

Cancer du pancréas.

Diagnostic difficile. — Le seul signe certain est la constatation d'une tumeur coupant obliquement le rachis, à quelque distance au-dessus de l'ombilic et ne pouvant être attribuée à : l'estomac, foie, intestin, rate, ganglions lymphatiques.

Cancer des plèvres.

Toux fatigante, ne laissant aucun repos. Dyspnée, oppression. Crachats muqueux, muco-purulents. Examen du poumon négatif. Souvent symptômes d'hydrothorax et pleurésie. Dans les vastes cancers : matité, diminution ou abolition du murmure vésiculaire. Dilatation du thorax, déplacement du cœur, du foie. Compression des poumons. Troubles circulatoires.

Diagnostic avec *Pleurésie et Hydrothorax* : dans le cancer, matité souvent irrégulière ne se déplaçant pas par le changement de position. — *Anévrysme de l'aorte* : la pulsation se propage dans le cancer pleural pulsatile, dans l'anévrysme, soulèvement simple. — *Transformation caséeuse dans les poumons* : augmentation du frémissement vocal, respiration bronchique ; pas de dilatation thoracique. — *Tumeurs nées d'organes voisins* : diagnostic impossible.

Cancer du poumon.

Peu ou pas de symptômes s'il est très limité. Souvent symptômes confus : gêne respiratoire, attaques d'asthme, cyanose, catarrhe bronchique, oppression, douleur dans la poitrine, expectoration muqueuse, *sanglante.* Si le cancer est superficiel, matité, respiration bronchique à son niveau. Si la bronche est obstruée par le cancer, pas de bruit respiratoire. Si le cancer envahit une grande partie du poumon, élargissement possible de la moitié thoracique correspondante. Dilatation des veines cutanées thoraciques. Œdème de la face, des bras, du thorax. Adénite sus-claviculaire et axillaire.

Expectoration souvent gelée de groseilles. Parfois hémoptysies répétées.

Cancer de la prostate.

Premier symptôme : *dysurie*, parfois rétention ou incontinence après rétention. Douleurs : point de départ dans les organes génitaux, urinaires, irradiations dans le crural et le sciatique. Douleur vive surtout au périnée, à la verge, aux lombes, à l'hypogastre. Elle augmente peu à peu. *Hémorrhagie* survenant parfois de bonne heure, mais toujours précédée par dysurie. Le plus souvent le sang s'échappe au début de la miction, plus rarement il est mélangé à l'urine qui, plus tard, devient purulente et peut renfermer des débris de tumeur.

Par le *toucher rectal* on constate : hypertrophie de la prostate qu'on ne peut contourner en totalité ; bosselures volumineuses à sa surface ; dureté de l'organe dont la consistance est uniforme. Plus tard seulement on trouve des parties molles à côté de dures. Si la glande est ulcérée, le doigt revient avec des traces de sang. Si la tumeur envahit le périnée : tumeur à ce niveau, adhérente aux parties profondes et à la peau. *Adénite* pelvienne et iliaque. Œdème circonvoisin.

DIAGNOSTIC avec *Hypertrophie de la prostate* : surtout chez les vieillards, pas de douleurs irradiant ; pas d'hématurie ; absence de bosselures, de dureté ligneuse, d'adénite. Marche lente. — *Tumeur vésicale* : hématurie persistant plusieurs jours malgré le repos : pas d'adénite : rien à la prostate. — *Prostatite tuberculeuse* : prostate peu hypertrophiée, pas de bosselures volumineuses de l'organe: les nodosités indurées sont distinctes des parties voisines. Les vésicules séminales ont la forme d'un cordon irrégulier, dur.

TRAITEMENT : nul.

Cancer de la rate.

DIAGNOSTIC possible seulement si, un cancer existant dans un autre organe, il y a hypertrophie de la rate avec inégalités de sa surface.

Cancer du rein.

Diagnostic difficile. Cachexie. Névralgie iléo-lombaire, sciatique. Hématurie. Tumeur rénale (Voir *Rein mobile*).

DIAGNOSTIC avec *Tumeurs du foie et de la rate* : suivent les mouvements respiratoires. Le malade couché sur le dos, on ne peut passer la main entre la tumeur et les côtes dans les tumeurs du foie. — *Tumeurs ovariennes* : s'avancent de bas en haut, sont voisines de la paroi abdominale, changements de position de l'utérus, troubles mentruels. — *Calculs rénaux* : douleurs vives.

TRAITEMENT. — Néphrectomie quand l'autre rein est sain. (Voir *Calculs des reins*).

Cancer des voies biliaires.

Tumeur bosselée et douleur au voisinage de la vésicule, ictère, vomissements, hématémèses, diarrhée, selles sanglantes, marasme.

Catalepsie.

Le plus souvent prodromes : troubles de caractère, céphalalgie, vertiges. Puis le malade est pétrifié sur place, dans la position qu'il occupe au moment de l'attaque. L'œil est fixe ; pas de modifications des traits. Les muscles sont très durs, mais on peut donner aux membres les positions les plus incommodes : *le malade les conserve*. Les mouvements de la vie organique persistent. Jamais d'incontinence des matières. Dans les cas très prononcés, excitabilité réflexe abolie ; les pupilles restent dilatées. Parfois chute considérable de la température périphérique et pâleur de la peau.

TRAITEMENT. — Rien contre l'attaque. Traiter la cause.

Catarrhe intestinal aigu du nourrisson. Gastro-entérite aiguë.

Vomissements de masses caséeuses, formées de grumeaux, puis de lait non coagulé. Dans le collapsus, plus de vomissements, mais hoquet. *Diarrhée intense*, couleur jaune d'œuf mélangé de parties verdâtres ou tout à fait vertes, plus tard incolore ou en bouillie noirâtre d'odeur infecte. *Coliques.* — Abdomen déprimé et ballonné. Rougeur intense de l'anus et des fesses. Soif vive. Diminution des urines. Réfroidissement des extrémités ; amaigrissement de la face, affaissement des fontanelles. Apathie. Œdème cutané, extravasations sanguines, dyspnée. — On appelle *choléra infantile* la forme grave.

TRAITEMENT. — Régler et réduire l'alimentation. L'allaitement naturel est indispensable. Au début : lavements amidonnés, on peut y ajouter chez les nourrissons de 5 à 6 mois, une goutte de laudanum : eau de chaux 20 à 50 grammes par jour dans du lait. — Si les selles sont alcalines, on peut essayer de donner toutes les heures une cuillerée à café d'une solution à 2 0/0 d'acide lactique. Quand les vomissements de lait non digéré montrent que l'estomac manque d'acide, donner toutes les 2 heures une cuillère à café d'une solution de 0 gr. 50 d'acide chlorhydrique dans 100 grammes d'eau. Pour l'antisepsie intestinale : dermatol 0, 25 à 0, 50 par jour, salicylate de bismuth 0, 25 à 1 gramme ; résorcine 0 gr. 50 pour 100 grammes d'eau une cuillère à café toutes les 2 heures. — En cas de diarrhée abondante suivie de dépression, bain général sinapisé. Les bains émollients sont utiles.

Catarrhe du pharynx nasal.

CAT. AIGU.— Au début, céphalalgie occipitale, sécheresse de la muqueuse du pharynx qui est très rouge et très tuméfiée. Plus tard, sécrétion de mucosités purulentes, elles forcent le malade à renifler. Chez les jeunes enfants surtout, ces mucosités en tombant dans le larynx pendant le sommeil sont une cause de toux nocturne. Cette affection est une cause fréquente de catarrhe tubaire et même d'otite moyenne.

TRAITEMENT. — Au début, pulvérisations avec un liquide émollient antiseptique : par exemple infusion d'eucalyptus boriquée à 20 0/00. — Quand la sécrétion est bien établie, insufflation d'acide borique en poudre.

CAT. CHRONIQUE. — Complique toujours le coryza chronique. En abaissant la langue, on voit, sur la paroi pharyngée, une certaine quantité de mucosité en forme de filament qui vient du pharynx nasal. Gêne de la respiration nasale. Reniflement, râclements fréquents, ces symptômes sont accusés le matin.

TRAITEMENT. — D'abord séjour dans un pays chaud. Si le malade reste dans un pays froid et humide, la guérison est à peu près impossible. Supprimer l'alcool et le tabac. Irrigations nasales [1]. Insufflation d'acide borique en poudre.

Cécité verbale. Voir *Aphasie.*

Céphalée des enfants (2).

Par *troubles digestifs* : sommeil après le repas, pandiculations. Somnolence. — Repas du soir léger, boissons chaudes, massage, électrisation.

Par *hystérie* : s'accompagne des autres symptômes.

Par *épilepsie* : il peut ne pas y avoir de grand accès, mais

---

1. Pour faire cette irrigation, se servir du siphon de Weber : la branche courte plonge dans le liquide à injecter. L'autre branche est munie d'un embout pénétrant dans une des narines qu'elle ferme *complètement.* Une fois le siphon amorcé, le liquide pénètre dans les fosses nasales et sort du côté opposé. La *température* du liquide doit être de 25° à 30° Chaque injection se fait avec un litre au moins d'eau. En général, se servir d'eau salée (2 cuillérées à café de sel de cuisine pour un litre d'eau). Ne pas diriger le jet en haut, mais bien *horizontalement.* Le malade respire la bouche ouverte. Il ne doit pas *avaler* sa salive pendant l'injection, ni se moucher après. Pour expulser le liquide, il le chassera par des expirations. Ne pas sortir après la douche.

2. Résumé d'une leçon de M. J. Simon.

de simples accès de céphalalgie durant 1 à 2 heures, se terminant par une miction abondante, se renouvelant toutes les semaines ou tous les mois et s'accompagnant de troubles du caractère. Bromures, belladone, éviter tout refroidissement, par conséquent *pas de bains froids*.

Par *chorée* : antipyrine; on peut aller à 6 gr.

Par *rhumatisme* : souvent il y a névralgie sus-orbitaire ou occipitale, arthralgie. Grande mobilité des symptômes. Urines troubles, avec urates. Sueurs profuses ou diarrhée colliquative. Bromures, salicylate de soude 0, 30 au repas pendant 8 à 10 jours. Teinture de colchique, 15 gouttes au dîner. Alcalins, exercice, frictions.

Par *intoxication* (belladone, opium, iodures, digitale). Supprimer la cause.

Par *impaludisme* : sulfate de quinine, arsenic.

Par *anémie* : fer, toniques.

Par *tumeurs adénoïdes du pharynx nasal* : extirpation.

Par *vices de la réfraction* : correction par des verres appropriés.

Cerveau (Maladies du) [1].

MALADIES CORTICALES.

Monoplégie avec allures d'une lésion centrale par rapport au courant électrique (pas de réaction de dégénérescence) — Hémiplégie avec paralysie de l'oculo-moteur, (ptosis), puis contracture et exagération des réflexes, suite d'une dégénérescence secondaire des voies pyramidales. — Développement d'hémiplégies.

Convulsions épileptiformes limitées à certains nerfs ou secousses épileptiformes générales qui ont toujours leur

1. Le lecteur trouvera dans cet article une sorte de pathologie générale du cerveau. L'auteur espère faciliter ainsi le diagnostic topographique si utile et si embrouillé généralement.

point de départ dans une seule et même extrémité et qui existent souvent sans perte de connaissance (*épilepsie jacksonienne*).

Contractures et paralysies de certains nerfs combinées ou hémipathiques.

Quand la plus grande partie de la zone motrice est atteinte, l'hémiplégie est semblable à celle d'origine centrale. Elle est totale, porte sur les membres et sur la face, excepté l'orbiculaire des paupières. La paralysie, flasque au début, présente plus tard des contractures.

Les lésions du *lobe occipital* sont liées à des troubles de la vision : hémianopsie ou hémiopie.

Traitement. — Contre les lésions corticales, on peut avoir recours souvent avec succès à la *trépanation*. Les centres moteurs sont groupés autour du sillon de Rolando. On détermine, sur le crâne, le bregma derrière lequel est le sommet du sillon : on marque ce point. On mesure derrière l'apophyse orbitaire externe, sur une ligne horizontale, une longueur de 7 centimètres. On élève sur son extrémité une perpendiculaire de 3 centimètres, on marque un second point. Entre les deux points, on trace la ligne rolandique. Si l'on a des *symptômes moteurs étendus*, on trépane sur le milieu de la ligne. S'il y a *paralysie du membre inférieur*, on trépane sur le sommet de la ligne en arrière. S'il y a *paralysie du membre supérieur*, à la partie moyenne. S'il y a *paralysie de la face*, plus bas encore (Lucas-Championnière).

MALADIES DE LA CAPSULE INTERNE.

Si la lésion occupe la *partie moyenne* : paralysie permanente des extrémités supérieures et inférieures, des muscles du tronc et du facial, du côté opposé à la lésion. *Mais l'orbiculaire des paupières est intact* : les malades peuvent fermer les yeux, ce *qui n'arrive pas dans la paralysie faciale périphérique.* L'hypoglosse est souvent paralysé. Au bout de quelque temps, phénomènes de dégénérescence secondaire.

Si la lésion siège dans le *tiers postérieur*, symptômes d'hémianesthésie cérébrale. Anesthésie complète de la peau, du côté opposé à la lésion, s'arrêtant sur la ligne médiane. Anesthésie de la muqueuse buccale, labiale, nasale, conjonctivale, du conduit auditif externe, vagin, intestin. Oreille, œil, nez, langue souvent, mais pas toujours, hémianesthésiés : souvent troubles moteurs et trophiques de la peau.

Quand la lésion occupe à la fois le *tiers moyen et le tiers postérieur* : hémiplégie et hémianesthésie réunies.

Si la capsule interne est atteinte dans la région du faisceau sensitif : *hémianesthésie* du côté opposé à la lésion. Toutes les sensibilités sont détruites dans une moitié du corps. Les muqueuses sont insensibles. La *cornée reste sensible.* Rétrécissement du champ visuel ; perte de certaines couleurs.

Souvent *hémichorée.* Survient le plus souvent après hémiplégie. Le malade, même au lit, a sa main agitée continuellement, les doigts se fléchissent et s'étendent. Ces mouvements se constatent sur les membres supérieurs et inférieurs.

Ils sont désordonnés, ils ne sont ni rythmiques, ni oscillatoires, ce qui permet de les distinguer du tremblement. Ils sont exagérés par les mouvements volontaires. Quelquefois on les observe sur la face.

MALADIES DES PÉDONCULES CÉRÉBRAUX.

Les extrémités supérieures et inférieures, le plus souvent le facial, le trijumeau et même l'hypoglosse sont paralysés du côté opposé à la lésion, tandis que l'oculo-moteur est paralysé du côté correspondant au pédoncule malade.

Signes de la paralysie de l'oculo-moteur : ptosis de la paupière supérieure du côté malade. Rotation de l'œil en dedans impossible (le muscle droit interne ne peut fonctionner). L'œil regarde d'une façon permanente en dehors (par contraction du droit externe). Mouvements d'élévation et d'abaissement du globe supprimés (paralysie du droit sup. et inf. et de l'oblique inf.). Diplopie, mydriase, immobilité de la pupille.

L'hémiplégie avec paralysie alterne de l'oculo-moteur n'est possible que quand, par suite d'une maladie de la capsule interne, il y a, en même temps que l'hémiplégie, une lésion de la base avec compression de l'oculo-moteur du côté du foyer cérébral. Toujours établir si la paralysie de l'oculo-moteur et celle des extrémités se sont développées *en même temps* ou *successivement*.

MALADIES DU PONT DE VAROLE.

Quand la lésion se trouve dans la moitié inférieure du pont de Varole, *hémiplégie alterne* : les extrémités du côté opposé sont paralysées en même temps que le facial du côté de la lésion. La paralysie du facial est *complète* pour toutes ses branches, tandis que, dans les lésions de l'écorce grise du cerveau, le rameau frontal reste intact.

Si la lésion siège dans la partie supérieure du pont de Varole, la paralysie porte sur le facial et les extrémités du côté *opposé* au siège de la lésion. Le rameau frontal du facial est intact.

Participation d'autres nerfs à la paralysie : trijumeau, hypoglosse, acoustique, plus rarement glosso-pharyngien. Désordres vocaux articulaires. Dysphagie. Myosis. Tendance aux convulsions épileptiformes.

Si les faisceaux pyramidaux d'un seul côté sont seuls atteints, paralysie des extrémités du côté opposé, parfois monoplégie. Si la lésion siège près du plancher du quatrième ventricule, simple paralysie des nerfs crâniens. — Si les nerfs sont atteints au-dessus de leur croisement, paralysie du côté opposé ; au-dessous, paralysie du même côté. — S'il y a un foyer volumineux dans la protubérance annulaire : paralysie des nerfs crâniens compliquée de celle des nerfs des extrémités. Les nerfs crâniens peuvent être paralysés du même côté que les extrémités, ou du côté opposé. — Si le foyer est voisin de la ligne médiane, phénomènes de paraplégie.

MALADIES DES TUBERCULES QUADRIJUMEAUX [1].

Si la paroi antérieure est détruite : amblyopie, amaurose sans lésions à l'ophthalmoscope, sans réaction pupillaire. — Si un seul côté est atteint : hémianopsie. — Dans les lésions de la paroi postérieure : paralysie (quelquefois double) des branches de l'oculo-moteur. Peut-être symptômes d'ataxie cérébelleuse.

MALADIES DE LA BASE.

Paralysies par compression des nerfs crâniens. — Si le foyer est dans la *fosse antérieure* : troubles du nerf olfactif. — S'il est dans la *fosse moyenne* : troubles des nerfs optique, oculo-moteur, trijumeau, moteur oculaire externe. — S'il est dans la *fosse postérieure* : troubles des nerfs facial, auditif, glosso-pharyngien, pneumogastrique, accessoire de Willis, hypoglosse.

Cervelet (Maladies du).

Les symptômes en sont mal connus.

Quelquefois les lésions restent silencieuses. Les maladies de la partie médiane du *vermis* paraissent s'accompa-

---

1. Encore mal connues. Les symptômes des maladies des couches optiques et de la corne d'Ammon sont inconnus.

gner de titubation, d'ataxie cérébelleuse, de vertige. On si-
gnale les vomissements. Les maladies des pédoncules du
cervelet antérieurs et postérieurs peuvent ne donner aucun
symptôme : celle des pédoncules moyens produisent parfois des *attitudes forcées* : torsion du corps selon son axe
longitudinal, du côté du foyer ou du côté opposé.

Charbon.

1° PUSTULE MALIGNE. — Incubation 2 à 3 jours. En général unique. Au début, taches ressemblant à une piqûre
de puce, puis petite vésicule. Le malade, sentant un prurit plus ou moins prononcé, se gratte. La vésicule écor-
chée est remplacée par une dépression dont le fond est
d'un rouge violacé et recouverte de croûtes jaunâtres. Le
2e jour, l'eschare jaunâtre devient brune, puis noire. Autour de l'eschare, les tissus sont œdématiés, durs et rouges. On remarque, sur les parties qui entourent l'eschare,
de petites vésicules remplies de liquide citrin. Le 3e ou 4e jour
l'inflammation et l'œdème augmentent autour de l'eschare : adénite. Du 4e au 5e jour, fièvre très forte. *L'apyrexie
est de mauvais augure*. Puis les symptômes s'aggravent :
céphalalgie vive, troubles gastro-intestinaux, douleurs articulaires. Mort dans le collapsus ou avec convulsions, coma, syncope.

Une forme plus grave est constituée par l'*œdème malin*.
Cet œdème siège ordinairement à la face, il est mal limité, peu douloureux à la pression. Du 3e au 4e jour, on peut
voir des phlyctènes remplies d'un liquide sanguinolent ; au-
dessous se trouve une eschare.

DIAGNOSTIC avec *Furoncle et anthrax* : élancements douloureux, saillie au centre, suppuration, *bourbillon*. — *Piqûre de
moustique*, apparition soudaine, vésicule, pas de phénomènes généraux. — *Pustule d'ecthyma* : bien plus saillante,

suppuration rapide. Dans toutes ces affections, *pas de vésicules disposées en cercle autour d'une eschare.*

TRAITEMENT. —. Injections sous-cutanées tous les jours autour de la piqûre, dans l'épaisseur des tissus œdématiés et autour des ganglions engorgés, avec : teinture d'iode, 2 grammes, eau iodurée 50 à 100 gr. Pansement de la pustule avec une compresse imbibée de liqueur de Van Swicten. Ou bien extirpation de l'eschare au thermocautère. Plonger la pointe dans les vésicules. Injections iodées autour de la pustule ; pansement antiseptique (Verneuil). A l'intérieur, 10 à 15 gouttes de teinture d'iode. Toniques.

2° CHARBON GASTRO-INTESTINAL. — Début brusque. Anorexie, langue saburrale, douleur à l'épigastre et dans le ventre. Vomissements et diarrhée. Météorisme, oppression. Fièvre. Foyers de congestion pulmonaire. Adynamie ; refroidissement. A l'extérieur, tumeurs indurées ressemblant bientôt à la pustule maligne.

DIAGNOSTIC avec *Étranglement intestinal.* En diffère par le début brusque et la diarrhée. — *Fièvre typhoïde* : début moins brusque, marche de la température. — *Empoisonnements.* Très difficile. Commémoratifs, analyses des liquides.

TRAITEMENT. — Symptomatique. Antisepsie intestinale.

Chloasma. Voir *Hyperchromie.*

Chlorose. — Chloroanémie.

Début : fatigue, essoufflement, langueur, somnolence, palpitations, douleurs d'estomac ; règles irrégulières, peu abondantes, plus rarement très abondantes, douloureuses ; souvent leucorrhée.

Pâleur de la peau, prononcée et précoce au pavillon de l'oreille. Par moments, dilatation des vaisseaux du visage qui lui communique une vive rougeur, permanente chez quelques malades. Muqueuses décolorées. Peau sèche. Quelquefois œdème aux malléoles.

Les globules rouges peuvent être diminués dans la proportion de 54 0/0. En général le chiffre de l'hémoglobine est plus faible, celui du fer aussi.

Névralgies fréquentes de l'estomac, des nerfs intercostaux, de la face. Céphalalgie, vertiges, éblouissements. Paresse intellectuelle. Changement de caractère ; tristesse ; impressionnabilité. Gastralgie : appétit capricieux, dépravé. Digestions pénibles : météorisme, vomissements. Constipation. Parfois névrite optique.

Toux fréquente mais rien à l'auscultation. Au début, dans les formes légères, hypertension artérielle. Dans les formes graves et tardives, hypotension. Pouls variable, souvent rapide, petit, dépressible. Souvent pas de bruits anormaux au cœur ou, *à la base du cœur et au premier temps*, bruit de souffle doux, se prolongeant le long des vaisseaux. Si on ausculte avec le stéthoscope, au niveau du creux sus-claviculaire droit, le cou tendu, la tête inclinée à gauche, bruit *continu* avec *redoublement* au moment de la systole ventriculaire. Si on applique le doigt au même endroit, frémissement vibratoire ou bien souffle à la pointe, vers l'origine de l'aorte (2ᵉ espace interc. droit), de l'artère pulmonaire (2ᵉ espace interc. gauche). Battements anormaux des veines.

DIAGNOSTIC avec les *Anémies secondaires* : la chlorose est une maladie primitive. — *Anémie progressive pernicieuse* : celle-ci ne cède pas facilement au traitement, souvent mortelle. — *Néphrite chronique* : cylindres rénaux.

TRAITEMENT. — *Ferrugineux* quand il n'y a pas de troubles gastriques. Les plus recommandables sont : le *tartrate de fer et de potasse* (teinture de Mars) 15 à 20 gouttes dans de l'eau à chaque repas ; *carbonate, lactate, protoxalate* de fer, 5 à 10 centigrammes à chaque repas. Quand il y a de la constipation : *globules d'Absinthine et fer Duquesnel,* 2 à chaque repas. Le *pepto-fer* est souvent très bien toléré. Eaux ferrugineuses : Frazensbad, Orezza, Pardina, Forges.

S'il y a des troubles gastriques, il faut les combattre avant d'administrer le fer : donner alors les amers, la noix vomique, les absorbants, les phosphates, l'acide chlorhydrique suivant les cas.

L'arsenic rend des services précieux (voir la formule à *Leucocythémie*). Huile de foie de morue.

Inhalations d'oxygène. Frictions sur tout le corps avec une flanelle imbibée de :

Ammoniaque	2 à 4 gr.
Baume Fioravanti.	400 »

Hydrothérapie. — En général, débuter par des douches chaudes ; faire suivre ensuite d'une douche froide très courte. Bains de mer chauds chez les jeunes gens ; froids chez les adultes.

Chloroses (fausses).

Dues à une affection génitale, cardiaque, au goître exophthalmique. Pour le *diagnostic,* se rappeler que les vraies chlorotiques ont toujours froid, tandis que les malades atteintes de goître exophthalmique se plaignent d'une sensation de chaleur à la peau, surtout la nuit, sans que cette sensation soit accompagnée d'élévation de la température. — Dans les fausses chloroses dues à une maladie de l'estomac, les malades *maigrissent.* Dans la vraie chlorose, l'embonpoint ne se modifie guère. Si on ne trouve pas de *souffle jugulaire,* ne pas accepter facilement le diagnostic de chlorose.

Choléra.

La diarrhée primitive n'est pas absolument *constante*. Au début, coliques, selles répétées *suivies d'un abattement très marqué*, vomissements. Les selles, d'abord fécaloïdes, deviennent rapidement aqueuses, *riziformes*. En même temps se produisent des crampes très douloureuses. Le malade se refroidit rapidement. Le pouls devient filiforme, puis il disparaît. La mort survient dans le collapsus.

TRAITEMENT. — Ce n'est que dans la diarrhée prémonitoire, *alors qu'on ne sait pas si on a affaire au choléra*, que l'opium est indiqué. Dès que le choléra est confirmé, il faut proscrire ce remède.

Tout l'effort du médecin doit se borner à ranimer le malade et à réparer l'énorme perte aqueuse qu'il subit. Donc frictions, révulsion, massage. Boissons excitantes en *quantité très modérée*. Injections d'éther 1 à 4 grammes, caféine 5 à 10 centigrammes, camphre 5 à 10 centigrammes, de spartéine 5 centigrammes, de strychnine 1 à 2 milligrammes.

L'antisepsie intestinale est un leurre ; le malade vomissant et rejetant tout par les garde-robes. L'acide lactique n'a pas fait ses preuves. Le remède le plus recommandable consiste dans les injections sous-cutanées suivies de massage, de :

```
Chlorure de sodium . . . . . . . . . . . . . . .  4 gr.
Phosphate de soude. . . . . . . . . . . . . . . .  3 »
Eau à 40° . . . . . . . . . . . . . . . . . . . .  1 litre
```

Injecter 300 à 500 grammes à la fois. Les injections intra-veineuses n'ont pas donné de résultats dans l'Inde (1).

Choléra infantile. Voir *Catarrhe intestinal aigu des nourrissons.*

(1) Voir notre *Traité des maladies des pays chauds*, t. 1.

Chorée.

Début rarement brusque sauf à la suite d'une frayeur.

En général, le caractère devient difficile ; hallucinations surtout le soir, diminution de la mémoire et de l'attention ; sommeil agité, céphalalgie. Peu à peu la maladresse du malade attire l'attention. Il renverse sur lui les aliments et boissons. Il s'agite sur son siège. Le bras est le siège de mouvements inopinés de pronation et supination ; mouvements incoordonnés quand le malade veut saisir un objet. Mêmes symptômes dans les jambes. Dyspnée violente si les muscles respirateurs sont pris. Face grimaçante. Phonation, mastication, déglutition entravées. *Pendant le sommeil, l'agitation cesse.* Les excitations physiques et morales augmentent la chorée. Vessie, rectum normaux. Quelquefois hyperesthésie, tachycardie, ovarie. Etat moral toujours plus ou moins atteint. Dans la chorée *légère*, les mouvements choréiques peuvent être presque suspendus par la volonté. Dans la chorée *grave*, ils augmentent si on cherche à les arrêter.

Complications : gonflements articulaires douloureux ; aphasie ; paralysie transitoire.

DIAGNOSTIC. — Dans l'*Hystérie* : mouvements très amples, cessation brusque et caractère paroxystique des symptômes, autres manifestations. — Dans le *tremblement, la paralysie agitante, la sclérose en plaques* les oscillations sont rhythmiques. Les mouvements choréiques sont des contractions folles et irrégulières. — Dans la *Sclérose en plaques* et l'*Ataxie locomotrice*, le trouble ne se produit que dans les mouvements volontaires. — Dans l'*Ataxie*, l'incoordination des mouvements s'exagère par l'occlusion des yeux. — Dans la *Chorée symptomatique d'une lésion cérébrale* : forme hémi-choréique, début brusque, hémiplégie, hémi-anesthésie, autres symptômes cérébraux.

Traitement. — Au début, ventouses sèches sur le rachis. 10 à 20 gouttes de teinture d'aconit et de ciguë en 24 heures (chez l'enfant). Si l'agitation est forte : chloral ; bromures ; bains chauds.

Dans la *période d'état* : antipyrine. Le 1er jour 1 gr. 50 en 3 cachets à prendre aux repas ; le 2e jour, 2 grammes par doses de 0 gr. 50 ; les jours suivants, augmenter la dose et arriver à 4 grammes en 24 heures, dose qu'on continue pendant toute la maladie.

Au *déclin* : hygiène sévère. Si les mouvements irréguliers persistent, gymnastique rhythmée. Toniques. Bains tièdes légèrement salés : pas de bains excitants. Arsenic et phosphate de chaux *alternés* (chez l'enfant).

Arséniate de soude.	0 gr. 05
Eau distillée. . . :	250 gr.

Une cuillerée à café au repas, 2 fois par jour, pendant 15 jours. Puis remplacer par quelques pincées de phosphate de chaux aux repas. Continuer de la sorte.

Chorée électrique. Voir *Myoclonus*.

Chorée héréditaire des adultes (Chorée de Huntington).

Débute par des mouvements convulsifs de la face qui s'étendent graduellement aux muscles des extrémités supérieures, du tronc et des jambes. Ils augmentent peu à peu d'intensité, mais peuvent être supprimés quelque temps sous l'influence de la volonté. Repos pendant le sommeil. — Au bout d'un certain temps, le processus s'étend à la langue, au pharynx, aux muscles respiratoires. Déglutition difficile ; parole entrecoupée ; marche à pas pressés. Vessie et rectum normaux. Pas de troubles de la sensibilité. A la fin, troubles psychiques.

Chorée du larynx.

Comprend la *toux nerveuse*, l'asynergie vocale, les trémulations nerveuses des cordes vocales, l'aphonie spasmodique. — Accès de toux convulsive suivis parfois d'émission d'écume claire.

TRAITEMENT. — Hygiène. Hydrothérapie. Badigeonnage du pharynx avec solution de morphine, teinture concentrée de coca. — Bromures. Belladone.

Chorée pré et post-hémiplégique.

Mouvements choréiformes qui précèdent ou suivent de près une paralysie unilatérale consécutive en général à une hémorrhagie cérébrale. Dans la chorée *pré-hémiplégique*, les mouvements apparaissent peu de jours avant l'apoplexie et cessent, la paralysie produite. La chorée *post-hémiplégique* ne se manifeste que quand le mouvement a reparu dans les membres paralysés. Chorée généralement soudaine, persistant ou s'améliorant, souvent accompagnée de contractures. Le plus souvent, hémi-anesthésie du côté lésé.

TRAITEMENT. — Combattre la cause fondamentale.

Chorée rhythmée.

Pas de gesticulations contradictoires, mais mouvements involontaires, impulsifs suivant un rhythme régulier. Ils sont systématiques, imitant certains mouvements d'expression (chorée saltatoire), certains actes professionnels. — En général liée à l'hystérie.

Chute du rectum.

Prolapsus muqueux, fréquent chez l'enfant. — Traite-ment. Combattre la cause : diarrhée, oxyures, polype, parfois calcul vésical. — Régime sévère, régularité des garde-robes. Ne laisser l'enfant sur le vase que le temps nécessaire. Défécation dans le décubitus dorsal. — Au besoin : donner le chloroforme ou anesthésie avec la cocaïne et faire sur le bourrelet muqueux 3 à 4 raies de feu. Réduire le prolapsus. Maintenir la constipation pendant quelques jours ; le 8ᵉ, purgatif. — Le prolapsus est *étranglé :* si l'étranglement est récent, la muqueuse intacte, réduire sous le chloroforme. S'il y a sphacèle, abandonner à lui-même le travail de mortification, asepsie rigoureuse.

Prolapsus complet. — Le prolapsus est léger, réductible, le plancher périnéal intact, la tonicité et la contractilité du sphincter conservées, une simple pression réduit la tumeur. — Traitement. Combattre la cause (dysenterie, entérite). — Attirer le prolapsus à l'extérieur et tracer, du sommet à la base, quelques raies de feu, ou bien les disposer en ellipse autour de la tumeur. *Éviter de pénétrer jusqu'à la tunique musculaire.* Repos au lit jusqu'à la chute des eschares.

Si la tonicité du sphincter est abolie : injections sous-cutanées d'ergotine, de sulfate de strychnine à 1 0/00. Electropuncture.

Ou encore : *Recto-périnéorrhaphie* qui peut porter sur la paroi antérieure ou la postérieure. 3 jours avant, faire prendre, chaque jour 0 gr. 80 de naphtol. La veille, lavement et purgation. Faire d'abord six larges raies de feu sur la tumeur en détruisant toute l'épaisseur de la muqueuse. Réduire l'intestin : mettre un tampon de gaze iodoformée. Puis aviver toute la partie antérieure de l'anus et du rectum jusqu'au sphincter, dans une étendue de 4 centimètres. Suturer la plaie de façon à rétrécir l'orifice anal et à le reporter en arrière.

Quand le méso-rectum est distendu et relâché : rectopexie postéro-inférieure de Verneuil. Exciser au bistouri un lambeau triangulaire dont le sommet est au coccyx et la base à l'anus. Enlever le quart postérieur du sphincter anal. Mettre à découvert la paroi postérieure du rectum. Passer dans son épaisseur 4 à 5 fils de soie. En les nouant 2 à 2, on remonte et on fixe la paroi postérieure du rectum. Rapprocher par la suture les bords du triangle cutané.

Quand il y a complication d'adhérences, d'irréductibilité, d'étranglement, faire la résection. Chloroforme. Tenter la réduction. Puis, le malade dans la position de la taille périnéale : 1° diviser le cylindre prolabé en 2 valves antérieure et postérieure en mettant 4 pinces à longs mors sur la tumeur, 2 de chaque côté, voisines l'une de l'autre et parallèles ; 2° réséquer chaque moitié au ras de l'orifice anal en suturant la peau au fur et à mesure qu'on avance. Le moignon rectal est saupoudré d'iodoforme.

Si une ou plusieurs anses intestinales sont entraînées avec la tumeur dans le cul-de-sac péritonéal : procédé de Mikulicz. 2 fils de soie traversent le sommet du prolapsus et le tendent pendant toute l'opération. A 1 ou 2 centimètres en avant de l'anus, on divise le cylindre extérieur de la face antérieure du prolapsus, en faisant l'hémostase. Quand on a sectionné jusqu'à la séreuse, on voit la couche péritonéale du cylindre interne. On ouvre alors le cul-de-sac de la séreuse. S'il contient une anse intestinale, on réduit après avoir fendu le sphincter et on ferme le cul-de-sac avec une suture de soie phéniquée. Puis on sectionne la partie antérieure du cylindre interne. Les parties antérieures des deux cylindres étant divisées, on les réunit avec une suture de soie pénétrant profondément à travers toutes les tuniques. On fait de même pour la résection de la moitié postérieure du prolapsus, en se rappelant qu'il n'existe pas, en ce point, de péritoine entre les deux cylindres.

Cirrhose hépatique.

1° Cirrhose atrophique. — Amaigrissement. Teint terreux avec couperose de la face. Troubles digestifs. Urines rares, laissant un dépôt orangé. *Atrophie du foie, hypertrophie de la rate.* Ascite. Hémorrhagies fréquentes. *Pas d'ictère.*

2° Cirrhose hypertrophique. — Toujours *ictère.* Urines biliphéiques. Hypertrophie du foie et de la rate. Pas d'ascite, ni de circulation collatérale.

Diagnostic avec *Dégénérescence amyloïde du foie* : étiologie spéciale, foie lisse, toujours hypertrophié, albuminurie abondante. Œdème des extrémités. Pas d'ictère en général. — *Cancer du foie* : hypertrophie du foie, pas d'hypertrophie de la rate, cachexie rapide. — *Syphilis du foie* : lésions syphylitiques cutanées, muqueuses, osseuses; présence de bosselures à la surface du foie. — *Pyléphlébite adhésive* : développement rapide de la stase dans la circulation porte.

Traitement. — Régime lacté absolu. Simultanément : iodure de potassium 1 à 2 grammes par jour. Purgatifs légers fréquents. Ponction quand l'ascite est considérable.

Cœur douloureux. — Cardiodynie.

Douleur après une émotion, un effort, marche précipitée, ascension. Pression à la région précordiale douloureuse, surtout à la base du cœur, au niveau du plexus cardiaque, 3°, 4° espaces intercostaux. Apyrexie. Rechercher si le pneumogastrique gauche est sensible à la base du cou. Sensation de déchirement au niveau du cœur ; accélération des battements, ou sensation de resserrement avec ralentissement des contractions. Troubles vaso-moteurs.

S'il n'y a pas de fièvre, ni rhumatisme, ni maladie infectieuse et qu'un malade souffre du cœur, il n'y a pas maladie grave du cœur.

TRAITEMENT : mouche de Milan ou vésicatoire à la région précordiale, frictions avec baume de Fioravanti 150 grammes, chloroforme 10 grammes. Perles d'éther pendant l'accès. Le matin, valérianate d'ammoniaque ; le soir, bromure de potassium.

Cœur gras.

Symptômes d'une *parésie du myocarde*. Tension très faible dans le système veineux. Augmentation de la matité cardiaque. Bruits du cœur faibles ; souvent souffle systolique au 2ᵉ temps. Turgescence des veines du cou. *Pouls lent*. Accès de palpitation, dyspnée. *Fausses attaques d'apoplexie*. Dès que le malade revient à lui, il reprend rapidement possession de lui-même. *Respiration de Cheyne-Stokes*.

TRAITEMENT. — Traiter l'*obésité*. Iodure de potassium. En cas d'*insuffisance du myocarde* : digitale, caféine. Contre les *troubles circulatoires* : diurétiques, drastiques, diaphorétiques. Contre l'*anémie cérébrale* : position couchée ; excitants, injection d'éther, camphre, caféine ; frictions excitantes. Etre très circonspect avec les *narcotiques*. Marienbad, Carlsbad, Chatel-Guyon.

Coccygodynie.

Douleur à la région coccydienne, augmentée par la pression, la station assise, la défécation. Il s'agit en général d'une lésion du coccyx ou de l'articulation sacro-coccydienne.

Tʀᴀɪᴛᴇᴍᴇɴᴛ. — Incision sous-cutanée ou résection du coccyx.

Coliques appendiculaires.

Début brusque après excès de nourriture ou fatigue. Le plus souvent, avant, diarrhée ou constipation. Douleurs abdominales vagues, mais se localisant rapidement dans le flanc droit et irradiant vers l'épigastre. Vomissements d'abord alimentaires, puis bilieux. Ventre ballonné, sensible. Le maximum de la douleur est toujours dans la fosse iliaque droite. Faciès grippé, pouls petit. Refroidissement des membres. — Au bout de 8 à 10 heures, les douleurs cessent. Il reste de la sensibilité dans le flanc droit, mais il n'y a ni induration ni empâtement.

Tʀᴀɪᴛᴇᴍᴇɴᴛ. — Calmants. Applications émollientes. S'il se développe de l'appendicite, voir *Typhlite.*

Coliques hépatiques. Voir *Lithiase biliaire.*

Coliques néphrétiques. Voir *Lithiase urinaire.*

Coliques spermatiques.

Accident se produisant surtout chez les individus nerveux. Il accompagne souvent la névralgie du testicule. Il débute par un lumbago. Les douleurs s'irradient dans le bassin. Il y a une sensation de pesanteur périnéale. Fréquemment, spontanément ou plutôt à la suite de la miction ou de la défécation, il s'écoule du liquide prostatique. L'accès est en général assez long, une à trois heures.

Tʀᴀɪᴛᴇᴍᴇɴᴛ. — Celui des névralgies.

Coma diabétique. Voir *Diabète sucré.*

Comédons. Voir *Acné ponctuée*.

Commotion de la moelle.

Cas graves. — Phénomènes de choc immédiats ; pouls petit ; dyspnée ; refroidissement ; cyanose, syncope ; paralysie ; anesthésie ; paralysie des sphincters.

Cas moyens. — Mémes symptômes moins accentués, puis amélioration rapide ou lente.

Quelquefois les accidents n'arrivent que quelques mois après la commotion. Symptômes *les plus fréquents* : paresthésie ; faiblesse, impotence musculaire ; tremblement ; paralysie vésico-rectale. Il peut survenir de l'atrophie des nerfs optiques.

Si la commotion a frappé le cerveau également : troubles des facultés intellectuelles.

DIAGNOSTIC. — Rapport entre les symptômes spéciaux et la commotion. Dans les *Hémorrhagies méningées*, symptômes d'excitation dès le début. Dans les *Hémorrhagies médullaires*, symptômes de paralysie au début.

TRAITEMENT. — Contre le *choc* ; stimulants et excitants. Pour les cas chroniques, voir *Myélite*.

Concrétions des amygdales.

Se forment dans une crypte amygdalienne. Expectorées sous forme de masses jaunâtres de consistance caséeuse, d'odeur infecte.

TRAITEMENT. — Cautériser l'intérieur de la crypte avec de la teinture d'iode ou le galvano-cautère.

Congestion cérébrale.

Forme légère. — Céphalalgie et vertiges, pesanteur de

tête, sensations de chaleur, élancements. Bourdonnements d'oreille, éblouissements, photophobie. Apathie. Face rouge, congestionnée. Myosis. Yeux injectés. Battements des carotides et des temporales. Quelquefois vomissements. Généralement constipation. Le plus souvent apyrexie.

Forme grave. — Aggravation de tous ces symptômes. Agitation. Sensations anormales de la vue et de l'ouïe ; insomnie ; rêves ; cauchemars ; délire. Céphalalgie intense. Convulsions ; secousses dans les muscles de la face, plus rarement dans ceux des membres, ou attaques épileptiformes, ou bien convulsions généralisées sans perte de connaissance. Paralysies rares mais parole embarrassée par paralysie de la langue. Parésie des doigts ; quelquefois véritable hémiplégie.

Forme apoplectique. Voir *Hémorrhagie cérébrale.*

En général, dans la congestion *artérielle*, phénomènes d'irritation ; dans la congestion *veineuse* ou passive, phénomènes de dépression.

Chez l'enfant, surtout *convulsions* se distinguant de celles de la méningite par leur apparition brusque et leur peu de durée.

Chez le *vieillard*, souvent simple agitation, cris, grande loquacité, vrais accès de manie.

DIAGNOSTIC. — Difficile de distinguer congestion de l'anémie, autrement qu'en tenant compte de l'état général. L'hypertrophie du cœur produit plutôt la congestion ; l'inanition, l'anémie. Les symptômes de l'anémie s'aggravent ou apparaissent pendant la station debout, c'est le contraire pour la congestion. Les symptômes circonscrits (paralysies, hémiplégie) appartiennent dans la grande majorité des cas aux lésions en foyer (hémorrhagie ou embolie).

TRAITEMENT. — Quand la congestion est imminente : révulsifs cutanés, purgatifs, lavements purgatifs, sangsues à l'anus. S'il y a une hypertension sanguine, saignées de

250 à 300 grammes. Si la congestion est plus avancée, vésicatoire à la nuque, sangsues aux apophyses mastoïdes. Chez l'enfant, 3 à 4 sangsues au même lieu. Exciter la diurèse. Contre l'insomnie, s'abstenir de l'opium et du chloral : préférer le bromure. Contre la congestion chronique, courant galvanique, le pôle positif sur le front, le négatif sur le haut de la moelle cervicale (à essayer avec prudence).

Congestion du foie.

En général le volume du foie est augmenté : augmentation de l'étendue de la matité absolue [1] et relative. Ictère fréquent : s'il s'agit d'un cardiaque, combinaison, sur la face, des colorations cyanotique et ictérique. — Signes de catarrhe gastro-intestinal. Souvent sensibilité de la région hépatique à la pression. Variations rapides et fréquentes du volume du foie (caractéristique de l'hyperhémie passive).

TRAITEMENT. — Etiologique. S'il y a insuffisance cardiaque, digitale. Régime lacté. Sangsues à l'anus. Révulsifs sur le foie. Laxatifs végétaux : 3 à 4 fois par jour une cuillerée à soupe d'infusion de 15 grammes de racines de rhubarbe dans 200 grammes d'eau, ou bien prendre le matin, dans un demi-verre d'eau de Châtel-Guyon, un paquet de

Magnésie anglaise . . . . } àà 0,50
Soufre précipité . . . . }

Eaux alcalines : Châtel-Guyon, Vichy, Carlsbad. Diurétiques. Diaphorétiques.

---

1. Les limites de la matité absolue sont : en haut, sur la ligne mamelonnaire droite, le bord inférieur de la 6ᵉ côte, en bas le rebord inférieur du thorax et, sur la ligne médiane en bas, le milieu de l'espace compris entre l'ombilic et l'appendice xyphoïde.

Congestion de la moelle.

Souvent pas de symptômes. Les troubles de la sensibilité sont les plus accentués : douleurs sourdes dans la région rachidienne, exaspérées par la pression sur les apophyses épineuses, les mouvements, la marche. Fourmillements dans les jambes. Parfois phénomènes d'excitation motrice. Parésie des jambes. Paralysie de la vessie très rare. *L'impuissance motrice est plus accentuée quand le malade est au lit que quand il est debout* [1].

DIAGNOSTIC. — Conditions étiologiques. Mobilité des symptômes, influence de la position.

TRAITEMENT. — Révulsifs sur le rachis. Sangsues à l'anus. Ergot de seigle. Belladone. Douches très chaudes. Courants continus faibles sur le rachis : ne pas dépasser cinq minutes.

Congestion pulmonaire.

Active. — Quand elle complique une autre maladie : oppression, dyspnée, affaiblissement du murmure vésiculaire, parfois souffle léger ; submatité. Hémoptysie dans la congestion de la tuberculose.

Congestion à forme pneumonique : point de côté, fièvre, dyspnée. Matité thoracique. Conservation des vibrations, disparition du murmure vésiculaire. Souffle. Crachats visqueux, parfois sanglants. Durée : 2 à 4 jours.

Congestion à forme pleurale (spléno-pneumonie) : début brusque ; frissons ; point de côté ; dyspnée ; toux ; matité dans le tiers ou les deux tiers de la poitrine, *d'un seul côté.* Vibrations thoraciques abolies ; souffle, égophonie, pectoriloquie aphone au niveau de la matité.

1. Ce signe donné par Brown-Séquard est contredit par Erb.

Passive. — Complique les maladies du cœur et les affections chroniques : dyspnée, matité à la base, bronchophonie, râles crépitants et sous-crépitants.

DIAGNOSTIC.— Pour distinguer la spléno-pneumonie d'une *pleurésie*, il faut avoir recours à la ponction exploratrice avec la seringue Pravaz, qui ne fournit pas de liquide dans la spléno-pneumonie.

TRAITEMENT. — Traiter la cause. Dans le cas de dyspnée grave, saignée. Révulsifs sur le thorax. Injection d'éther et de caféine. Teinture de seigle ergoté 1 à 5 grammes.

Congestion du rein.

Complication des maladies du cœur, du poumon ; de l'empoisonnement par les cantharides, l'essence de térébenthine ; des brulûres.

Parfois sensation de pesanteur lombaire. Urine moins abondante, de densité augmentée (1030), laissant déposer de l'acide urique. Albuminurie légère ou absente.

DIAGNOSTIC. — Etiologie. S'il y a des cylindres rénaux, ils sont bien moins abondants que dans la *néphrite*. — L'embolie *des artères rénales* est subite, s'accompagne de frissons, fièvre, vomissements.

TRAITEMENT. — Quand le cœur est malade ; digitale, caféine, convallaria : diurétiques. Calomel. Diaphorétiques.

Contracture essentielle des extrémités. Voir *Tétanie*.

Contractions saltatoires.

Les malades sont agités de contractions cloniques qui, lorsqu'ils sont debout, les font sauter constamment sur un pied ou sur l'autre. Muscles du cou et de la nuque rarement pris. Les contractures sont parfois douloureuses ou précédées d'aura. Pas de paralysies, ni de troubles sensitifs, sauf de la sensibilité le long du rachis.

Traitement. — Bains. Glace le long du rachis. Narcotiques. Anti-spasmodiques.

Contusion du rein.

Douleur vive, avec irradiations. *Hématurie* très fréquente suivant presque immédiatement la contusion, *intermittente*. L'urine est rouge par suite de son mélange avec le sang. Au début, diminution de l'urine, remplacée bientôt par de la *polyurie*. Plus rarement *anurie*. *Ecchymose lombaire* survenant au bout de 5 jours environ. Parfois *tumeur du rein*.

Traitement. — Repos au lit. Compression ouatée de la région malade. Diurétiques. Ne faire le cathétérisme que si l'écoulement de l'urine est impossible par suite de caillots dans la vessie. S'il y a *hémorrhagie* grave, incision lombaire suivie de tamponnement, de ligature ou au besoin de néphrectomie.

Convulsions. Voir *Eclampsie*.

Coqueluche.

Période catarrhale (3 à 14 jours). — Malaise, flèvre, toux quelquefois très opiniâtre ou entrecoupée d'inspirations bruyantes.

Période convulsive. — Quinte de toux spasmodique débutant par une inspiration bruyante, profonde, suivie d'expirations courtes, saccadées. A la fin de la quinte, *inspiration prolongée et sifflante*, rejet d'un mucus clair, filant, avec vomissements. Pendant l'accès, congestion de la face, du cou, du cerveau. Pendant l'accès, sonorité du thorax normale, aucun bruit à l'auscultation, l'air n'arrivant pas dans les bronches. Dans l'intervalle des accès, râles de bronchite.

DIAGNOSTIC. — Au début soupçonner la coqueluche, si, avec une toux très fréquente, il n'y a que peu ou pas de signes à l'auscultation. Plus tard : toux sous forme d'accès, caractère convulsif, reprise bruyante. — *Quand un enfant au-dessous de 7 ans expectore pendant ou à la fin de la toux,* on peut affirmer la coqueluche. Ulcération du filet.

TRAITEMENT. — 1re période. Séjour à la chambre ou au lit. Suivant l'âge donner de 10 à 30 gouttes de

Alcoolature de racines d'aconit. . . . . . . |
Teinture de belladone. . . . . } ââ 5 gr.
Elixir parégorique . . . . |

S'il y a de la fièvre, on peut augmenter la dose de teinture d'aconit et celle de l'élixir parégorique s'il y a de la diarrhée.

2e période. Si le poumon est embarrassé, on peut donner un vomitif. Quand l'enfant est docile, toucher le larynx avec un porte-ouate imbibé de

Chlorhydrate de cocaïne . . . . 1 gr.
Eau distillée. . . . . 15 »

faire ensuite dans la trachée avec une seringue spéciale une injection de 1/4 de seringue de

Menthol . . . . 1 gr.
Huile d'olives. . . . . , 10 »

Éviter d'exposer les enfants au froid.

Contre les vomissements, grogs légers. Contre les accès nocturnes, sirop de chloral 10 à 25 gr.

3e période — Combattre l'adénopathie trachéo-bronchique : huile de foie de morue ; iodure de fer ; eau du Mont-Dore.

Cor.

TRAITEMENT. — Mettre tous les soirs pendant huit jours une couche de :

    Acide salicylique. . . . .   1 gr.
    Ext. alcoolique de cannabis indica. . . . .   0 » 50
    Collodion élastique . . . .   8 »

Au bout de huit jours, prendre un bain de pieds et, avec l'ongle, enlever le collodion. Recommencer jusqu'à disparition du cor. — Au besoin, extirper le cor en décollant les parties dures de la périphérie au centre.

Corps étrangers du conduit auditif.

Sensation d'oreille bouchée : bourdonnement, vertiges, surdité.

Il faut toujours s'assurer, au moyen du spéculum, de la nature et de la position du corps étranger. Le moyen d'extraction le plus simple et le moins dangereux est l'irrigation d'eau boriquée poussée avec une seringue ou un irrigateur. Bien attirer le pavillon en haut et en arrière. Diriger le jet contre une des parois du conduit. S'il existe un passage libre entre le corps étranger et la paroi, diriger le jet à ce niveau.

S'il s'agit d'un corps en verre, faire fondre dans une cuiller un peu d'alun pulvérisé, y plonger le bout rugueux d'une tige de bois qu'on introduit rapidement, en *s'aidant du spéculum*, au contact du corps étranger. L'appuyer légèrement sur celui-ci et le laisser en place quelques instants. En retirant la baguette, on entraîne le corps étranger.

Si le corps étranger peut gonfler au contact du liquide, il faut recourir aux instruments, mais avec la plus grande prudence et en s'aidant toujours du spéculum et d'un bon éclairage.

Corps étrangers des fosses nasales.

Parfois aucun symptôme. Plus souvent phénomènes d'obstruction d'une des fosses nasales. Écoulement d'un liquide muco-purulent en général infect. Névralgies faciales.

TRAITEMENT. — Toujours s'assurer avec le spéculum et le stylet de l'existence, de la situation et de la forme du corps étranger. Procéder alors à son extraction avec le stylet, une pince, après cocaïnisation de la pituitaire. Si le corps étranger est dur et volumineux, le broyer auparavant avec une pince forceps. Antisepsie avant et après l'opération (vaseline boriquée à 10 0/0, acide borique cristallisé ; tampon de gaze au salol après l'extraction).

Coryza.

1° CORYZA AIGU. — Parfois fièvre, frissons, céphalalgie frontale, névralgies dans la sphère du trijumeau, obstruction des fosses nasales, puis écoulement plus ou moins abondant d'un liquide d'abord clair puis plus épais.

TRAITEMENT. — Au début, bain de pieds sinapisé. Éviter les inhalations d'ammoniaque et l'introduction de poudres dans le nez. *Pas d'injections tièdes* dans les fosses nasales. Introduire dans celles-ci de la vaseline boriquée à 10 0/0. On peut aussi prescrire (COUPARD) des prises fréquentes de :

Chlorhyd. de cocaïne.	0 gr. 15
Menthol	0 » 25
Acide borique.	2 »
Poudre de café torréfié	0 » 50

Si l'obstruction par gonflement de la pituitaire est considérable, badigeonner la muqueuse avec un pinceau imbibé d'une solution de chlorhyd. de cocaïne à 10 0/0. Une fois l'écoulement iquide arrivé, s'il est très abondant, faire prendre, matin et soir, un granule d'un 1/2 milligramme d'atropine.

Le coryza aigu *purulent* est rare. Symptômes ci-dessus, mais plus intenses. Ecoulement de liquide purulent, sanguinolent, fétide. Perte de substance rapide de la muqueuse et même nécrose des cartilages et des os.

TRAITEMENT. — Enlever les mucosités et les croûtes avec les injections d'eau boriquée à 20 0/00 et la vaseline boriquée.

2° CORYZA CHRONIQUE. — Fréquent chez les *arthritiques*. Symptômes d'obstruction des fosses nasales. Celle-ci peut survenir brusquement : elle se dissipe de même, par exemple quand le malade passe de la position couchée à la station debout. Sécrétion variable : quelquefois peu abondante, mais difficile à expulser. Au spéculum, *hypertrophie considérable* de la muqueuse du cornet inférieur, surtout de l'extrémité postérieure (queue du cornet). Sur le cornet moyen, l'extrémité antérieure est surtout hypertrophié. On s'assure de l'hypertrophie de la muqueuse par la vue et en touchant avec le stylet qui fait constater une sorte de mobilité apparente de la pituitaire.

TRAITEMENT. — Antisepsie des fosses nasales avec la pommade boriquée. Après insensibilisation de la pituitaire avec une solution de cocaïne à 10 0/0, détruire la muqueuse avec le galvano-cautère. Pour détruire la queue du cornet, on peut recourir aux cautérisations avec l'acide chronique pur fondu à l'extrémité d'un stylet ou au galvano-cautère plat recourbé. La *cicatrisation est très lente* : 3 à 4 semaines.

Couperose. Voir *Acné rosacée.*

Cowperite.

Aiguë. Presque toujours *blennorrhagique*. Douleur périnéale, limitée au siège de la glande qui forme bientôt une
tumeur ovalaire, à grand diamètre antéro-postérieur, à
grosse extrémité dirigée vers l'anus. Difficulté dans la
marche. Fluctuation.

Chronique. — Induration au niveau de la glande. Ecoulement incolore, filant, différant de l'*écoulement prostatique*,
non visqueux, opalin, blanchâtre. — Si la cowperite se
prolonge, soupçonner la *tuberculose*.

TRAITEMENT. — Antiphlogistiques. Pas de cathétérisme.
Incision large, hâtive, bourrer la poche avec de la gaze
salolée.

Crampe.

Spasme musculaire tonique avec douleur vive, de durée
courte. Fréquent à la *jambe*. Les muscles de la partie postérieure ont des convulsions toniques, leurs contours se
dessinent sous la peau. La pression est douloureuse.
Quand le relâchement se produit, sensation de fatigue.

TRAITEMENT. — Repos. Extension forcée. Injections de
morphine. Frictions, massage.

Crampe des écrivains.

Début lent, quelquefois avec douleurs de tête, insomnie,
dyspepsie. Le premier trouble est une légère difficulté à
écrire qui s'accentue vite. Les premiers muscles atteints sont
les interosseux, lombricaux, long fléchisseur du pouce,
extenseurs et fléchisseurs de l'avant-bras. La crampe peut
s'étendre aux muscles du bras, de l'épaule, de la nuque.
Points douloureux au niveau des nerfs et des muscles.

La crampe *spasmodique* se manifeste par des convulsions musculaires toniques, rarement cloniques, se produisant parfois au premier effort pour écrire. Le pouce se fléchit sur la paume de la main. Douleur très vive. La main peut avoir un mouvement de va-et-vient ou être tirée violemment.

La crampe *avec tremblement* se manifeste par un tremblement au moment d'écrire, la crampe *paralytique* par une sensation de fatigue et de tension.

TRAITEMENT. — Cesser d'écrire. Galvanisation des muscles et nerfs atteints. Courants interrompus dans la forme par tremblement et paralytique, continus dans la spasmodique.

Cyanose. — Persistance du trou de Botal.

Coloration bleuâtre de la peau, devenant plus foncée au moindre effort, s'effaçant en partie par le repos. Hémorrhagies fréquentes. Sensibilité au froid. *Dyspnée* ; accès de suffocation. — *Frémissement cataire* à la région précordiale. *Bruit de souffle* rude ou *bruissement* sourd. Palpitations fréquentes.

TRAITEMENT. — Repos. Régime sévère. Contre les accès de suffocation : révulsifs, antispasmodiques.

Cystite.

1° CYSTITE AIGUE. — Pression de l'hypogastre douloureuse. *Miction fréquente. Douleur pendant et après la miction. Urine purulente,* surtout dans les dernières parties de la miction. Parfois *hématurie* se produisant à la fin de la miction et *différant de l'hématurie des tumeurs vésicales en ce qu'elle est précédée ou accompagnée de douleurs.* Souvent rétention complète ou incomplète, rarement incontinence. *Pas de fièvre* à moins de complication.

2° **Cystite chronique.** — Mêmes symptômes, mais *moins accentués*. Urines avec dépôt purulent. Urines rapidement ammoniacales.

Traitement.— *Cystite aiguë* : régime lacté ; diurétiques. Boissons alcalines. *Pas de lavages vésicaux ni de balsamiques.* Sangsues au périnée. Grands bains. — Contre les douleurs : injection de morphine, lavements de chloral, suppositoires opiacés et belladonés. Instillation de nitrate d'argent avec une sonde n° 13. Commencer l'instillation dans la région prostatique, puis aller jusqu'au niveau du col. Instiller 20 à 30 gouttes d'une solution au 50°, renouveler tous les 2 jours (Guyon).

Cystite chronique. — Diurétiques : uva ursi 10 grammes en infusion ; buchu 60 grammes pour 1000 grammes d'eau en décoction à prendre en 2 ou 3 jours. Acide benzoïque 2 à 3 grammes. Benzoate de soude 2 à 4 grammes. Biborate de soude 4 à 5 grammes. Balsamiques : essence de santal, térébenthine de Venise 50 à 60 centigrammes.

Lavages : sonde de gomme, appareil de Guyon composé d'un récipient qu'on suspend à une certaine hauteur, n'injecter que 40 à 50 grammes de liquide à la fois. Se servir d'une solution boriquée à 5 0/0.

Cystite blennorrhagique.

Hématurie fréquente. Urines purulentes surtout dans les premières parties. Souvent fausse incontinence.

Traitement. — Emollients. Grands bains. Borate ou benzoate de soude. Instillations de solution de nitrate d'argent au 50° sur la région cervicale (Voir *Cystite*).

Cystite douloureuse.

Fréquence considérable des mictions accompagnées de douleurs vives, surtout à la fin.

Traitement. — Pas de lavages de la vessie. Hypnotiques. Instillations de nitrate d'argent ou de solution de sulfate de cuivre à 5 0/0. Au besoin, taille hypogastrique chez l'homme, taille vaginale chez la femme (Voir *Cystite*).

Cystite membraneuse.

Odeur fétide des urines. *Fausses membranes* dans l'urine rendant parfois la miction difficile, l'interrompant par moments ou produisant la rétention suivie rapidement d'empoisonnement urinaire si on n'intervient pas.

Traitement. — Combattre la rétention, au besoin avec la sonde à demeure. Lavages antiseptiques. Au besoin : cystotomie.

Dégénérescence amyloïde du foie.

Lésion secondaire se développant à la suite des états cachectiques.

Sentiment de tension dans l'hypochondre droit qui est saillant. Hypertrophie du foie qui est lisse, dur. Le bord inférieur, émoussé, est facile à limiter exactement. Hypertrophie fréquente de la rate. Troubles digestifs, œdème, ascite.

Diagnostic. — Le *cancer* est la seule maladie où on rencontre le foie aussi volumineux.

Traitement. — Causal. Toniques. Iodures.

Dégénérescence amyloïde de la rate.

La supposer si, dans les conditions où cette dégénérescence se produit, on trouve : tuméfaction dure de la rate, à bords arrondis ; tuméfaction dure du foie ; albuminurie, diarrhée, cachexie.

Traitement. — Symptomatique : préparations iodées, ferrugineuses.

Dégénérescence amyloïde du rein.

Généralement *altérations considérables de l'urine*, qui est diminuée, pâle, claire, acide, densité faible, albumineuse. Dans le dépôt ; cellules épithéliales, cylindres.

Diminution de l'acide phosphorique. *Anasarque* presque constante.

En général, *pas de lésions du cœur*. Lésions pulmonaires, phthisie fréquente.

. Diagnostic avec *Néphrite aiguë* : urine sanguinolente, densité et sédiment urinaire plus considérables.—*Néphrite parenchymateuse* : urine plus rare, plus sombre, de densité plus élevée.— *Néphrite interstitielle* : quantité d'urine augmentée, hypertrophie du cœur, pas d'anasarque.

On peut affirmer la dégénérescence amyloïde du rein quand elle existe dans le foie et la rate.

Traitement. — Diète lactée, préparations iodurées, ferrugineuses.

Dégénérescence graisseuse du foie.

Parfois pas de symptômes. Dans d'autres cas, conséquences des lésions mécaniques d'un foie hypertrophié : pesanteur, tension, douleurs hépatiques. Troubles digestifs, diarrhée, hémorrhoïdes. Absence d'ascite, d'ictère, d'hypertrophie de la rate.

Diagnostic avec *Cirrhose du foie* : résistance plus grande du foie, bosselures à la surface, hypertrophie de la rate.— *Dégénérescence amyloïde du foie* : foie plus résistant, bord inférieur plus facile à limiter, tuméfaction de la rate.

Traitement. Chez les buveurs et les obèses (voir *Cirrhose*). Chez les anémiques : Châtel-Guyon, Vals (source Rigolette, Franzensbad, Spa). Chez les phtisiques : *Huile de foie de morue peut favoriser le développement du foie gras.*

Delirium tremens.

En général début brusque. Agitation violente ; face rouge, turgide, yeux hagards ; cris violents; fureur. Le malade veut tuer ceux qui l'entourent, se suicider.

Diagnostic. — Dans l'*intoxication* par opium, belladone, morphine, début spécial, rapidement état comateux ou apoplectique. — Dans le *début de la paralysie générale* : pas de terreurs spéciales à l'alcoolique.

Traitement. — Isoler le malade dans une chambre obscure ; éviter la camisole de force. Opium, morphine et mieux chloral 4 à 6 grammes avec 50 grammes de sirop de morphine. Si au bout de 10 minutes, il n'y a pas de sommeil, faire une piqûre avec 1 à 2 centigrammes de morphine.

Dermalgie.

Siège en général à la tête ou aux membres inférieurs. Douleur superficielle permanente, avec exacerbations et accalmies, spontanée et augmentée par la pression. Parfois il y a de l'anesthésie cutanée.

Traitement. — Traiter l'état général. Antispasmodiques : valérianate d'ammoniaque, hyoscyamine. Bains de vapeur. Crayon de menthol. Electrisation. Rubéfiants au point d'émergence des nerfs qui animent les muscles de la région.

Dermatite herpétiforme.

Caractérisée par : 1° *Éruption polymorphe* constituée par des éléments éruptifs primitifs (vésicules, bulles, pustules, papules) et des éléments éruptifs secondaires (croûtes, squames, macules, excoriations, épaississements du derme). — 2° *Phénomènes douloureux* (démangeaisons, chaleur, élancements). — 3° *Très longue durée*. — 4° Bon *état général*.

Diagnostic avec *Érythème polymorphe*. Pas de douleurs aussi vives, durée moins longue, moins souvent accompagné de bulles ou de pustules. — *Pemphigus aigu* : fièvre, peu de douleurs. — *Pemphigus chronique* : mauvais état général (Brocq).

Traitement. — Proscrire tout aliment irritant. Recommander le lait. Valérianate d'ammoniaque. Arséniate de soude. Toniques. Huile de foie de morue. Associer la quinine (0 gr. 50), le seigle ergoté (0 gr. 25), et la belladone (0 gr. 05 de poudre). — Percer les bulles. Panser avec une pommade antiseptique ou avec des poudres d'oxyde de zinc ou de talc.

Desquamation marginée aberrante de la langue.

Affection caractérisée par de la desquamation de la muqueuse linguale se faisant suivant des plaques aberrantes, nettement limitées, du côté où elles s'étendent, par un bourrelet blanc, circiné, à convexité externe. L'affection est *très mobile*. Pas de douleurs, ni de troubles de la sensibilité.

Diagnostic avec *Eczéma* : muqueuse linguale rouge, enflammée, tuméfiée, douloureuse. — *Lichen plan* : plaques ou tractus blanchâtres *fixes*, sans liseré. — *Muguet* : l'en-

duit blanchâtre est très peu adhérent, existence du mycé-
lium. — *Leucoplasie :* fixité des lésions. Plaques blanches,
nacrées, pas de liseré blanchâtre d'envahissement. — *Pla-*
ques muqueuses érosives : pas de liseré périphérique, bord
blanchâtre souvent ulcéré, douleur fréquente, se rencontrant surtout sur le bord de la langue. — *Plaques syphi-*
litiques lisses : fixité plus grande, autres lésions. — *Glos-*
site cachectique : pas de liseré blanchâtre.

TRAITEMENT. — Supprimer toute cause d'irritation buccale. Surveiller le système digestif. Lotions alcalines
(BROCQ) (Voir *Leucoplasie*).

Diabète sucré. — Diabète vrai.

3 formes [1] : 1° par lésion du système nerveux ou traumatique ; 2° diabète maigre ou pancréatique ; 3° gras ou herpétique. — D'une façon générale on peut dire que le 2e
est caractérisé par un amaigrissement précoce et rapide,
de la polyurie avec glycosurie abondante et une cachexie
rapide. Perte absolue des réflexes et de la puissance génitale. Le 3e se rencontre chez des arthritiques. Les malades prennent de l'embonpoint vers 30 ans. La glycosurie
peut rester latente quelque temps. Elle est intermittente,
influencée rapidement par le régime, mais revient facilement.

DÉBUT. *Très insidieux.* — Etat fongueux des gencives,
prurit vulvaire ; éruption de furoncles ou d'anthrax ; balanite tenace, cataracte ; névralgies bilatérales, surtout
sciatique ; impuissance.

Urine. — Glycosurie [2] *abondante* et *persistante* 100 à 200

1. Classification de Lancereaux aux leçons de qui nous empruntons une
partie de cette article. Voir comme complément l'excellent article de Legendre. *Traité de médecine de Charcot*, t. I.
2. Faire chauffer à ébullition dans un tube une certaine quantité de li-

grammes par jour et plus. — Augmentation du chiffre de l'urée ou *azoturie*, 80 grammes et plus d'urée au lieu de 18 à 25. — Parfois *phosphaturie* : 5 à 11 grammes d'acide phosphorique anhydre au lieu de 3 gr. 20. — *Albuminurie* fréquente, surtout quand le diabète dure depuis quelque temps.

L'urine est pâle, décolorée, densité augmentée 1065, fermente facilement, très abondante: 2 à 12 litres.

Polydipsie en rapport avec la polyurie. Soif très vive. Polyphagie, non proportionnelle à la polydipsie. Odeur fétide de l'haleine. Constipation habituelle avec crises de diarrhée par intervalle. Salive épaisse, acide. Sueur diminuée.

Accidents. — Eruptions cutanées, furoncles, anthrax, phtisie, bronchites et pneumonie se terminant souvent par gangrène. Accidents nerveux : névralgies, pseudotabès, mal perforant, *coma* (voir plus bas), hémiplégie, syncope, paralysie incomplète et de peu de durée.

Formes[1]. — 1º *Musculaire*. Sensation pénible de fatigue ; malaise général ; courbature ; accablement ; points douloureux au niveau des masses musculaires ; mouvements douloureux ; faciès pâle. Plutôt abaissement qu'élévation de la température.

Gastro-entérique. Courbature ; fatigue ; nausées ; vomissements muqueux et bilieux ; constipation opiniâtre ou diarrhée très abondante avec coliques violentes, *qu'il faut respecter* ; diminution des urines.

2º *Dyspnéique*. — Sensation d'oppression ; accélération de la respiration qui est précipitée mais égale, *contrairement à l'urémie*. Essoufflement pendant la marche rapide.

---

queur de Fehling *récemment préparée* : ajouter l'urine. S'il y a du sucre, le liquide devient jaune rougeâtre. Si l'urine est *albumineuse*, il faut, avant d'opérer, se débarrasser de l'albumine. Si l'urine a subi la fermentation ammoniacale, la faire bouillir d'abord avec un peu de lessive de soude. Si le malade a pris du chloroforme ou du chloral, il est utile de savoir que ces deux substances réduisent la liqueur de Fehling.

1. D'après Lancereaux.

Pâleur de la face. Orthopnée, toux sèche, pas quinteuse. Angoisse. Haleine rappelant l'odeur de l'alcool et de l'éther.

3° *Cardiaque*. — Souvent début brusque ; pouls faible, petit, refroidissement des extrémités ; faiblesse excessive; abaissement de la température.

4° *Cérébrale*. — Souvent d'emblée ou consécutive aux autres formes. Lassitude, malaise ; courbature. Céphalée intense. Vertiges au réveil ou dans la journée. *Coma* plus ou moins profond ou délire, agitation. Le coma peut débuter *comme l'ictus apoplectique* : collapsus complet, résolution musculaire, anesthésie cutanée, yeux clos ; mydriase. Refroidissement des extrémités. Pâleur de la face. Haleine : odeur intermédiaire entre l'alcool et le vinaigre. Déglutition difficile ou impossible. Respiration saccadée. Température normale ou abaissée. Déjections involontaires.

TRAITEMENT. — Abstention absolue de toutes substances saccharigènes : farineux, fruits sucrés, oseille, carottes, asperges, tomates. Le pain de gluten est détestable et pas aussi innocent qu'on l'a cru.

Il vaut mieux faire prendre à chaque repas, 1 à 2 pommes de terre (chiffre maximum) ou 1 à 2 biscottes de Vœbt. Permettre toutes les viandes, charcuterie, poissons, épinards, chicorée, choux, choucroute, fromage, cacao torréfié. Défendre le vin de Champagne, bière, cidre, lait. Permettre le vin rouge.

Alcalins : prescrire l'eau de Vichy sans excès, le carbonate d'ammoniaque 1 à 4 grammes, le bicarbonate de soude 5 à 10 grammes, le citrate de potasse. Dans le diabète avec azoturie considérable ; opium, surtout codéine de 0 gr. 10 à 0 gr. 25. Chez les sujets faibles, prescrire :

Strychnine pure. . . . . 0 gr. 2 centigr.
Alcool à 60°. . . . . 40 gr.
Eau distillée. . . . . Q.S. pour faire 100 cent. c.

1 à 2 cuillerées à café par jour. Contre la polyurie : extrait de valériane. Comme tonique et aliment d'épargne,

arsenic seul ou associé à la lithine (0 gr. 20 de carbonate
de lithine et 5 milligr. d'arséniate de soude pour un litre
d'eau de Seltz). Antipyrine 2 à 3 grammes par jour. Dans
la glycosurie traumatique, bromure de potassium 1 à 2 gr.
ou bromure de strontium 2 à 4 grammes par jour.

Coma diabétique. — Prophylaxie : *éviter l'exercice exagéré*, la diète lactée trop exclusive. Pendant l'accès, éli-
miner les substances toxiques : purgatifs, diurétiques.
Donner les alcalins à haute dose. S'il y a pâleur prononcée
et oppression, inhalations d'oxygène. Quand le pouls est
fréquent, quand le moindre mouvement est suivi de défaillance prescrire la caféine, l'éther.

Diabète azoturique.

Présente tous les symptômes du diabète vrai mais en
diffère en ce que l'urine ne contient pas de sucre mais
contient une grande quantité d'*urée*. Accidents nerveux
fréquents : céphalalgie, névralgie intercostale, hyperesthésie ou anesthésie cutanée. Troubles cérébraux fréquents.

TRAITEMENT. — Inutile de défendre les féculents. Repos
au lit. Extrait de valériane 4 à 15 grammes par jour. Codéine 0 gr. 10 à 0 gr. 20.

Diabète oxalurique.

Alors qu'un litre d'urine à l'état normal ne contient que
0 gr. 02 d'acide oxalique, dans le diabète oxalurique il
peut être 5 fois plus abondant. Faiblesse générale, lassitude, sommeil irrésistible dans la journée, caractère irritable ; fétidité de l'haleine ; amaigrissement précoce.

TRAITEMENT. — Alcalins mais non d'une façon continue.
Phosphates de soude, de potasse ; *pas de phosphate de*

chaux. Traiter la dyspepsie. Alimentation modérée, boissons chaudes prises quelque temps après le repas. Hydrothérapie ; bains de mer ; frictions.

Diabète phosphaturique.

Elimination plus ou moins forte des phosphates par les urines qui contiennent fréquemment des paillettes brillantes et sont un peu irisées à la surface. Les urines deviennent très vite alcalines. Ce diabète se rencontrant chez les individus atteints de *tuberculose* ou d'une *affection nerveuse*, traiter ces maladies. Elixir glycéro-phosphaté de Bruel.

Dilatation des bronches. Bronchectasie.

Toux datant de longtemps. Aplatissement du thorax en arrière ou sur les côtés. Expectoration puriforme souvent rendue le matin en très grande quantité. Quelquefois les crachats sont nummulaires, comme dans les cavernes tuberculeuses. Quelquefois hémoptysie de sang noir, non aéré. Pas de douleur, d'oppression, d'amaigrissement notables. Râles muqueux. — S'il y a excavation ; matité, souffle, bronchophonie, gargouillement s'il y a du liquide.

DIAGNOSTIC avec *Bronchite chronique.* Elle la complique souvent, mais s'en distingue par le gargouillement et le retentissement de la voix. — *Caverne tuberculeuse* : commémoratifs. La bronchectasie est surtout fréquente à l'âge adulte ou chez les vieillards ; elle se prolonge longtemps sans altérer la santé ; elle ne présente ni sueurs, ni diarrhée, ni laryngite. Les cavernes tuberculeuses sont situées le plus souvent au sommet du poumon ; les crachats ne renferment ni fibres élastiques, ni *bacilles de Koch.* — *Pyopneumothorax ouvert dans les poumons* : marche de la maladie : sécrétion infecte ; cristaux de cholestérine dans le pus.

TRAITEMENT. — Inhalations d'essence de térébenthine, d'acide phénique, de créosote, de thymol. On a essayé d'injecter dans le poumon, au point malade, une seringue Pravaz de solution phéniquée à 2 0/0. Voir *Bronchite chronique*.

Dilatation du cœur.

Ventricule gauche. — Matité développée vers la gauche, de haut en bas. Elle peut dépasser, dans le sens transversal, le mamelon gauche ; dans le vertical, le 6e espace intercostal pour aller jusqu'au 7e. Vers la partie supérieure du thorax, elle atteint souvent le 2º espace gauche. La matité a une forme ovale à grand diamètre vertical. Le choc de la pointe est diffus, l'ébranlement de la paroi très faible : il se porte vers l'aisselle.

Ventricule droit. — Matité augmentée à droite.

Dilatation totale. — La matité triangulaire du cœur devient trapézoïde.

Pouls petit, faible. Bruits peu intenses : parfois souffles. Dans certaines maladies de l'estomac et du foie, avec dilatation de l'oreillette droite, *bruit de galop* immédiatement au-dessus de la moitié inférieure du sternum, au niveau du bord libre du ventricule droit. — *Stase veineuse.*

TRAITEMENT. — Etiologie. Toniques. Excitants. Vessie de glace à la région précordiale. *Digitale* avec circonspection : s'il y a stase veineuse, la faire précéder d'un *purgatif.* Régime lacté. *Eviter* le *tartre stibié* et la *vératrine.*

Dilatation de l'estomac.

Troubles digestifs et de la santé générale : dyspepsie, gastrite ulcéreuse, entérite membraneuse, typhlite. Congestion du foie, mobilité du rein droit, accidents nerveux réflexes. Eruptions cutanées. Déformation des doigts : nodosités au niveau Je l'articulation de la phalange avec la phalangine. Elles diffèrent de celles d'Heberden en ce que celles-ci siègent à la 3e articulation phalangienne.

DIAGNOSTIC. — Le malade à examiner doit être à jeun depuis *au moins* 6 heures. On le fait coucher horizontalement, débarrassé de tout vêtement, la poitrine et l'abdomen découverts, les parois abdominales relâchées, la bouche ouverte. Le malade respirera largement, sans bruit; on lui fait avaler quelques gorgées d'eau. On choisira la fin de l'expiration et le commencement de l'inspiration pour imprimer des petites secousses brusques à la paroi abdominale (région épigastrique dans la partie gauche, sous le rebord des fausses côtes, en se portant ensuite plus bas vers l'ombilic). Quand l'estomac n'est pas dilaté, le bruit de clapotement ne s'entend pas au-dessous d'une ligne allant de l'ombilic au point le plus proche du rebord costal gauche.

TRAITEMENT. — Défendre le vin rouge, les légumes. 400 grammes au maximum de liquide (vin blanc, bière coupés d'eau de Vals) à chaque repas. Repas très espacés. Pour empêcher les fermentations stomacales, donner le naphtol, ou le salicylate de bismuth ou de magnésie, l'eau oxygénée ou chloroformée ou bien un 1/2 verre au milieu du repas de :

Acide chlorhydrique. . . . .   4 gr.
Eau distillée . . . .   1000 »

Dilatation de l'œsophage.

Gêne de la déglutition. Régurgitation d'aliments non digérés, mais macérés. Souvent, à la suite de l'ingestion des aliments, oppression, angoisse, palpitations, syncope.

DIAGNOSTIC. — Le cathétérisme est facile et la sonde passe dans l'œsophage. Si l'œsophage est distendu par les aliments, zone de matité de chaque côté du rachis disparaissant après la régurgitation.

TRAITEMENT. — Voir : *Rétrécissement de l'œsophage.*

Diphtérie.

1° ANGINE DIPTHÉRITIQUE. — Début insidieux ; fièvre modérée. Au début, *tache blanche* sur une amygdale, d'abord peu adhérente, puis plus adhérente. Sa coloration devient jaunâtre. Les fausses membranes s'étendent et tapissent les diverses parties de la gorge. Si on les enlève, elles se reproduisent vite. *Adénite sous-maxillaire*, douloureuse à la pression. Face pâle, bouffie. Albuminurie.

Angine diphtéritique toxique. — *Adénite considérable* qui suppure parfois. Fausses membranes molles, noirâtres, infectes ; au-dessous d'elles la muqueuse est gonflée, violacée. *Prostration extrême.* Pouls petit. *Coryza couenneux.* Hémorrhagies. Albuminurie.

DIAGNOSTIC. — La fausse membrane diphtérique *ne se dissocie pas dans l'eau.* Dans l'*Angine pultacée*, les points blancs sont localisés sur les amygdales. Dans la diphtérie, on voit sur la luette, les piliers du voile du palais, de petites traînées pseudo-membraneuses blanchâtres. — Dans l'*Herpès*, les points isolés des amygdales sont accompagnés, dans le voisinage, d'une sorte d'éruption vésiculeuse dont chaque élevure est entourée d'une zone inflammatoire. La muqueuse sous-jacente à la fausse membrane est ulcérée.

La *Diphtérie scarlatineuse* se distingue de la diphtérie vraie en ce qu'elle attaque rarement le larynx. Elle provoque facilement la suppuration ganglionnaire. Elle n'est pas suivie de paralysie.

TRAITEMENT. — Toniques. Faire évaporer dans la chambre :

```
Acide phénique. . . . . . . . . . . . . . . .   280 gr.
   —   salicylique. . . . . . . . . . . . . . .    60  »
   —   benzoïque . . . . . . . . . . . . . . .   100  »
Alcool . . . . . . . . . . . . . . . . . . . .   480  »
```

Toutes les 3 heures, mettre 2 à 3 cuillerées de cette solution dans une casserole contenant 2 litres d'eau et mise au-dessus d'une lampe à alcool.

Badigeonnages avec un tampon d'ouate hydrophile enroulé sur une pince à pansement et imbibé de :

```
Acide salicylique. . . . . . . . . .   0 gr. 50 à 1 gr.
Alcool. . . . . . . . . . . . . . . .   Q. S. pour dissoudre.
Glycérine. . . . . . . . . . . . . .   40 gr.
Infusion d'eucalyptus. . . . . . . .   60  »
```

Ou bien :

```
Perchlorure de fer . . . . . . . . . . . . . · ⎫
                                              ⎬  ãã 10 gr.
Glycérine . . . . . . . . . . . . . . . . . · ⎭
```

Ou bien *Solution de Gaucher* (toutes les 3 ou 4 heures) :

```
Acide tartrique . . . . . . . . . . . . . . . .    1 gr.
   —   phénique cristallisé . . . . . . . . . .    5  »
Alcool à 90 . . . . . . . . . . . . . . . . . .   10  »
Huile de ricin. . . . . . . . . . . . . . . . .   15  »
Camphre . . . . . . . . . . . . . . . . . . . .   20  »
```

Ou bien *Phénol sulforiciné* à 30, 40 ou 50 0/0.

Irrigations pharyngées avec solution boriquée 5 0/0.

Contre-indication absolue de *l'opium*.

2° LARYNGITE DIPHTÉRITIQUE. CROUP. — L'envahissement du larynx survient du 3e au 9e jour. *Voix rauque*, basse, discordante ; son étouffé ; parfois aphonie. *Toux* d'abord sèche puis sourde. *Expectoration* de fausses membranes. *Adénite cervicale. Dyspnée* : tirage sus et sous-sternal. *Accès de suffocation. Asphyxie*.

DIAGNOSTIC avec *Laryngite striduleuse* : début subit, voix sonore, pas d'expectoration de fausses membranes, santé parfaite dans l'intervalle des suffocations.

TRAITEMENT. — Pas autre chose à faire que la *trachéotomie*.

Canule n° 0 jusqu'à 2 ans.
—   n° 1 de 2 ans à 1/2 ou 4.
—   » 2   4   »   1/2 ou 6.
—   » 3 au-dessus de 6 ans.

Se placer à droite de l'enfant étendu sur une table, le cou horizontal. Saisir le larynx par ses faces latérales au niveau du cartilage thyroïde, comme si on voulait l'énucléer. Si, pour cela, il faut serrer un peu, le faire. Appliquer l'ongle de l'index gauche au niveau du bord inférieur du cartillage cricoïde. Faire, sur la ligne médiane, à partir de l'ongle de l'index gauche, une incision de 2 centimètres 1/2 à 3 centimètres. Arriver rapidement sur la trachée par une ou deux incisions aussi longues. Sentir la trachée avec l'index gauche et inciser sans compter les anneaux assez largement pour pouvoir introduire le doigt. Prendre la canule de la main droite et la glisser sur l'index gauche qui est dans la plaie et qu'on retire à mesure.

Diphtérie nasale.

Obstruction des fosses nasales. Les malades respirent la bouche ouverte et ronflent en dormant. Muqueuse rouge, gonflée, saignante. *Écoulement de liquide visqueux ;* érosions de l'orifice des narines. *Adénopathie sous-maxillaire.*

TRAITEMENT. — Irrigations nasales avec solution boriquée 5 0/0, chloralée 2 0/00. Introduire dans les narines de la pommade boriquée à 10 0/0. Insufflations de :

    Menthol . . . . 0 gr. 25
    Acide borique cristallisé. . . . . 2 »

Diphtérie de l'estomac.

Vomissements, soif vive. Ballonnement, douleur au niveau de l'épigastre. Rejet de fausses membranes par le vomissement.

Diphtérie de l'œsophage.

Symptômes nuls ou douleur dans la déglutition qui peut devenir impossible. Vomissement de fausses membranes tubulées.

Diverticule de l'œsophage.

Existence d'une tumeur apparaissant à la base du cou après l'ingestion d'aliments, donnant un son mat ou tympanique à la percussion, disparaissant parfois sous la pression en donnant lieu à un bruit spécial.

TRAITEMENT. — Aliments liquides ; alimentation par la sonde. Excision du diverticule et suture de la plaie.

Dysidrose.

Généralement localisée sur la face palmaire des mains, aux espaces interdigitaux et à la face latérale des doigts. Débuté par une sensation de brûlure. Bientôt il se produit des vésicules petites qui peuvent atteindre le volume d'une lentille. Le liquide qui les remplit est transparent. La démangeaison est très vive. Plus tard, le liquide devient jaunâtre. il se résorbe, quand la vésicule n'est pas rompue par le grattage.

DIAGNOSTIC avec *Eczéma* : réaction inflammatoire, écoulement de séro-pus, croûtes.— *Sudamina* : localisation différente, vésicules bien plus petites.

TRAITEMENT. — Traiter la diathèse (arthritisme, état nerveux, anémie, dyspepsie). Diurétiques. Bains émollients. Lotions d'eau chaude vinaigrée (une cuillerée à soupe de vinaigre pour un verre d'eau). Pommade à l'oxyde ou à l'oléate de zinc. Au besoin, ouvrir les vésicules et panser avec du liniment oléo-calcaire.

Dyspepsie.

Le plus souvent n'est qu'un *symptôme*.

DYSPEPSIE NERVEUSE : 3 à 6 heures après le repas, sensasion de réplétion, distension à la région stomacale. Quelquefois douleurs dans cette région. Renvois. Brûlure stomacale. Parfois nausées. En général anorexie, parfois boulimie. Souvent sensation de boule, constriction pharyngée. Symptômes généraux d'ordre nerveux. Sommeil agité ou tendance au sommeil après le repas.

TRAITEMENT. — Soigner l'état général. Galvanisation locale de l'estomac ; bains électriques. Amers.

DYSPEPSIE HYPERCHLORHYDRIQUE [1]. — Pyrosis, renvois acides, douleurs épigastriques *souvent nocturnes* (5 heures environ après le dîner). Appétit conservé ou exagéré. *Faim excessive pendant la nuit.* Soif vive. Vomissements fréquents. Agacement des dents qui semblent avoir perdu leur poli. Amaigrissement. Sensibilité épigastrique à la pression. *Le contenu de l'estomac est fortement acide.*

TRAITEMENT. — Supprimer : vin, alcool, thé, café, mets épicés, fromages forts, féculents, eaux gazeuses. Conseiller : lait, surtout avec eau de Vichy ou eau de chaux, viandes hachées, œufs. 5 repas par jour, légers ; un verre de lait la nuit.

Neutraliser l'acidité du suc gastrique. Prendre à chacun des 5 repas, 2 grammes de bicarbonate de soude ; une bouteille d'eau de Vals par jour, ou bien après le repas un paquet de

1. Résumé d'une leçon de M. le Dr HUCHARD.

Bicarbonate de soude . . . . } àà 50 centigr.
Craie préparée . . . .

Contre l'atonie intestinale :magnésie anglaise, une cuillerée à bouche le matin de temps en temps ou bien 2 à
3 cachets par jour de

Benzoate de soude . . . . } àà 50 centigr.
Poudre de rhubarbe . . . .
Poudre de noix vomique . . . .   2 cent. 1/2

Faire quelques lavages de l'estomac avec un liquide *alca-
lin*. Eau de : Vals, Vichy, Pougues, Alet, St. Nectaire. Chez
les anémiques : Bussang, Orezza, Renlaigue, Pardina.

Dyspnée toxique des cardiaques.

Deux sortes. L'une franchement *cardiaque*; due aux accidents de rupture de compensation du cœur provoqués
par des troubles de circulation cardio-pulmonaire : *toniques cardiaques*, digitale. L'autre d'origine *toxique* due à
l'imperméabilité du rein. La *digitale est contre-indiquée*.
R gime lacté. Antisepsie intestinale. Acide chlorhydrique
2 à 3 gouttes à chaque repas. Iodure de sodium (HUCHARD).

Echinocoques du foie.

Hypertrophie du foie qui s'élève très haut dans le thorax ou descend très bas dans l'abdomen. Parfois *frémissement hydatique*. Sensation de pesanteur. Troubles digestifs.
Ictère rare. Dyspnée quand le kyste est sur la face convexe.
Ascite et œdème des jambes très rares, à moins de compression des conduits excréteurs ou de la veine porte. Dans
le kyste à échinocoques multiloculaires, hypertrophie de
la rate.

DIAGNOSTIC. — La ponction exploratrice donne un liquide
clair, non albumineux, riche en chlorure de sodium.— *Cir-*

rhose du foie: étiologie, ascite. — *Abcès du foie*: frissons, fièvre, sueurs, amaigrissement. — *Syphilis*: autres lésions. —
Cancer: âge avancé, cachexie rapide.— *Tumeur de la vésicule*: piriforme. — *Hydronéphrose*: troubles urinaires. —
Pleurésie: dans celle-ci, la matité s'abaisse d'arrière en avant;
dans le kyste, elle atteint son point le plus élevé sur les
parties latérales du thorax. Le cœur est soulevé en haut
dans le kyste, ou repoussé en dehors dans la pleurésie.

TRAITEMENT. — Essayer la ponction avec l'aspirateur, ou
mieux, incision et drainage antiseptiques du kyste.

Echinocoques du poumon.

Diagnostic certain seulement quand on trouve, dans les
crachats, des vésicules, des débris de vésicules ou des crochets. Les vésicules et leurs débris sont d'un blanc bleuâtre, pas transparentes, s'enroulent par leur bord libre.
Souvent hémorrhagies répétées, pleurésies longtemps sta-
tionnaires. Dans le cas d'échinocoques centraux très déve-
loppés : oppression, douleurs, fièvre, parfois amaigrissement rapide. Quand les échinocoques ont été expectorés :
symptômes de cavernes.

TRAITEMENT. — On peut essayer les inhalations d'essence
de térébenthine, de benzine, l'iodure de potassium, le
mercure. Intervention chirurgicale.

Echinocoques de la plèvre.

Douleur, toux, dyspnée, dilatation du thorax ; déplacement des organes ; diminution ou abolition du frémissement vocal ; matité plus ou moins grande.
DIAGNOSTIC. — Ponction exploratrice. Dans l'échinocoque : liquide clair, transparent, contenant des débris d'hydatides.

Echinocoques de la rate.

Tumeur splénique suivant les mouvements respiratoires ; quelquefois frottements et saillies à sa surface. Fluctuation. Douleurs dans l'hypochondre gauche. Résultats de la ponction exploratrice. Si le kyste suppure: voir *Splénite*.

TRAITEMENT. — Voir *Kyste hydatique du foie*.

Echinocoques des reins.

Diagnostic obscur. Tumeur rénale. Pas d'hématurie. Nécessité fréquente de la ponction exploratrice qui donne un liquide clair, *sans albumine*, renfermant des crochets. Parfois rupture des échinocoques dans le bassinet et émission des vésicules par l'urine avec symptômes de colique néphrétique.

TRAITEMENT. — Néphrotoinie. S'il y a évacuation spontanée par la vessie : calmer les douleurs avec les narcotiques ; diurétiques. S'il y a obstruction du canal, cathétérisme, au besoin avec aspiration.

Eclampsie infantile.

Très souvent causée par une *indigestion*. L'enfant devient inquiet ; coup sur coup mouvements de déglutition ; face très pâle ; perte de connaissance ; pupilles dilatées ne réagissant plus ; sensibilité cutanée disparue ; violentes contractions dans la tête, le corps et les membres ; très souvent écume à la bouche. Visage vultueux, bleu, tête jetée çà et là en arrière, sur le côté ; tronc en opisthotonos, thorax immobile. Le ventre s'aplatit, la respiration s'arrête par moment. Mouvements désordonnés des membres, surtout des supérieurs. L'attaque dure quelques minutes, puis inspirations profondes, disparition de la cyanose, résolution musculaire, peau moite.

DIAGNOSTIC. — Dans les *Convulsions urémiques*, les attaques se suivent souvent coup sur coup, sans reprise de la connaissance dans les intervalles. — Les convulsions de l'*Indigestion* ont une intensité spéciale, mais cessent quand l'estomac et l'intestin ont été évacués. — Si l'éclampsie est symptomatique, d'une *Affection cérébrale* : antécédents, paralysies des nerfs crâniens et des membres.

TRAITEMENT. — Vider l'estomac par vomitif ou lavage. Si l'indigestion dure depuis quelque temps: purgatifs ; calomel 5 à 10 centigrammes. Sédatifs: bromure de potassium 2 à 3 grammes pour un enfant de 1 à 3 ans ; chloral, 0 gr. 50 en lavement ; musc 5 à 10 centigrammes. Valérianate de zinc, 15 centigrammes toutes les 2 ou 3 heures. (Pour l'éclampsie par *vers intestinaux*, voir *Lombrics*).

Ecthyma.

Au début, plaque rouge au centre de laquelle existe une petite papule ou une pustule. Cinq à six jours après, la pustule est jaunâtre et, du dixième au onzième jour, il se fait une croûte centrale entourée d'un liseré blanchâtre. La lésion peut acquérir un développement assez considérable.

DIAGNOSTIC.— *Acné pustuleuse* : plus circonscrite.— *Impétigo* : siège surtout sur la face, vésicules moins volumineuses, inflammation moins vive, croûtes plus jaunes.—*Furoncle* : douleur, forme acuminée, inflammation plus forte. —*Syphilides ulcéreuses* : ulcérations plus profondes, infiltration plus grande des tissus voisins.

TRAITEMENT. — Faire tomber les croûtes en appliquant une plaque de caoutchouc. Se défier des cataplasmes qui

favorisent les inoculations. Laver la plaie avec une solution antiseptique. Pansement avec l'emplâtre rouge, iodoforme, salol. Pommades au calomel, naphtol. Cautérisation au nitrate d'argent.

Eczéma.

ECZÉMA AIGU. — Parfois malaise, mouvement de fièvre.
Prurit, chaleur au niveau des parties malades qui sont
rouges, tuméfiées quand le tissu sous-jacent est lâche. Puis
petites vésicules nombreuses remplies de sérosité. Elles se
rompent et laissent à découvert une surface rouge, humide, bientôt recouverte de croûtes par suite de la dessiccation de la sérosité. Une fois les croûtes tombées, le suintement cesse : la surface malade est rouge, lisse, luisante.
L'épiderme mince qui la recouvre tombe sous forme de
squames et cette chute se renouvelle jusqu'à la guérison.

ECZÉMA CHRONIQUE. — La partie malade est rouge, semée
de points rouge vif. Le derme est infiltré et épaissi. La
surface cutanée est recouverte de vésicules, de croûtes, de
gerçures. Prurit, chaleur.

TRAITEMENT. — 1º *Eczéma aigu.* — Traiter l'état général
(arthritisme, tuberculose, état nerveux). Eviter l'emploi
de l'arsenic. — Traitement local. Au début, applications
émollientes ; plaques de caoutchouc ; cataplasmes de fécule froids ; tarlatane imbibée d'une décoction d'aunée ou
de camomille. Poudre d'amidon, de talc. Quand l'inflammation est tombée, mettre :

        Oxyde de zinc. . . . . 1 gr.
        Vaseline . . . . 10 »

S'il y a des démangeaisons vives, ajouter de l'essence
de menthe (un quarantième à un centième). A la fin de
l'eczéma aigu :

> Acide salicylique . . . .   0 gr. 50 à 2 gr.
> Oxyde de zinc. . . . . ⎱
> Poudre d'amidon. . . . .   ⎰ 24 »
> Lanoline . . . .   30 à 40 gr.
> Vaseline . . . .   20 à 30 »

Dans la forme impétigineuse, chez les lymphatiques, on peut essayer :

> Huile de cade. . . . .   1 à 2 gr.
> Savon noir. . . . .   Q.S. pour émulsionner
> Glycérolé d'amidon . . . .   15 gr.

2° *Eczéma chronique.* — S'il y a des démangeaisons, mettre :

> Acide tartrique . . . .   1 gr.
> Glycérolé d'amidon . . . .   20 »

Ou bien pommade au tanin ou au calomel. Chez les lymphatiques, pommade à l'huile de cade, bains sulfureux.

Eaux minérales. Chez les strumeux : Uriage, Luchon, Cauterets. Chez les arthritiques : Royat quand l'eczéma est peu irritable, Aulus, St-Gervais. Dans les cas anciens, la Bourboule.

Chez les *enfants*, lotions pas trop fréquentes avec infusion de camomille, de sureau. Si l'inflammation est vive, cataplasme de fécule. S'il y a peu d'inflammation, poudre d'amidon.

Eczéma du conduit auditif.

Se reconnaît facilement. Au spéculum, on voit le conduit obstrué par des masses épithéliales ; démangeaisons vives. Si on enlève ces débris avec soin, on voit, au-dessous le derme rouge-vif. Surdité plus ou moins prononcée. Autres signes d'arthritisme et eczéma autour de l'oreille.

TRAITEMENT. — Le même que pour les *bouchons cérumineux*. Une fois l'oreille nettoyée, mettre une fois par jour de la pommade à l'oxyde de zinc.

Eczéma séborrhéique.

Siège sur tout le cuir chevelu. L'épiderme desquame, les cheveux sèchent. Croûtes graisseuses d'épaisseur variable. La peau sous-jacente est rouge, infiltrée. Il peut y avoir du suintement, du prurit. Sur le tronc, il se forme des taches rousses, confluentes, entourées d'un liseré rouge. A la face, il y a des papules rouges reposant sur une peau enflammée.

Traitement. — Lotions avec infusion de camomille : ajouter du borate de soude 1 0/0. Pommades au calomel 5 0/0, au soufre 10 0/0 (Brocq).

```
Calomel. . . . . . . . . . . . . . .    0 gr. 50 à 1 gr.
Oxyde de zinc. . . . . . . . . . .      2  »      à 5 »
Vaseline. . . . . . . . . . . . . .    20  »
```

Dans les cas chroniques et, s'il ne se produit pas trop d'inflammation :

```
Oxyde jaune de mercure . . . .      0 gr. 50 à 1 gr.
Huile de cade . . . . . . . . . .    1  »      à 3 »
Vaseline . . . . . . . . . . . . .   20  »
```

Eléphantiasis.

Au début, inflammation érysipélateuse, avec fièvre, suivie de gonflement des parties atteintes. Au bout de quelques accès, la peau devient dure et tendue. A la surface de la peau, il se fait des érosions qui donnent issue à un liquide séreux, lymphoïde. La jambe et le pied s'hypertrophient et prennent la forme de ceux de l'éléphant.

Traitement. — Compression. Onctions d'onguent mercuriel.

Embarras gastrique.

Inappétence, soif vive. Langue blanche ou jaunâtre.

Renvois gazeux, fétides. Epigastre sensible à la pression. Nausées. Fièvre nulle ou assez vive. Dans la forme bilieuse, état subictérique, congestion légère du foie.

DIAGNOSTIC avec *Fièvre typhoïde*, voir ce mot.

TRAITEMENT. — Purgatifs, vomitifs ou éméto-cathartiques.

Embolie de l'aorte.

Douleur vive dans le bas-ventre et les membres inférieurs. Sensation de froid, d'affaiblissement dans les jambes, paresthésie, fourmillements. Extrémités pâles, froides. Les *pulsations des deux crurales*, au niveau de l'arcade crurale, *sont affaiblies ou disparues*. Sensibilité cutanée diminuée. Gangrène des extrémités.

Embolie et thrombose des artères du bulbe.

Souvent mort subite. D'autres fois ictus apoplectique, souvent avec contractures. Si le territoire embolisé est très petit, l'ictus peut manquer ; vertiges, lypothymie, faiblesse, paralysie rapide. Elle peut être limitée aux extrémités (artère cérébelleuse inférieure), aux nerfs bulbaires (artère spinale antérieure et basilaire), unilatérale ou double. Souvent paralysie d'un côté, parésie de l'autre. Troubles de la sensibilité inconstants.

DIAGNOSTIC.— Très difficile. Diffère de la *Sclérose latérale amyotrophique* par la brusquerie du début et l'absence d'atrophie progressive.

TRAITEMENT. — (Voir *Embolie cérébrale*).

Embolie de l'artère mésentérique.

Coliques violentes. Collapsus. Symptômes de péritonite.

Parfois le mésentère infiltré de sang simule une tumeur. Expulsion de masses sanguines par l'anus.

TRAITEMENT. — Excitants. Injection de morphine, d'ergotine. Lavements d'eau glacée ou très chaude.

Embolie de l'artère pulmonaire.

Souvent mort subite. Si l'obstruction n'est pas *complète* : angoisse extrême, suffocation ; dyspnée, toux, peau pâle, cyanosée, froide, couverte de sueur, le pouls n'est plus perceptible ; battements du cœur faibles, irréguliers.

DIAGNOSTIC.— Y penser quand, dans le cours d'une maladie de cœur, il y a hémoptysie.

TRAITEMENT. — Saignée peu utile. Injections de *caféine*, *éther*.

Embolie de l'artère rénale.

La soupçonner quand, chez un malade atteint d'affection valvulaire, il survient tout à coup des douleurs, une sensation de compression dans la région rénale, des vomissements, frissons, fièvre, hématurie.

TRAITEMENT. — Injection de morphine. Astringents contre l'hémorrhagie.

Embolie cérébrale. Voir *Ramollissement cérébral.*

Embryocardie.

Tachycardie. — Egalisation en durée des deux silences. — Similitude des bruits. — Elle diffère de la *tachycardie* : dans celle-ci, même quand l'accélération cardiaque est considérable, le grand silence est *toujours conservé.* Dans tous les cas, il surpasse en durée le petit silence.

TRAITEMENT. — L'embryocardie s'observant quand la contractilité cardiaque est affaiblie par dégénérescence du myocarde et quand la tension vasculaire est abaissée, relever la force contractile du cœur. *Pas de digitale.* Injections sous-cutanées de 0 gr. 20 à 0 gr. 25 de caféine, 3 à 4 fois par jour. Injections de seigle ergoté pour augmenter la tension artérielle (HUCHARD).

Emphysème pulmonaire.

Dyspnée habituelle exagérée par les efforts : diminution considérable de la capacité pulmonaire. A la percussion : abaissement persistant des limites inférieures du poumon, diminution ou absence de leur déplacement pendant la respiration et de la matité cardiaque. Sonorité exagérée au niveau des voussures. Souvent diminution de l'espace semi-lunaire de Traube. Faiblesse ou absence presque complète du murmure vésiculaire. Souvent râles de bronchite. Bruits du cœur moins perceptibles ou même disparus. Le deuxième temps est ordinairement plus fort. Souvent bruits cardiaques, presque toujours systoliques, ordinairement à la pointe ou au niveau de la valvule tricuspide (anémie, insuffisance tricuspidienne, rarement mitrale). Troubles circulatoires : œdème des jambes. Thorax déformé, très dilaté et arrondi. Voussure sus-claviculaire.

DIAGNOSTIC avec *Distension aiguë des poumons* ; les limites inférieures du poumon ne restent pas abaissées. — *Hypertrophie congénitale des poumons* : conservation de la capacité respiratoire. — *Pneumothorax* : presque toujours unilatéral. Signes métalliques à la percussion et l'auscultation. Apparition brusque. — *Anévrysme de l'aorte* : bruits anormaux au niveau du vaisseau, caractères du pouls. — *Tuberculose* : amaigrissement, sueurs nocturnes, hémoptysies, localisations pulmonaires.

Traitement. — Bains d'air comprimé. Gymnastique pulmonaire : compression rhythmique du thorax pendant l'expiration, 2 ou 3 fois par jour pendant 20 ou 30 respirations. Inhalations d'oxygène. Traitement de la bronchite.

Emphysème pulmonaire interlobulaire.

On ne le reconnaît que par la production d'un *emphysème cutané* survenant sans blessure de la trachée, du larynx et de l'œsophage.

Traitement. — L'emphysème cutané disparaît généralement spontanément. Contre la dyspnée : injection de morphine. Traiter la cause de l'emphysème.

Empyème pulsatile.

Une pleurésie est pulsatile quand elle est le siège de battements synchrones au pouls, perceptibles à la vue, au palper et à l'auscultation de la paroi thoracique. Elle est *toujours située à gauche*. Elle est presque toujours *purulente*. Quand on la ponctionne, il se fait presque toujours un pneumothorax, le poumon ne pouvant revenir sur lui-même et se perforant.

Diagnostic avec *Anévrysme*. Les anévrysmes siègent le plus souvent à droite et en haut du thorax, l'empyème en bas et à gauche. Le volume de l'empyème change avec les mouvements respiratoires. La matité, dans l'anévrysme, est limitée à l'étendue de la tumeur : il y a des bruits circulatoires qui manquent dans l'empyème.

Traitement. — (Voir *Pleurésie*).

Encéphalite aiguë (Abcès du cerveau).

Quelquefois aucun symptôme. En général symptômes

diffus (par suite de l'augmentation de pression intra-crâ.
nienne) et *localisés* (par suite de la destruction de la substance cérébrale). — Parfois attaque d'apoplexie mortelle.
Plus souvent, *phénomènes convulsifs* : crises épileptiformes;
céphalalgie. Vertiges, vomissements, insomnie, irrégularité du pouls. *Contracture* localisée ou hémiplégique. Agitation. Délire. *Fièvre*. Altérations du fond de l'œil : infiltration du nerf optique, rétinite.

Au bout de quelques jours ; dépression, stupeur, paralysie, coma. Si le pus s'écoule dans les ventricules : mort
avec convulsions épileptiformes.

DIAGNOSTIC. — Avec l'*Hémorrhagie* et le *Ramollissement* du
cerveau : les phénomènes de stupeur prédominent, marche
de la température. — L'*Hémorrhagie ventriculaire* est apyrétique. — La *Méningite* est le plus souvent associée à l'encéphalite. Dans l'abcès on a souvent des commémoratifs :
plaie du crâne, otorrhée, etc.

TRAITEMENT. — Diminuer la congestion par la saignée, le
calomel à doses fractionnées, l'application d'une vessie de
glace sur la tête. Si le diagnostic est certain, on peut essayer de trépaner.

Endocardite aiguë.

Début insidieux. *Palpitations du cœur. Bruits de souffle*
apparaissant brusquement et présentant des alternatives.
Fièvre.

TRAITEMENT. — (Voir *Péricardite*).

Endocardite ulcéreuse ou septique.

Forme typhoïde. — Symptomatologie identique avec la
dothiénenterie. En outre il peut y avoir des *embolies* dans
la peau, des *gangrènes* cutanées limitées ou diffuses, des

exanthèmes variés, des extravasations sanguines sur la muqueuse des lèvres, joues, gencives, langue.

L'endocardite se distingue de la *Fièvre typhoïde* par l'irrégularité de la courbe thermométrique, les phénomènes cardiaques, la production d'une hémiplégie.

Forme intermittente. — Symptômes semblables à ceux de la fièvre intermittente. S'en distingue par l'inefficacité de la quinine, la dilatation du ventricule droit, le souffle d'insuffisance mitrale.

Forme pyohémique. — Fièvre intense, frissons, abcès articulaires, etc.

TRAITEMENT. — Soutenir les forces du malade. Contre le collapsus : injections d'éther, camphre. — Salicylate de soude ou acide salicylique. — Alcool. — S'il y a arythmie, intermittences du cœur, digitale 10 à 20 centigrammes en infusion ou 20 à 40 gouttes de teinture. — Vessie de glace au-devant du cœur. Contre l'*hyperthermie* : antipyrine 4 grammes en lavement.

Engelures.

Siège : doigts, orteils, oreilles, nez. — Plaques rouges, violacées avec tuméfaction, chaleur, prurit. Parfois, il se produit, sur ces plaques, des phlyctènes qui s'ulcèrent.

DIAGNOSTIC avec *Lupus érythémateux* : existence de cicatrices.

TRAITEMENT. — Eviter le froid. Parfois, huile de foie de morue. Pilules avec :

Sulfate de quinine	āā 5 centigr.
Ergotine	
Poudre de feuilles de digitale.	5 milligr.
Extrait de belladone	1 »

2 à 4 par jour (BROCQ).

Lotions très chaudes, avec de l'alcool camphré : poudrer ensuite avec de l'amidon. Onctions avec glycérine boriquée. Pommade boriquée à 20 0/0. Quand il y a ulcération, liniment oléo-calcaire, emplâtre rouge.

Entéralgie. — Coliques.

Douleur vive d'abord autour de l'ombilic, puis s'irradiant dans les parties voisines. Ventre tendu, ballonné. Borborygmes. Souvent la douleur diminue par la pression. Hoquet : vomissements, palpitations, strangurie, ténesme.

Diagnostic avec *Rhumatisme des muscles abdominaux* : la douleur change de place, dure plus longtemps, n'a pas de paroxysmes ni de rémission. — *Névralgie lombo-abdominale* : points de pression. — *Péritonite circonscrite* : matité, fièvre.

Traitement de la cause. — Opium, injections de morphine (contre-indiquées s'il y a constipation). Cataplasmes chauds. Tisane d'anis, camomille.

Entérite aiguë. — Catarrhe intestinal aigu.

Coliques. Evacuation de matières d'abord dures, puis de plus en plus liquides, jaune clair, verdâtres, tachées de sang, contenant des mucosités abondantes. Borborygmes : météorisme, flatulence. Parfois tuméfaction de la rate.

Dans une forme grave (*choléra nostras*) ; vomissements, diarrhée séreuse puis riziforme, prostration, crampes, cyanose de la face.

Si la maladie est limitée à l'*intestin grêle*, la diarrhée peut manquer, gargouillements, — au *duodénum* : ictère, — au *cæcum* (voir *typhlite*), — au *rectum* (proctite) : besoins fréquents de défécation, ténesme rectal, pression sur la fosse iliaque gauche douloureuse, selles contenant beaucoup de mucosités. Souvent mouvements spasmodiques de l'anus.

DIAGNOSTIC. — S'il y a de la fièvre, avec *fièvre typhoïde* : marche de la température, roséole, durée. — Avec *choléra vrai* : absence d'épidémie, gravité bien plus grande du choléra.

TRAITEMENT. — Repos, diète, cataplasmes sur le ventre. Comme boisson : eau albumineuse, décoction de riz, cognac avec eau (dans le choléra nostras). S'il y a eu excès d'alimentation ou constipation : évacuants, calomel, huile de ricin. Si la *diarrhée* persiste : élixir parégorique, 10 à 15 grammes, chlorodyne, 10 à 20 gouttes, salicylate de bismuth, 4 grammes. — *Antisepsie intestinale* : salol, bétol, dermatol. Dans l'inflammation du *rectum* : lavements abondants d'eau naphtolée, 0,20 0/0, boriquée, 15 0/00.

Entérite folliculaire des enfants.

Diarrhée, puis fortes coliques. Ventre mou, empâté, plutôt rétracté que ballonné. Peau chaude. Face pâle, amaigrie, contractée. Lèvres et langue sèches. *Besoin continuel d'aller à la selle.* Défécation pénible, peu abondante chaque fois. Selles composées d'une petite proportion de matières féculentes et d'une plus grande quantité de mucosités mousseuses ou visqueuses : souvent stries sanguinolentes ; pus odeur fétide. Amaigrissement : épuisement profond.

TRAITEMENT. — Evacuer l'intestin avec huile de ricin. Irrigations rectales avec solution de chlorure de sodium à 1 0/0. Sous-nitrate de bismuth. Tannate d'albumine. Contre les hémorrhagies, perchlorure de fer 3 à 5 gouttes, 3 fois par jour. Contre les douleurs ; opium avec prudence. Bains tièdes. Eau albumineuse, lait avec prudence. Pas de boissons irritantes. Dans la forme chronique ; bains salés.

Ephélides. Voir *Hyperchromie.*

Epilepsie.

Grand mal. — Prodromes éloignés et prodromes immédiats pas constants (*aura épileptique*), par exemple fourmillements qui partent d'un point du corps et s'élancent
vers le cerveau. — Puis chute avec cri, perte de connaissance, pâleur de la face, rigidité cadavérique : durée une
demi-minute. — Convulsions cloniques : durée 2 à 3 minutes. Le pouce est fléchi fortement dans la paume de la
main. Si l'on provoque son extension forcée, il demeure
toujours dans la position qu'on lui a donnée. — Pupilles
dilatées et insensibles à la lumière.— Coma. Quelquefois
l'attaque est *nocturne* : émission d'urine pendant la nuit ;
morsures de la langue ; taches ecchymotiques sur le front
et le cou.

Petit mal. — *Etourdissement* ou *perte de connaissance* pendant 2 à 3 minutes. Parfois chute, convulsions très légères, course en avant ou en arrière. Retour rapide de la
connaissance. — Ou bien *absence* durant très peu de temps.
— Quelquefois l'épilepsie ne se révèle que par une névralgie, une angine de poitrine.

Dans l'épilepsie *ancienne* : troubles cérébraux : impulsions dangereuses. Une fois l'acte accompli, le *malade* en *a*
perdu le souvenir.

DIAGNOSTIC. — Avec *Hystéro-épilepsie* : dans celle-ci, conservation ou presque intégrité de la connaissance, coexistence d'autres phénomènes hystériques.— *Hystérie* : les attaques d'épilepsie franche ne durent jamais plus de 2 à 3
minutes. Si la durée est plus longue, il s'agit d'hystérie.—
Epilepsie jaksonienne : attaques limitées à une extrémité,
pas de perte de connaissance. — *Simulation* : pas de plaies
de la langue ; pendant l'attaque les pupilles se contrac-

tent à la lumière. Si on étend les pouces, le simulateur les fléchit de nouveau.

TRAITEMENT. — Eviter tous les excitants. User très prudemment des bains froids. *Indications causales* : contre la syphilis, traitement mixte ; contre les vers intestinaux, anthelmintiques ; contre les cicatrices vicieuses, tumeurs, extirpation. Affections de l'oreille, traitement approprié.

Bromures : continués pendant longtemps. Bromure de strontium 4 à 6 grammes par jour.

Si le bromure n'est pas supporté et dans les *épilepsies symptomatiques* : prescrire.

Borate de soude.	10 gr.
Glycérine.	5 »
Sirop d'écorces d'oranges amères	30 »
Eau de tilleul.	90 »

C'est la dose maxima : on débutera par 1 gramme et on augmentera progressivement. Dès que les crises ont disparu, diminuer jusqu'à 4 grammes. Prescrire le remède la moitié au lever, l'autre au coucher (en raison de l'action sur le tube digestif).

On peut encore essayer.

Hydrate d'amylène	20 gr.
Eau distillée.	300 »

2 à 6 cuillerées à bouche par jour dans un peu de vin.

Epilepsie jacksonienne. Voir *Maladies du cerveau (corticales)*.

Epilepsie symptomatique.

Se rencontre dans : intoxication saturnine, urémie, paralysie générale progressive, scléroses cérébro-bulbaires, corps étrangers de l'intestin, *tumeurs cérébrales*. Si un adulte au-dessus de 30 ans vient à être pris, pour la première fois, d'une crise épileptique, dans un état de santé parfaite, cette épilepsie est très probablement *d'origine syphilitique.*

Pour les *symptômes*, voir les maladies ci-dessus.

Epistaxis.

Presque toujours unilatéral. Le plus souvent le point donnant lieu à l'hémorrhagie est située sur la *portion cartilagineuse de la cloison.* Sauf dans les cas d'hémorrhagie consécutive à l'ablation de la queue du cornet, le *tamponnement postérieur* est inutile et *nuisible. Proscription absolue* du perchlorure de fer, de l'alun.

Dans l'examen avec le spéculum, rechercher s'il n'y a pas sur la cloison un petit caillot, une tumeur noirâtre, une érosion. En touchant ce point avec un stylet l'hémorrhagie se reproduit. Faire fondre sur l'extrémité du stylet une perle de *nitrate d'argent* et cautériser le point malade. Si c'est insuffisant, *tamponnement antérieur* avec de la gaze salolée ou de l'ouate antiseptique.

Ne jamais laisser le tampon plus de 12 heures.

Si l'hémorrhagie est causée par une *varice* de la cloison, détruire les vaisseaux dilatés avec le galvano-cautère.

Le tamponnement postérieur réservé aux hémorrhagies consécutives à l'ablation de la queue du cornet se fait avec la sonde de Belloc ou une simple sonde en gomme passée dans la narine malade et retirée de la bouche avec une pince. On y attache un tampon de ouate antiseptique bien serré, gros comme une noix et muni d'un fil de soie solide dont on fixe l'extrémité sur le dos du nez avec du diachylon. Retirer le tampon 12 heures après et désinfecter la place qu'il occupait.

Epithéliome cutané superficiel.

Début par une petite élevure perlée superficielle, indurée, qui grandit rapidement et forme une plaque arrondie, à bords nets. En *tendant la peau*, on constate des petites *nodosités blanchâtres* disposées comme les grains d'un collier de perles. Au centre, il y a des squames brunes. Le derme sous-jacent est rouge, saignant facilement. Le tissu malade est dur et friable.

DIAGNOSTIC avec *Lupus* : tubercules, rougeur vive, hémorrhagies.

TRAITEMENT. — Détruire la tumeur par le thermo-cautère ou l'instrument tranchant en ayant soin d'enlever tout le tissu friable. Appliquer ensuite du chlorate de potasse pulvérisé après cocaïnisation. Mettre ensuite de la ouate et un pansement au collodion. Au bout de quatre jours, laver la plaie et panser avec de l'aristol (BROCQ).

Erysipèle.

Incubation : durée 1 à 8 jours. — Prodromes manquant ou bien courbature, anorexie, vomissements. Invasion brusque. Violent frisson ou frissons répétés. Le thermomètre monte rapidement à 40° et plus. La marche de la température est *continue*. Pouls rapide. Soif vive. Langue sèche. Anorexie complète. Troubles nerveux : délire, coma. Prurit, picotement, démangeaisons au niveau de la région malade. Puis la peau devient rouge, chaude, œdémateuse, tendue ; vésicules, bulles à sa surface. Les bords de la plaque érysipélateuse sont saillants. Sur *le cuir chevelu*, l'érysipèle ne se manifeste que par la douleur, chaleur et œdème. Adénite des ganglions correspondants.

Vers le 4e jour, diminution de la rougeur et du gonflement. L'épiderme se détache par lambeaux. Les vésicules rompues sont remplacées par des croûtes.

Complications : méningite suppurée, œdème de la glotte, gangrène, endocardite, affections pulmonaires.

DIAGNOSTIC avec *Phlegmon* : dans celui-ci, dureté ligneuse de la peau, tendance à la suppuration. — *Œdème aigu de la peau* : symptômes généraux presque nuls.

TRAITEMENT. — Antisepsie de la plaie. Dans l'érysipèle de la face, antisepsie des fosses nasales par introduction de vaseline ou d'huile de vaseline boriquées à 10 0/0. — Pulvérisations phéniquées à 3 0/0 ou de sublimé à 1 0/00 sur la plaque érysipélateuse en protégeant les parties voisines. Pansement avec gaze imbibée d'une de ces solutions et recouverte d'un taffetas ciré.

Pansement avec

Ichthyol . . . . } aa
Traumaticine. . . . . }

Si l'érysipèle a une tendance envahissante, scarifications qui comprennent le rebord de la plaque et empiètent sur la peau saine, suivies de lotions de liqueur de Van Swieten.— *Contre la fièvre* : sulfate de quinine 0 gr. 75 à 1 gramme. Toniques. Contre les phénomènes digestifs du début : vomitifs ou purgatifs.

Erythème des enfants.

Se produit sous l'influence de l'athrepsie ou de la dentition.

Erythème simple ou vésiculeux des fesses. — Petites taches isolées, disséminées, ou bien plaques d'étendue variable. Parfois elles suintent ou saignent facilement, s'excorient.

Erythème lenticulaire, papuleux. — Pseudo-papules lenticulaires, arrondies, lisses ou à bord surélevés, rouge foncé ou violacé. Entre les papules, la peau est saine, ou un peu érythémateuse (Sevestre, Brocq).

DIAGNOSTIC avec *Syphilides* : celles-ci ne respectent pas le fond des plis de la peau, contrairement à l'érythème.

TRAITEMENT. — Traiter les troubles digestifs. Lotions

émollientes, astringentes s'il y a du suintement. Si le prurit est vif, lotions légèrement phéniquées ou vinaigrées. Poudre d'amidon, d'oxyde de zinc, de bismuth.

Erythème polymorphe.

Erythémato-papuleux. — Plaque rouge disparaissant sous la pression, s'étalant graduellement. Le centre se déprime et se cyanose ; la périphérie reste rouge. *Pas de douleur.* En général l'affection est symétrique.

Vésiculo-bulbeux. — Sur les plaques rouges, il se forme des vésicules rondes qui deviennent confluentes et forment des bulles. Siège de la maladie : poignet, cou, voisinage des articulations, parfois bouche, pharynx. Cuisson, prurit.

Herpès iris, hydroa. — Papules rouges. L'épiderme se soulève au centre et il se fait une vésicule qui se termine par une croûte. Puis, la lésion grandissant, il se forme à la périphérie de nouvelles vésicules et ainsi de suite. Il y a donc, au centre, une croûte mince, puis un cercle d'un rouge bleuâtre, une couronne de vésicules, un cercle érythémateux.

TRAITEMENT. — Repos, expectation. Poudre d'amidon, lotions d'eau blanche, phéniquée à 1 0/0. S'il y a des douleurs vives, liniment oléo-calcaire.

Erythème noueux.

Fièvre, anorexie, douleurs rhumathoïdes. Puis nodosités dures, proéminentes, siégeant surtout sur les membres inférieurs. Elles sont bleuâtres au centre, rouges à la périphérie. Peu ou pas de douleurs spontanées, mais douleur à la pression. Complications cardiaques fréquentes.

DIAGNOSTIC avec *Gommes* : en appuyant avec le doigt sur

la nodosité de l'érythème, on produit une cupule.—*Nodosités arthritiques* : si elles sont superficielles, elles ne durent que quelques jours. Si elles sont profondes, elles sont très bien circonscrites et ont une marche très lente.

TRAITEMENT. — Traitement de l'état général : lymphatisme (toniques, fer, huile de foie de morue), arthritisme (alcalins, salicylate de soude). Iodure de potassium. Repos au lit.

Erythrasma.

Siège ordinaire : région inguino-cruro-scrotale.
Prurit léger. Puis plaque d'un rouge brunâtre, clair dont les bords sont nets, saillants, festonnés, plus rarement diffus. La surface est rugueuse.

TRAITEMENT. — Badigeonnage avec teinture d'iode tous les jours pendant trois à quatre jours. Lotion de sublimé. Pommade au turbith minéral (1 pour 15), de soufre (1 pour 10). Bains sulfureux.

Etat syncopal de l'enfant à la mamelle.

Suspension, irrégularité, suppression totale des battements du cœur.

TRAITEMENT. — Recourir *avec persistance* aux révulsifs. Respiration artificielle : insufflations. Courants électriques.

Farcin. Voir *Morve*.

Faux croup. Voir *Laryngite striduleuse*.

Favus.

Favus des régions pileuses. — Au début, desquamation légère, puis rougeur érythémateuse, enfin légère desquamation pityriasique. Puis points jaunâtres traversés par un poil. Graduellement, il se forme des *godets* autour des cheveux, d'abord isolés, puis confluents. Les poils deviennent ténus, on les arrache facilement. Le derme, au-dessous des croûtes, est rouge, déprimé. Les croûtes qui forment les godets sont blanc-jaunâtre au centre, jaune plus vif à la périphérie.

Quand les godets sont devenus confluents, ils forment des plaques croûteuses, épaisses, d'une odeur spéciale. Les poils s'altèrent; ils deviennent cendrés. Enfin, il se produit de l'atrophie cicatricielle du derme et de l'alopécie définitive.

Diagnostic. — Toujours penser au favus quand on a affaire à une maladie du cuir chevelu, longue, rebelle simulant le psoriasis, l'impétigo, la séborrhée (Brocq).

Traitement. — Couper les cheveux ras. Ramollir les croûtes en les imbibant avec de l'huile d'amandes douce phéniquée (1 pour 30) et en les recouvrant d'une plaque de caoutchouc. Puis laver la tête au savon de Panama ou de goudron. Le nettoyage étant complet, épiler et faire ensuite une fomentation avec :

Salicylate de soude . . . . 20 gr.
Bicarbonate de soude . . . . 10 »
Eau distillée . . . . 1000 »

Ou bien, onctions avec huile de cade.
Tous les soirs, frictions avec

Soufre précipité. . . . . 5 à 15 gr.

Ou bien :

Résorcine. . . . . 1 à 5 gr.
Lanoline, vaseline. . . . . } ãã 30 »
Axonge. . . . .

Le matin, lavage au savon de Panama ou d'ichtyol. Sécher et faire une friction avec

Acide acétique cristallisé . . . .   0 gr. 50 à 1 gr.
Acide borique . . . .   2 »
Chloroforme. . . . .   5 »
Alcool. . . . . 100 »

Mettre ensuite sur les plaques une rondelle d'emplâtre de Vigo. Renouveler l'épilation au bout de quatre semaines.

Favus des régions glabres. — Godets jaune clair caractéristiques. Faire tomber les croûtes et toucher avec de la teinture d'iode.

Favus des ongles. — Débute entre la couche cornée et le derme sous-unguéal. Vers la matrice, dépôts jaunâtres. Enlever l'ongle et panser avec la liqueur de Van Swieten.

Fièvre herpétique.

Frisson. Fatigue, courbature. Etat général d'apparence grave. Fièvre : 39° à 40°. Soif vive ; anorexie ; constipation. Langue épaisse, jaunâtre, haleine fétide. Nausées, vomissements. Douleur épigastrique, ballonnement du ventre. Eruption d'herpès aux lèvres, nez, joues. Puis sueur abondante. Disparition de la fièvre.

DIAGNOSTIC avec *fièvre typhoïde, pneumonie centrale, méningite.* Dans la fièvre herpétique : absence de localisation sur un organe, symptômes purement fébriles et gastro-intestinaux ; marche rapide et favorable.

TRAITEMENT. — Diète. Purgatif léger.

Fièvre des foins. Voir *Asthme des foins.*

Fièvre typhoïde.

Prodromes. Tristesse, anorexie, fatigue, embarras gastrique. *Céphalalgie, épistaxis, diarrhée.* Puis *frisson. Fièvre* :

dans la première semaine la température monte progressivement, elle est plus élevée d'un degré le soir. Pendant la 2ᵉ semaine, elle se maintient au point le plus élevé qu'elle avait atteint à la fin de la première semaine. Pendant la 3ᵉ semaine, grandes oscillations. — Langue avec enduit visqueux, puis elle se dessèche; elle est rouge sur la pointe et les bords.—A la fin de la première semaine, *exanthème*, surtout sur le ventre : taches rouge pâle, *disparaissant à la pression*. Ventre ballonné. *Gargouillements* et sensibilité à la pression dans la fosse iliaque droite. — *Rate hypertrophiée*.

TRAITEMENT. — Dès qu'on *soupçonne* la fièvre typhoïde, purgatif et aussitôt qu'il a agi, sulfate de quinine 0,60 à 0,80. — Une fois la maladie *confirmée* : diète complète. Boissons rafraîchissantes abondantes; y ajouter du chlorure de sodium, des phosphates, des acides végétaux (jus de citron). — La *quinine* est indiquée si la température dépasse 40° : Donner 1 gramme au maximum de quinine en une fois tous les 2 jours. — *Bains*. Mettre le malade dans un bain ayant une température inférieure de 2° à celle du corps. Refroidir le bain graduellement jusqu'à 32° ou 30°. Contre-indication s'il y a hémorrhagie intestinale ou hépatisation pulmonaire. Ou bien *lotions froides* avec vinaigre aromatique et eau, 4 par 24 heures. Enveloppement dans le drap mouillé. —Toniques : quinquina, kola, coca ou bien :

Extrait de quinquina	8 gr.
Sulfate de quinine.	2 »

pour 80 pilules, 2 matin et soir.

Contre l'*adynamie* : alcool, injections d'éther, caféine, camphre.

Contre la *congestion pulmonaire* : teinture de seigle ergoté 2 à 4 grammes, ventouses sèches.

S'il y a *insuffisance fonctionnelle du cœur* : caféine ou digitale.

Méthode de Brand. — Prendre toutes les 3 heures, jour et nuit, la température. Chaque fois qu'elle est de 39°(dans le rectum), bain à 20° de 15 minutes. Faire à 3 reprises, durant 2 minutes, au commencement, au milieu et à la fin du bain une affusion sur la nuque avec eau à 15°. Faire boire pendant le bain. Le malade sorti du bain, l'étendre sur un drap sec avec lequel on l'essuie, sans toucher à l'abdomen. Couvrir très peu le malade.

Foie mobile.

Forme caractéristique de la tumeur qui se déplace pendant la respiration. Absence de matité hépatique à sa place habituelle reparaissant après la réduction de l'organe.

TRAITEMENT. — Appareil orthopédique.

Gale.

Prurit violent, surtout au lit. *Sillons*, surtout aux mains, face antérieure du poignet, espaces interdigitaux, mamelon chez la femme, organes génitaux chez l'homme. Papules de prurigo, pustules, excoriations.

DIAGNOSTIC. — L'éruption est *polymorphe*. Elle a des *localisations* bien nettes. *Jamais la face n'est envahie.*

TRAITEMENT [1]. — Chez les *jeunes enfants*. Tous les soirs frictions avec :

Baume styrax liquide.	20 gr.
Essence de menthe.	5 gouttes.
Huile de camomille camphrée.	100 gr.

Ou bien :

Naphtol	1 à 2 gr.
Vaseline.	100 »

1. E. Besnier.

Le matin, laver à l'eau tiède ; poudrer avec de l'amidon. Continuer pendant 8 à 10 jours. Cesser s'il y a de la douleur.

Chez l'adulte. Traitement lent. Tous les soirs frictions avec :

Naphtol.	10 gr.
Vaseline.	100 »

Ou bien :

Soufre précipité	aa 125 gr.
Glycérine	

Mêler au mortier et ajouter :

Carbonate de potasse.	5 gr.
Eau roses.	100 »

Le matin, laver à l'eau chaude : poudrer avec amidon.

Traitement rapide. Pendant 20 minutes, frictions avec une brosse et du savon mou de potasse. Bain sulfureux de 20 minutes dans lequel on continue les frictions. Ensuite, pendant 20 minutes, frictions avec :

Carbonate de potasse . .	25 gr. dissous dans Q. S. Eau.
Soufre	50 »
Axonge.	300 »

Mettre ensuite des vêtements qu'on garde 24 heures. Terminer par un bain d'amidon et poudrer avec amidon.

Gangrène de la bouche. — Noma.

Au début, phlyctène grisâtre ou brunâtre sur la face interne de la joue ou le repli gingivo-buccal. Puis ulcération qui se creuse et s'étend rapidement. Haleine fétide. Écoulement d'un liquide sanieux. Gonflement œdémateux des lèvres et des joues. État général peu atteint.

Diagnostic avec *Pustule maligne*. Elle débute par la peau. — *Stomatites* : pas de gonflement œdémateux, ni de plaques noires.

TRAITEMENT. — Si le foyer est limité, cautérisation au fer rouge. S'il est étendu, attaquer le mal sur la limite des parties saines et malades avec : fer rouge, acide phénique à 20 à 25 0/0, perchlorure de fer, teinture d'iode. Contre la perte de substance : iodoforme, thymol, chlorure de zinc, sublimé. Toniques.

Gangrène pulmonaire.

Le malade atteint d'une affection pulmonaire s'affaiblit tout d'un coup. Fièvre.

Haleine fétide suffisant pour infecter toute une salle Toux fréquente. Crachats noirs, verdâtres ou rougeâtres rendus quelquefois sous forme de vomique. Si on les laisse reposer, ils forment 3 couches : la couche supérieure, formée d'écume, de globules de pus, de mucosité gris jaunâtre ; couche moyenne, formée d'un liquide grisâtre, gris verdâtre, séreux, contenant des flocons ; couche inférieure, composée d'un détritus noirâtre dans lequel on trouve des *fibres élastiques*, des champignons, de l'acide valérianique, des *bouchons* spéciaux, blanchâtres ou gris, de consistance molle.

Dans les foyers superficiels, matité, souffle, râles crépitants, bronchophonie. Dans la gangrène circonscrite avec formation de cavernes ; signes cavitaires.

DIAGNOSTIC avec *Bronchite putride* : les forces se maintiennent plus longtemps, pas de débris de parenchyme pulmonaire dans les crachats. — *Empyème* ouvert dans les poumons : pas d'odeur repoussante, pas de bouchons bronchiques. — *Tuberculose pulmonaire* : antécédents, présence de bacilles.

TRAITEMENT. — Soutenir les forces. Contre la fétidité de l'haleine : liqueur de Labarraque 4 à 6 grammes dans une potion ; inhalations de térébenthine ; teinture d'eucalyptus 2 grammes en potion ; injections sous-cutanées de :

>   Eucalyptol . . . . 15 gr.
>   Huile d'olive stérilisée . . . . 100 »

1 à 3 seringues de Pravaz.

Désinfection de l'expectoration reçue dans un crachoir fermé contenant : solution d'acide phénique à 10 0/0, permanganate de potasse 5 à 10 0/0.

Gangrène symétrique des extrémités.

Sensation de froid aux doigts ou orteils ; pâleur des téguments remplacée bientôt par une teinte livide, puis cyanosée. Paresthésie, diminution de la sensibilité ; rarement hyperesthésie ; douleurs névralgiformes. Au début rémissions et exacerbations ; plus tard les symptômes sont plus intenses et durables. Souvent ecchymoses ou phlyctènes sous-cutanées ; sphacèle de la peau en ces points. La gangrène peut détruire les phalanges. Les lésions gangréneuses sont *symétriques*. Intégrité des muqueuses.

DIAGNOSTIC avec *Ergotisme* : commémoratifs. — *Gangrène par le froid* : évident.

TRAITEMENT. — Electricité périphérique et centrale ; massage. Jaborandi. Toniques.

Gastralgie.

Accès douloureux, souvent précédés de nausées, pyrosis. Douleur vive, brûlante, siégeant à l'épigastre et s'irradiant dans le dos, le ventre, les reins, envahissant toutes les branches du plexus solaire. Elle est souvent calmée par la pression. Elle disparaît peu à peu ou tout à coup. — *Troubles digestifs* : dyspepsie, anorexie, pyrosis. Troubles fonctionnels de l'estomac. Constipation. Pas de cachexie.

DIAGNOSTIC avec *Colique hépatique* : les douleurs siègent dans l'hypochondre droit, augmentent par la pression, ictère, décoloration des selles. — *Ulcère rond* : douleur circonscrite au voisinage de l'appendice xyphoïde. Hématémèse. — *Cancer* : vomissements noirs, tumeur épigastrique, cachexie rapide.

Rhumatisme des muscles abdominaux : la douleur a moins la forme d'un accès, elle augmente par la pression, change de place. — *Névralgie des nerfs intercostaux inférieurs* : points douloureux sur le trajet nerveux, pas de manifestations gastriques. — *Péritonite circonscrite* : étiologie, douleur à la pression, pas de paroxysmes douloureux. — *Coliques intestinales* : distension gazeuse des intestins, variabilité du siège de la douleur.

TRAITEMENT. — Traiter la cause (anémie, goutte, etc.). Contre la douleur : injection de morphine, compresses chaudes ou imbibées de chloroforme, pulvérisations d'éther sur l'épigastre, antipyrine, bromures.

Gastrite aiguë. — Catarrhe aigu de l'estomac.

Si elle est d'*origine toxique* : douleur stomacale vive, vomissements muqueux et sanglants, coliques et selles sanguinolentes. Collapsus ou bien péritonite.

Dans les autres cas : anorexie, soif vive. Nausées, vomissements alimentaires ou muqueux, quelquefois teintés de sang. Hoquet. Renvois gazeux ou fétides. Pyrosis. Sensation de plénitude et de gonflement de l'estomac. Douleur stomacale. Langue saburrale. Constipation ou diarrhée. Troubles nerveux, céphalalgie, vertiges.

DIAGNOSTIC. — *Embarras gastrique.* — En général faute de régime, intempérance, début généralement subit, courbe irrégulière de la température ; terminaison rapide. *Fièvre typhoïde* : tuméfaction de la rate, céphalalgie précoce, marche spéciale de la température, roséole.

TRAITEMENT. — Si l'estomac est surchargé, vomitifs : ipéca 1 gr. 50 ou injection d'un centigramme de chlorhydrate d'apomorphine. S'il y a distension de l'estomac par des gaz, renvois acides :

Bicarbonate de soude . . . . 0 gr. 50
Résorcine . . . . 0 » 10

Un paquet semblable toutes les 2 heures, ou bien une cuillerée à café de magnésie calcinée ou une cuillerée à soupe d'eau de chaux, 2 à 3 fois par jour. Purgatifs (éviter les drastiques). Diète pendant 1 à 3 jours. Eviter ensuite les aliments solides. Eau de Vichy, de Vals. Acide chlorhydrique 5 à 10 gouttes après le repas dans un verre d'eau. Défendre le vin et les liqueurs.

Gastrite chronique. — Catarrhe chronique.

Anorexie : sensibilité à la pression de l'épigastre, gastralgie. Renvois acides, fétides. Pyrosis. Vomissements (moins fréquents que dans la gastrite aiguë) d'aliments, bilieux, de matières glaireuses, filantes survenant le matin (chez les ivrognes). Langue parfois nette, plus souvent épaisse, blanche, gris jaunâtre. Salivation augmentée. Haleine fétide. Flatulence, ballonnement de l'abdomen. Diminution du pouvoir absorbant de l'estomac[1]. Constipation ou diarrhée. Troubles nerveux, vertiges, palpitations. Affaiblissement de la nutrition.

DIAGNOSTIC avec le *Cancer*. Dans le catarrhe, l'étiologie est évidente : alcoolisme, excès de table, goutte ; symptô-

1. Alors que, chez l'individu sain, on peut déceler dans la salive après 15 minutes la présence de l'iodure de potassium donné dans des capsules de gélatine à la dose do 20 centigrammes, il s'écoule ici 30 à 40 minutes avant que la réaction se produise.

mes gastriques existant longtemps sans cachexie. Si la paroi stomacale est hypertrophiée, elle est du moins lisse et unie. Le cancer débute rarement avant 45 ans. Dans le catarrhe, absence ou rareté des vomissements, vomissements non sanglants, pas d'adénite sus-claviculaire gauche ni d'œdème. Songer au cancer, s'il y a une absence constante d'acide chlorhydrique.

Avec *Ulcère rond*. Chez les chlorotiques, douleur stomacale plus vive, plus localisée, coïncidant plus exactement avec l'ingestion des aliments.

TRAITEMENT. — Régime : suppression du vin, des liqueurs, du pain blanc frais, des aliments gras et féculents. Conseiller bouillon, peptones, lait, œufs crus ou peu cuits, cervelle, poulet, veau. Chez les chlorotiques, 10 gouttes au maximum d'acide chlorhydrique dans un verre d'eau tiède, une 1/2 heure après le repas. — Contre les fermentations stomacales, acide salicylique 0, 25 à 0, 50 2 fois par jour, ou mieux salicylate de bismuth ou de magnésie 1 gramme 2 fois par jour, benzo-naphtol 0,50 à 1 gramme. Lavage stomacal. Contre la diminution de la force musculaire de l'estomac ; amers, noix vomique. Voir *Dyspepsie*. Lotions froides, bains de mer. Éviter la constipation. Contre les douleurs, révulsifs à la région stomacale. Vichy, Vals, Chatel-Guyon, Carlsbad, Marienbad, Franzensbad.

Gastrite phlegmoneuse.

Anorexie. Soif vive. Vomissement de matières brunâtres, bilieuses, rarement de pus. Douleurs épigastriques s'irradiant dans les hypochondres, n'augmentant pas à la pression. Ballonnement du ventre qui est sensible partout ; matité anormale au niveau de la paroi abdominale. Constipation ou diarrhée, selles sanglantes. État général grave, typhoïde.

Diagnostic presque impossible à moins de vomissements purulents.

Traitement. — Contre les vomissements et la douleur : injections de morphine, vessie de glace, alimentation rectale. Contre le collapsus : injections d'éther, caféine, camphre.

Gastrite ulcéreuse. Voir *Ulcère de l'estomac.*

Gastro-entérite chronique des enfants.

Peau flasque, maigre, écailleuse. Hypertrophie des ganglions superficiels. Fesses rouges, excoriées. Ventre ballonné, tendu ou flasque. Foie hypertrophié. Caractère irritable. Sommeil agité. Selles nombreuses couleur gris verdâtre avec mucosités gris sale, d'odeur infecte, contenant des substances toxiques provenant de la décomposition des albuminoïdes. Diminution continue du poids. Muguet. Refroidissement et œdème des membres.

Traitement. — Hygiène alimentaire. Lavage de l'estomac quand celui-ci est malade. Bismuth, salicylate de bismuth. Antisepsie intestinale. Eaux de Chatel-Guyon, Carlsbad, Bains de Salies, Salins.

Gastrorrhagie. Voir *Hémorrhagie de l'estomac.*

Gerçures (Crevasses).

Petites fissures qui intéressent l'épiderme et les couches superficielles du chorion. En général sèches, elles peuvent suinter. Le moindre contact les rend très douloureuses.

Traitement. — *Gerçures des mains.* Eviter tout contact irritant. Mettre pour la nuit des gants après avoir enduit les mains de lanoline. On peut, matin et soir, faire une lotion avec :

Tanin . . . . 0 gr. 50
Glycérine . . . . 20 »
Eau de rose. . . . . 100 »

Gerçures du sein. — Après chaque tétée lotions avec eau boriquée, mettre ensuite.

Acide borique. . . . . 0 gr. 50 à 1 gr.
Vaseline . . . . 10 »

On peut y ajouter 0 gr. 10 de chlorydrate de cocaïne, en prenant la précaution de lotionner le mamelon avant de donner le sein. Au besoin, cautériser la fissure avec le nitrate d'argent et faire des lotions avec :

Chloral. . . . . 0 gr. 50
Eau distillée. . . . . 100 »

Gerçures des lèvres. — Toucher avec du baume du commandeur. Appliquer de la lanoline parfumée.

Glossodynie.

Affection caractérisée par des douleurs, parfois excessives, localisées en un *point* de la langue qui est situé en général vers le bord de celle-ci, au niveau de la partie antérieure du V lingual. Les douleurs sont intermittentes, avec exacerbation.

TRAITEMENT. — Antispasmodiques : bromures, quinine, antipyrine, aconitine, hyoscyamine. Éviter toute cause d'irritation buccale. Lotions émollientes. Attouchements avec solution d'acide phénique, de cocaïne à 10 0/0, de menthol. Cautérisation assez profonde de la langue (Brocq). La section du nerf lingual est suivie de récidive rapide.

Goitre exophtalmique. Voir *Maladie de Basedow.*

Goître suffocant.

Le goître devient suffocant si : 1° il s'accroît rapidement ; 2° il est situé dans l'ouverture supérieure du thorax. Le goître a souvent le volume d'un petit œuf plongeant dans la poitrine. Le plus souvent il est fibreux.

Tumeur indolente, sans adhérence à la peau, presque toujours latérale. Si elle est difficile à trouver, faire étendre la tête. *Matité à la partie supérieure du sternum.* — L'oppression se montre d'abord dans l'effort. Tout à coup dyspnée pénible. Sécrétion trachéale abondante. Impossibilité de garder le cou fléchi, d'autres fois l'extension augmente la suffocation. Le malade garde souvent l'immobilité. Cornage. Si l'œsophage est comprimé, dysphagie surtout pour les premières bouchées. Compression des artères rare.

Diagnostic. — Le goître suffocant fibreux se distingue par son volume et sa consistance des *goîtres kystiques* et *parenchymateux.* Le *cancer thyroïde* marche très vite ; douleurs constantes ; adhérences à la peau ; adénite cervicale.

Traitement. — Iode à l'intérieur et en applications locales. *Eviter les injections parenchymateuses d'iode.* Les appareils orthopédiques pour soutenir la tête ne valent rien. Opération chirurgicale.

Goutte.

Prodromes. — Epistaxis, éruptions cutanées surtout exzéma, migraines, dyspepsie, obésité, hémorrhoïdes, douleurs articulaires vagues, furoncles, alopécie précoce, affections hépatiques, coliques néphrétiques, crises gastralgiques, asthme, vertiges, irritabilité du caractère.

Goutte aiguë. — Début brusque au milieu de la nuit. *Douleur déchirante au gros orteil* qui est enflé, chaud, rouge, luisant : frisson, fièvre. Puis la douleur s'apaise, mais, pendant la journée, fatigue, anorexie. La nuit suivante, nouvel accès. Durée de l'attaque, 3 à 18 jours. *Jamais l'articulation ne suppure.* Urine trouble. Acidité habituelle des urines. L'excès d'acide urique est plus marqué au moment des localisations articulaires et diminue au commencement de l'accès. L'exagération de l'acide urique a lieu au summum de l'attaque.

Goutte chronique. — Accès rapprochés mais moins aigus. Pas de fièvre. Œdème pâle et persistant de l'articulation. Douleur peu vive. Dépôts d'urates dans l'articulation et les parties voisines et les cartilages, surtout ceux de l'oreille (tophus). Parfois la peau qui les recouvre se sphacèle et l'orifice donne issue à une matière ressemblant à du mortier. — Déformations articulaires, ankyloses. Frottements et craquements articulaires. Subluxations: les doigts, au niveau de la 1re phalange, s'infléchissent vers le cubitus et, au niveau de la 3e, vers la face palmaire. Contracture des extrémités. — Altérations du système circulatoire et des reins.

Goutte anormale. — Accidents dans différents organes, surtout le *rein* (néphrite), le *cerveau* (céphalalgie, migraine, hémorrhagie cérébrale), la *moelle épinière* (névralgie, myélite), le *cœur*.

DIAGNOSTIC. — Expérience du fil. Plonger un fil de coton dans de la sérosité d'un vésicatoire ou dans du sérum sanguin 4 à 8 centimètres cubes auxquels on ajoute 6 à 12 gouttes d'acide acétique. Abandonner le vase à une température de 16 à 20° pendant 24 à 48 heures. Le fil est couvert de cristaux d'acide urique.

TRAITEMENT. — Prophylaxie par le régime. Eau comme boisson ou vin blanc coupé. Prohiber le vin de Bourgogne, le cidre, la bière. Exercice mais *pas excessif*. Éviter le froid.

Pendant l'attaque, boissons délayantes, diète sévère, repos au lit. Liniment calmant, recouvert d'ouate et de taffetas ciré. Contre la douleur : éviter l'opium et les injections de morphine ; chloral seulement si le cœur est absolument sain ; salicylate de soude, 2 à 3 grammes, mais pendant très peu de temps et si les reins sont sains : encore faut-il être très réservé dans l'emploi de ce médicament. — Pas de vomitifs ; contre la constipation, lavements ; n'employer les sels purgatifs qu'après disparition des symptômes aigus. — Contre la fièvre, sulfate et même bromhydrate de quinine, 0 gr. 50 à 0 gr. 80 en 2 doses à prendre à une heure d'intervalle vers le milieu du jour. — *Colchique* : ne le donner qu'à partir du 12ᵉ jour, si les manifestations de l'accès ne sont plus actives, si rien n'annonce une fluxion articulaire nouvelle (Bouchard) : vin 10 à 12 grammes, teinture de semences, 1 à 2 grammes, suspendre ou diminuer s'il survient de la diarrhée ou des vomissements (pendant 3 jours de suite au maximum). On peut joindre à cette teinture celle d'aconit à la dose de 1 à 2 grammes.

Dans l'intervalle des attaques ; de temps à autre salicylate de soude, 4 grammes. — Alcalins : bicarbonate de soude, 2 à 4 grammes ; carbonate de lithine, 0 gr. 30 à 0 gr. 50 au repas, 2 fois par jour ; benzoate de soude, 1 à 2 grammes. — Iodure de potassium, 0 gr. 30 à gr. 40 par jour ; iodure de lithium, mêmes doses longtemps prolongées. — Massage ; douches sulfureuses ; électricité.

Chez les obèses : Carlsbad, Marienbad, Chatel-Guyon. — S'il y a tendance aux concrétions urinaires : Vichy, Vals. — Chez les malades affaiblis : Ragatz, Gastein, Royat, Luxeuil. — Chez les anémiques névropathes avec excitation : Néris, Evian. — S'il y a localisations articulaires mais pas d'état aigu : Boues de Dax, Franzensbad.

Goutte rénale.

Symptômes d'urémie.

TRAITEMENT. — Combattre l'artério-sclérose rénale (voir *Artério-sclérose*). Prévenir la formation exagérée d'acide urique : régime sévère, alcalins, lithine, acide benzoïque 0 gr. 25 à 1 gramme ou bien prendre, au début des 2 repas, 2 pilules de

Extrait de stigmates de maïs	6 gr.
Benzoate de soude	3 »
Carbonate de lithine	3 »
Essence d'anis	3 gouttes

Pour 60 pilules (Huchard). Pas de préparations salicylées.

Goutte saturnine.

Contrairement à la goutte ordinaire, elle se montre chez des individus en mauvaise santé par suite de divers accidents saturnins. On n'observe pas, avant son apparition, des accidents prémonitoires de fluxion ou de dyspepsie. Elle se montre rapidement sur plusieurs articulations et devient vite torpide. Les tophus sont très rares. La néphrite et les autres affections viscérales se montrent rapidement. Albuminurie et œdème rapides.

TRAITEMENT. — Voir *Intoxication saturnine*.

Grippe. — Influenza.

Parfois début foudroyant. Frisson. Fièvre. Céphalalgie frontale ou occipitale ; crampes dans les membres inférieurs ; rachialgie. Injection des conjonctives : photophobie. Langue blanche ; vomissements ; constipation ou diarrhée. Coryza ; angine ; laryngo-trachéite, enrouement, toux sèche. Bronchite avec râles sibilants et muqueux. Complications fréquentes.

Diagnostic: avec *Bronchite simple* : pas de prostration, ni de douleurs dans les membres. — *Fièvre typhoïde* : début plus lent, marche de la température. — *Rougeole* : éruption caractéristique.

Traitement. — Si la fièvre du début est intense et l'invasion subite, bromhydrate de quinine 0 gr. 60 à 1 gramme répété au besoin le lendemain. Si les phénomènes *douloureux* dominent ; antipyrine 2 à 4 grammes. Il est toujours bon de l'associer à la quinine. Antisepsie buccale et nasale. Contre la *toux sèche et quinteuse* : fumigations aromatiques ; cataplasme sinapisé au-devant du larynx et de la trachée, alcoolature de racines d'aconit 20 à 30 gouttes. Contre la bronchite ; voir ce mot. Contre les troubles gastriques : vomitifs ou purgatifs. Contre la constipation : lavements, laxatifs. Contre la diarrhée : tanin 2 grammes par jour. Antisepsie intestinale : salol, bétol, naphtol. Dans la grippe *cardiaque* : digitale, ou mieux caféine, éther en injection. Kola. Contre l'asthénie : 2 à 5 cuillerées à café par jour de

Sulfate de strychnine	0 gr. 03
Eau distillée	150 »

Ou 2 à 4 injections par jour de

Sulfate de strychnine	0 gr. 01
Eau distillée	10 »

Contre les pneumonies : 3 à 4 injections de caféine, 2 à 4 d'éther, 2 injections de

Camphre	10 gr.
Huile d'olive stérilisée	100 »

Le deuxième jour, digitale ou digitaline qu'on réitère au besoin quelques jours plus tard.

Hémarthrose.

Après traumatisme, douleur, gonflement. Très rarement ecchymose cutanée et crépitation de caillots sanguins.

Chez les *hémophiliques* début soudain, *sans traumatisme*. L'articulation *n'est pas douloureuse*. Ecchymoses sous-cutanées fréquentes autour de l'articulation, et, quelques jours plus tard, taches verdâtres sur la peau des régions plus ou moins éloignées.

TRAITEMENT. — Ponction aseptique sur un point quelconque du cul-de-sac supérieur, de préférence en haut et en dedans. Pas de lavage. Occlusion de la plaie avec collodion iodoformé. Bandage ouaté compressif. Chez les *hémophiliques*, s'abstenir de toute intervention excepté la ponction simple.

Hématémèse.

Symptomatique d'un cancer, d'un ulcère stomacal, empoisonnement, etc. Vomissement de sang. Si l'hémorrhagie est assez abondante, mais si le sang a séjourné quelque temps dans l'estomac, le vomissement est brunâtre. Si l'hémorrhagie provient d'un gros tronc artériel, le sang est rouge. Souvent l'hématémèse s'accompagne ou est suivie de selles noirâtres. Parfois syncope avant même le vomissement.

DIAGNOSTIC avec : *Hémoptysie*, voir ce mot. S'assurer si le sang ne provient pas du *nez*. Chez le *nouveau-né*, le sang peut provenir d'une érosion du mamelon et avoir été avalé avec le lait.

TRAITEMENT. — Repos absolu. Vessie de glace à l'épigastre. Faire avaler de petits morceaux de glace. Essence de térébenthine, 6 à 10 capsules 2 par 2, ou, mieux, incorporée à une potion gommeuse. Injections sous-cutanées d'ergotine. Injections de sérum artificiel.

Hématocèle rétro-utérine.

Généralement précédée par symptômes morbides du côté des annexes de l'utérus : trouble des règles, réflexes gastriques. Puis *apparition brusqe d'une tumeur rétro-utérine coincidant avec phénomènes d'hémorrhagie interne* : lipothymie, syncope, refroidissement. Par le toucher bimanuel, on sent une tumeur fluctuante dans le cul-de-sac de Douglas, *refoulant l'utérus en haut*, de sorte que le col est difficilement accessible. La tumeur ne reste pas longtemps fluctuante. L'utérus est comme enchâssé au milieu d'elle. Parfois troubles urinaires ; constipation.

DIAGNOSTIC avec : *Rupture d'une pyosalpingite ou d'un abcès pelvien* : il y a seulement douleur aiguë ; réaction péritonéale bien plus vive ; pas de tumeur.

Kyste ovarien et fibrome enclavés dans le petit bassin : mode d'apparition et marche différents. Idem pour la grossesse extra-utérine.

L'hématocèle à *début brusque* succède ordinairement à la rupture d'un kyste fœtal. Celle à *début lent* est plutôt le résultat d'une salpingite hémorrhagique. Si la femme est très variqueuse, on peut croire à la rupture d'une veine du ligament large.

TRAITEMENT. — Intervenir seulement si les accidents sont graves. Au début si les symptômes sont modérés : glace sur le bas-ventre ; repos absolu. Vider régulièrement la vessie et le rectum. Ne pas abuser de l'opium de crainte de constipation. Antisepsie vaginale.

S'il y a danger de mort : *incision* de préférence à la ponction. Si la tumeur proémine dans le cul-de-sac du vagin, choisir la voie vaginale. Attirer le col en avant, mettre dans le rectum l'index gauche. Mettre des écarteurs et inciser suivant le grand axe de la tumeur en ayant soin de ne pas aller trop loin, pour ne pas blesser l'uretère. Une fois dans le foyer, élargir l'incision avec de gros ciseaux. Provoquer l'issue des caillots avec une injection antiseptique *très faible*. *Pousser le liquide avec prudence* pour ne pas rompre les adhérences. Mettre ensuite un tampon lâche avec gaze faiblement iodoformée. Laisser en place 48 heures, l'enlever. Irrigation, puis introduire un gros tube en croix autour duquel on laisse de la gaze iodoformée, mais dans le vagin seulement. L'extrémité libre du tube est emmaillotée dans un pansement antiseptique. — Faire des injections dans la poche une à deux fois par jour. Si la poche est volumineuse, faire suivre chaque injection antiseptique d'un lavage à l'eau bouillie.

Si la cavité a un gros volume, essayer la *laparotomie sous-péritonéale*. Incision parallèle à l'arcade crurale. Décoller le péritoine jusqu'au foyer. Pénétrer dans celui-ci par sa face adhérente au bassin ; le vider avec précaution. Explorer la poche en introduisant les doigts du côté de la partie la plus déclive. Chercher, en combinant avec le toucher vaginal, le point favorable au passage d'un drain à travers le cul-de-sac postérieur. Si la poche est grosse, outre le drainage vaginal, faire un drainage par l'incision abdominale avec deux gros tubes accolés. Au bout de 2 à 3 jours, tamponner lâchement la poche avec de la gaze faiblement iodoformée.

En cas de nécessité absolue : *laparotomie*.

Hématome de la dure-mère. Voir *Pachyméningite*.

Hématomyélite. Voir *Hémorrhagie intra-médullaire*.

Hématurie (1). .

S'il y a peu de sang, urine rose pâle. S'il y a plus de sang, urine rouge, brune, vert foncé. Le sédiment urinaire forme une couche grumeleuse, grenue, friable, rouge. Les hématies sont facilement reconnues au *microscope*. Miction souvent difficile, impossible.

Hématurie rénale. — Le diagnostic est certain quand on trouve des caillots moulés dans l'uretère et dont l'émission est précédée de douleurs rappelant celles de la colique néphrétique. Ces cylindres sont faciles à voir au *microscope*. Les crises douloureuses sont courtes, mais se répètent souvent. Elles disparaissent brusquement, mais se reproduisent vite. *Les alternances réitérées et très rapprochées d'urines sanglantes et claires ne se voient guère que dans l'hématurie rénale.*

Hématurie rénale calculeuse. — Elle se produit à la suite d'une secousse, d'un mouvement brusque. *Elle cesse par le repos*, à moins qu'il n'y ait en même temps une colique néphrétique.

Hématurie vésicale. — *Si la première ou la dernière portion de l'urine sont seules colorées, il n'y a pas de doute sur la provenance vésicale.* Il en est de même quand, toute la miction étant teintée, la première et la dernière portion sont à la fois plus teintées et plus rutilantes. Les hématuries vésicales, celles du cancer, de la tuberculose, du foie gras ne sont pas arrêtées par le repos. Si le sang vient des parties situées en avant du muscle de Wilson, le sang s'écoule goutte à goutte et l'urine n'est rouge qu'au *début de la miction.* Si le sang n'apparaît qu'à la *fin de la miction*, il y a lésion du col vésical ou des parties très voisines.

(1) Résumé des leçons de M. le professeur Guyon.

Le mélange du pus et du sang caractérise les *cystites*.

L'hématurie survenant *sans provocation* indique : fongus, tuberculose, cancer. L'hématurie persistant *malgré le repos* indique une tumeur vésicale.

Hématurie traumatique. — L'hématurie se montre presque immédiatement après le traumatisme de la région lombaire.

TRAITEMENT. — Repos, boissons délayantes, révulsifs lombaires, essence de térébenthine 6 à 8 capsules. *Pas de cathétérisme* pendant la crise à moins de complication de rétention d'urine ancienne. En cas de nécessité, sonder avec une sonde à grands yeux nº 22, le malade étant *couché*.

Si des caillots obstruent la sonde, les déplacer par des pressions douces sur l'épigastre ou par l'aspiration avec la seringue. Injections avec

Tanin. . . . . 1 gr. à 1 gr. 50
Eau distillée. . . . . 100 »

seulement dans les hématuries peu intenses, quand la vessie renferme peu de liquide.

Hémianesthésie.

Cette hémianesthésie peut se développer brusquement ou graduellement chez les individus atteints d'hémiplégie. L'insensibilité est complète et absolue (contact, douleur, température) sur une moitié du corps. Le sens musculaire est diminué ou aboli. La température est plus basse du côté anesthésié. Les muqueuses sont anesthésiées. La sensibilité cornéenne est intacte. Les principaux réflexes sont abolis. L'acuité visuelle est diminuée et le champ visuel rétréci concentriquement.

L'hémianesthésie prouve une lésion de la *capsule in-*

terne (1). Quand la lésion porte sur le tiers postérieur de la capsule interne, il y a hémiplégie et hémianesthésie. Quand elle porte sur la région antérieure, il y a hémiplégie seulement.

Hémiatrophie faciale progressive.

Quelquefois névralgies prodromiques, altérations de couleur du système pileux. Formation de taches claires sur la peau de la face. Elles s'étendent progressivement puis s'affaissent. Le tissu graisseux sous-jacent disparaît, la peau s'amincit. *Adhérence entre les os et la peau.* Œil renfoncé, bouche béante du côté malade. En général sensibilité et température cutanées intactes. L'atrophie peut frapper os, cartilages, muscles.

DIAGNOSTIC avec l'*Asymétrie faciale congénitale*. S'en distingue par le développement tardif des accidents, les taches pigmentaires et les altérations du système pileux. — *L'atrophie faciale acquise* avec scoliose et torticolis : celle-ci offre des modifications spéciales de la tête et du rachis.

TRAITEMENT. — Nul.

Hémicranie. Voir *Migraine*.

Hémichorée.

Un individu hémiplégique après une attaque d'apoplexie (plus rarement avant) présente, au bout d'un certain temps, quelques contractures dans le membre paralysé. Puis la contracture disparaît et l'hémiplégie redevient

(1) On appelle *capsule interne* la bande de substance blanche située entre le noyau lenticulaire d'une part et la couche optique et le noyau caudé de l'autre.

flasque. Puis les mouvements choréiques apparaissent. Le malade étant au repos, sa main est agitée de secousses continuelles et le bras et l'avant-bras, quelquefois la jambe, sont agités de mouvements désordonnés et irréguliers. Ceux-ci sont exagérés par les mouvements volontaires, par l'attention du malade. La face peut être atteinte.

Diagnostic avec le *tremblement des hémiplégiques.* Celui-ci *n'a pas lieu au repos.* On peut le provoquer en étendant fortement le pied. Le tremblement est constitué par des oscillations rhythmiques, les mouvements choréiques sont irréguliers.

Hémihypertrophie faciale.

L'hypertrophie occupe surtout les parties molles de la face. L'oreille, l'amygdale et la langue peuvent y participer. Exagération de la sécrétion sébacée ; salivation. Forte rougeur de la joue sans augmentation de la température locale. Intégrité des organes des sens. Pigmentation cutanée, hypertrichose ; couleur foncée anormale des cheveux ; mouvements d'expression difficiles.

Hémiplégie alterne. Voir *Cerveau* (*Pont de Varole*).

Hémisection de la moelle (Paralysie de Brown-Séquard).

Paralysie motrice du côté de la lésion ; paralysie sensitive du côté opposé, avec conservation du sens musculaire. Si la lésion est très élevée, les deux membres du même côté sont paralysés du mouvement ; la sensibilité est abolie du côté opposé. La limite de l'anesthésie est la ligne médiane : elle ne dépasse pas le niveau de la lésion. Du côté paralysé, hyperesthésie. A la limite supérieure de l'hyperesthésie, zone d'anesthésie. — Troubles vaso-moteurs. —

Troubles trophiques fréquents. — Atrophie consécutive des muscles paralysés. — Souvent exagération des réflexes, paralysie recto-vésicale. — En cas de guérison, *les fonctions motrices réapparaissent avant les sensitives*.

DIAGNOSTIC. — Dans les *lésions cérébrales*, les symptômes se montrent du côté de la lésion ; les nerfs crâniens sont intéressés. Dans l'*hémiplégie sensitive* hystérique, les organes sensoriels participent à l'anesthésie.

TRAITEMENT. — Traiter la cause.

Hémoglobinurie.

Urine rouge noirâtre, Malaga. Réaction alcaline quand elle est fraîche. Pas de précipité d'albumine par la chaleur, mais formation d'un volumineux coagulum albumineux à la surface, coloré en brun. Si on laisse reposer l'urine, formation d'un dépôt granuleux brun ou rouge brun. Souvent les hématies ont disparu. Le plus souvent on trouve des grains très fins d'hémoglobine.

TRAITEMENT causal.

Hémoglobinurie paroxystique.

À certains moments l'urine contient de l'hémoglobine. Cette excrétion survient par crises durant quelques heures, plus rarement quelques jours. La crise est presque toujours sous la dépendance d'un refroidissement, surtout aux pieds et aux mains ou d'un bain. Parfois au moment de la crise ; fourmillements de la peau, nausées, vomissements ; albuminurie quelquefois avant la crise.

DIAGNOSTIC. — Voir *Hémoglobinurie*.

TRAITEMENT. — Éviter les refroidissements. Si les crises sont fréquentes : repos au lit. Combattre l'anémie.

Hémopéricarde.

Épanchement liquide dans le péricarde (voir *Hydropéri-carde*). En même temps, symptômes d'hémorrhagie interne : froideur, pâleur cutanées, disparition du pouls, vomissements, vertiges.

TRAITEMENT. — Vessie de glace à la région cardiaque. Injections d'éther, de camphre, d'ergotine. Au besoin ponction et évacuation.

Hémophilie.

Peut se manifester dès la naissance par une hémorrhagie du cordon[1]. Souvent les premiers symptômes se montrent à l'occasion de la première dentition. La chute d'une dent produit une hémorrhagie très difficile à arrêter Chez les enfants, douleurs musculaires, rhumatoïdes, tuméfaction et douleurs des jointures, épistaxis fréquentes et abondantes. Le moindre traumatisme produit des ecchymoses extrêmement vastes. Une plaie insignifiante est suivie d'hémorrhagie. Chez les jeunes filles, parfois règles profuses.

DIAGNOSTIC avec le *Scorbut* : dans celui-ci, lésions inflammatoires, tuméfaction des gencives, commémoratifs. — *Maladie de Werlhof* : n'est pas une maladie permanente comme l'hémophilie.

TRAITEMENT. — Ne faire *aucune opération*, même la plus simple (la vaccination est sans danger), même une *ponction* d'abcès. Ouvrir ceux-ci par ponction avec le thermocautère. Si l'hémorrhagie vient après la chute d'une dent, combler l'alvéole avec de l'antipyrine et, au besoin, cauté-

---

1. Celle-ci dépend souvent d'une infection bactérienne du sang.

riser au galvano-cautère. Chez les femmes enceintes, prendre les plus grandes précautions au moment de la délivrance. A l'intérieur, *toniques* : fer, tanin.

Hémoptysie.

Ce n'est qu'un symptôme (congestion et tuberculose pulmonaires, plaies du poumon, rupture d'anévrysme de l'aorte, maladie infectieuse, hémophilie, scorbut, hémoptysie vicariante, arthritique, gangrène pulmonaire, affection du cœur).

Diagnostic avec : *Hémorrhagies laryngées et trachéales* : examen laryngoscopique. — *Hématémèse* : dans celle-ci. troubles gastriques ; vomissement en masse qui ne se prolonge pas. Dans l'hémoptysie, le sang vient avec les quintes de toux ; il est rouge vif, spumeux en général à moins qu'il n'ait séjourné longtemps dans une caverne ; il n'est pas mélangé avec des aliments.

Traitement. — Repos absolu, la tête élevée. *Défense de parler*. L'hémoptysie est causée par une lésion du cœur : *ne pas employer de digitale*. Révulsifs sur les extrémités inférieures. Injections sous-cutanées d'ergotine. — Essence de térébenthine 8 à 12 capsules, 2 par 2 toutes les 1/2 heures. — Poudre de Dower 0 gr. 50 à 1 gramme par fractions de 0 gr. 10 à 0 gr. 20 toutes les 1/2 heures ou toutes les heures. — Tanin 1 à 2 grammes par paquets de 0 gr. 25 à 0 gr. 50. — Ligature des membres. Au besoin transfusion de sang ou injections sous-cutanées de sérum artificiel.

Hémorrhagie bulbaire.

Grave : mort subite. — *Moyenne* : généralement attaque d'apoplexie, contractions épileptiformes (surtout quand la protubérance est touchée). Paralysies non constantes des nerfs bulbaires et des extrémités. Souvent les quatre membres sont paralysés, parfois il n'y a qu'hémiplégie ou monoplégie. Si l'hémorrhagie siège au niveau de la *décussation des pyramides*, paralysie croisée. Si l'hémorrhagie a détruit des nerfs de la sensibilité, troubles sensitifs. Si elle touche les nerfs bulbaires après qu'ils se sont entrecroisés et les nerfs des extrémités en amont de leur entrecroisement: *hémiplégie alterne de Gubler*.

TRAITEMENT. — Voir *Hémorrhagie cérébrale*.

Hémorrhagie cérébrale.

Prodromes. — Pas constants. Congestions de la tête, vertiges, éblouissements, céphalalgie ; diminution de la mémoire. Engourdissements, fourmillements.

Attaque apoplectique. — Dans les cas graves, mort subite. Dans les cas ordinaires, perte de connaissance, résolution musculaire complète. Abolition de la sensibilité et des mouvements réflexes. Emission involontaire des urines et des fèces. Face congestionnée ; respiration stertoreuse.

Hémiplégie. — Les membres sont en résolution mais, si on soulève les membres des deux côtés, ils retombent *brusquement* d'un côté, ceux du côté opposé retombent moins brusquement. La joue paralysée se soulève et s'affaisse à chaque mouvement respiratoire.

Déviation conjuguée de la tête et des yeux. — L'apoplectique hémiplégique a la tête et les yeux tournés du côté de la lésion, opposé à l'hémiplégie. Dans les lésions des hémisphères cérébraux, le *sens de la déviation indique le côté de la lésion.*

Si l'hémorrhagie se fait dans les ventricules : convulsions et contractures pendant la période apoplectique. Au début, la température s'abaisse, puis elle se relève restant normale si la guérison a lieu, atteignant 40° dans les cas mortels. Fréquemment pneumonie hypostatique, broncho-pneumonie, décubitus.

Période d'état. — Hémiplégie motrice du *côté opposé à la lésion* tant à la face qu'aux membres. Si l'hémorrhagie siège dans le bulbe ou la protubérance, paralysie de la face du côté opposé à celle des membres. La joue paralysée est flasque, la commissure labiale est portée en haut vers le côté sain. La langue tirée hors de la bouche, se porte du côté paralysé. *Intégrité de l'orbiculaire des paupières.*

La paralysie est complète au membre supérieur, incomplète à l'inférieur. En général, les muscles qui ne produisent un mouvement qu'en se contractant avec leurs symétriques sont épargnés. Hémianesthésie (voir : *Maladies de la capsule int.*). Troubles trophiques. Arthropathies : surtout l'épaule, coude, poignet.

Période tardive. — L'hémiplégie peut rester flasque. Souvent contracture des membres paralysés. Elle se fait en *flexion* ou *extension*. Celle-ci est la plus fréquente dans le membre inférieur.

Diagnostic (période apoplectique) avec *Ramollissement cérébral* (voir ce mot).— *Hémorrhagie méningée* : symptômes diffus, pas de paralysie localisée, plus souvent contractures et convulsions. — *Congestion cérébrale simple* : pas de paralysie. — *Encéphalopathie saturnine et méningée* : commémoratifs, examen des urines, température, liseré plombique. — *Attaques apoplectiformes de la sclérose en plaques et de la paralysie générale* : commémoratifs, troubles de la parole, de l'intelligence.

(Période paralytique) *Hémiplégie hystérique* : le plus souvent hémianesthésie, autres troubles fonctionnels.— *Hémiplégie par tumeurs cérébrales* : vomissements, céphalalgie, convulsions épileptiformes, paralysie des nerfs crâniens.

Diagnostic du siège. — Les contractures et convulsions précoces indiquent que l'hémorrhagie atteint les ventricules. La contracture tardive indique que la capsule interne est touchée.

Traitement. — Dans les cas où il a hypertension sanguine, légère saignée. Si le pouls est petit, les bruits du cœur faibles, le visage pâle, elle est contre-indiquée. Dans ce cas, il faut employer les stimulants. Injections sous-cutanées d'ergotine. Une fois l'ictus apoplectique disparu, combattre la constipation. Dix jours après l'accident ; iodure de potassium.

Quand tout signe d'irritation cérébrale a disparu, quand le malade essaye de mouvoir ses membres paralysés, électricité. Les courants continus sont dangereux. Agir avec les plus grandes précautions.

Pour restreindre le développement des contractures musculaires, changer plusieurs fois par jour la position des membres paralysés, supprimer aussitôt les attitudes vicieuses : massage des muscles.

Hémorrhagie de l'estomac. — Gastrorrhagie.

Si elle est très *abondante* : pâleur subite, pouls petit, syncope. Garde-robes fétides, noirâtres, ressemblant à du goudron. *Vomissement de sang.* Si de grosses artères ont été ouvertes, le sang est rouge. Dans d'autres cas, les matières sont brun noirâtre. Troubles stomacaux.

Diagnostic. — Voir *Hémoptysie.*

Traitement. — Faire avaler de petits morceaux de glace. Vessie de glace sur l'estomac. Injections d'ergotine, éther, camphre (Camphre 1 gr., huile d'olive stérilisée 10 gr.). Sinapismes aux extrémités. Astringents (avec modération)

    Tanin. . . . . 10 cent.
    Opium 2   »

un paquet toutes les 2 ou 3 heures. Perchlorure de fer 5 à 10 gouttes toutes les heures dans de l'eau. Essence de térébenthine 10 gouttes de la même façon. Diète lactée absolue.

Hémorrhagie extra-médullaire ou méningée spinale.

Parfois instantanée, parfois lente. Symptômes initiaux : douleurs rachidiennes et dans le tronc et les membres : crampes, secousses, spasme et rigidité musculaires. Motilité et sensibilité affaiblies. Paralysie et anesthésie rarement considérables. Parfois fièvre à la période de réaction. *Développement brusque des symptômes de l'irritation méningée et absence de fièvre au début.*

DIAGNOSTIC. — Se distingue de *l'hémorrhagie intra-crânienne* par la nature *entièrement spinale* des symptômes.

De la *méningite aiguë* par le début plus rapide et par l'absence de fièvre.

TRAITEMENT. — Comme pour les hémorrhagies internes. Plus tard, même traitement que dans la méningite aiguë.

Hémorrhagie intestinale.

Symptômes d'une hémorrhagie interne (pâleur de la face, petitesse du pouls, refroidissement de la peau). — Selles sanguinolentes et noires. Dans les hémorrhagies du *gros intestin*, le sang s'attache seulement à la surface des matières, l'intérieur n'en contient pas. Les *vomissements sanglants* ne s'observent que dans les hémorrhagies du duodénum. Parfois matité au niveau d'une région de l'abdomen augmentant progressivement en même temps que la rénitence.

DIAGNOSTIC. — Faire dissoudre les selles dans l'eau qui prend une teinte sanguinolente quand elles contiennent du sang.

TRAITEMENT. — Repos absolu. Vessie de glace sur l'abdomen. Perchlorure de fer 5 à 10 gouttes toutes les heures.
Injections d'ergotine, d'éther. Opium : un centigramme
toutes les heures. Dans les hémorrhagies du gros intestin :
injections d'eau à 50°, d'une solution de 2 grammes de tanin, de 20 gouttes de perchlorure de fer.

Hémorrhagie intra-médullaire.

En général, marche rapide, le malade est subitement
frappé de paralysie, type paraplégique. Parfois, au moment de l'attaque, douleurs vives au niveau du dos. Pas
de perte de connaissance. Quelquefois, l'hémorrhagie se
faisant lentement, la paralysie n'est développée qu'au bout
de quelques heures. Voir *Myélite*.

DIAGNOSTIC avec : *Hémorrhagie cérébrale*. S'en distingue
par l'absence de troubles cérébraux et par la forme paraplégique de la paralysie.

	Hémorrhagie intra-mé-dullaire.	Polyomyélite antérieure aiguë.
Début.	Très rapide, parfois subit. Pas de fièvre.	Jamais subit. Fièvre.
Sensibi-lité.	Souvent, au début, douleurs dans le dos, puis anesthésie parfois totale au-dessous de la lésion.	Intacte.
Vessie et rectum.	Souvent paralysés. Si l'hémorrhagie atteint leurs centres réflexes, les sphincters se para-lysent ; cystite.	Intacts.
Peau.	Souvent larges es-chares.	Rien.

L'hémorrhagie est-elle *intra* ou *extra-médullaire* ?

Hémorrh. int. médul.	*Hémorrh. extra-médul.*
Douleur dorsale du début disparaît vite. Peu ou pas de douleurs lancinantes dans les membres; *idem* pour l'hyperesthésie.	Crampes, spasmes, raideur musculaire. Paralysie et anesthésie rarement prononcées, apparaissent tardivement.
Très fréquemment paralysie des sphincters, cystite, urines ammoniacales, rétention d'urine, constipation.	Vessie et rectum pas sérieusement intéressés. Urines jamais ammoniacales.
Souvent troubles trophiques de la peau.	Pas d'eschares.
Affection grave. Guérison incomplète.	Bien moins grave. Guérison peut être complète.

TRAITEMENT. — Position déclive ; repos absolu ; ergotine en injections. Traitement de la myélite.

Hémorrhagies méningées.

Hémorrhagie sus-arachnoïdienne ou pachyméningite (1). — Au début; céphalalgie, tintement d'oreilles, vertige, délire, engourdissement, rétrécissement des pupilles. Chez les enfants, fièvre, convulsions, contracture des pieds et des mains. — Quand les vaisseaux de la fausse membrane se rompent, si l'hémorrhagie est abondante, *attaque d'apoplexie*. Si l'hémorrhagie est faible et graduelle : affaiblissement des facultés, incontinence des matières, coma, mort.

(1) L'hémorrhagie est toujours précédée de la formation d'une fausse membrane. Ce sont les vaisseaux de celle-ci qui se rompent et donnent lieu à l'hémorrhagie méningée.

— Après l'apoplexie ou en dehors de toute attaque, paralysies limitées.

Hémorrhagie sous-arachnoïdienne. — Début comme ci-dessus. Plus souvent attaques d'apoplexie : perte de l'intelligence et du mouvement, vomissements, incontinence des matières. Généralement mort. Si le malade meurt, on *n'observe jamais de paralysie limitée.*

DIAGNOSTIC. — Avec *Méningite tuberculeuse* (chez l'enfant). Dans la pachyméningite, peu ou pas de vomissements, pas de constipation. — *Méningite* ou *Encéphalite* : dans celles-ci vomissements, fièvre.

L'hémorrhagie sous-arachnoïdienne se distingue de l'hémorrhagie cérébrale, *quand il n'y a pas apoplexie,* par l'absence d'hémiplégie et de paralysie partielle. Elle est fréquente chez les aliénés, les alcooliques.

TRAITEMENT. — Voir *Hémorrhagie cérébrale.*

Hémorrhagie dans le médiastin.

Ecchymoses dans la région lombaire du 2e au 3e jour. Matité au niveau du médiastin. Signes de compression des organes voisins, pouls petit : peau froide. Pâleur.

TRAITEMENT. — Antiphlogistiques locaux. Injections éther, caféine, ergotine.

Hémorrhagie de l'œsophage.

Vomissement de sang et, si elle est abondante, selles noires ou sanglantes. — On ne peut faire le *diagnostic* que si l'hémorrhagie stomacale ou intestinale peut être écartée d'une façon certaine.

TRAITEMENT. — Faire avaler de petits fragments de glace. Vessie de glace à la région cervicale et à gauche le long du rachis. Injections d'ergotine. Perchlorure de fer 5 à 10 gouttes, toutes les 1/2 heures, dans une cuillerée d'eau glacée. Injections d'éther, de camphre. — Ne donner que du lait glacé.

Hémorrhoïdes.

Prurit, brûlure, douleurs à l'anus. Douleur pendant la défécation. Blennorrhée chronique de la muqueuse rectale. Hémorrhagies. Tumeurs rouges entourant l'anus.

Diagnostic avec *Plis de la peau de l'anus hypertrophiés* : ils n'ont pas l'aspect bleuâtre, la tension et la forme des hémorrhoïdes.— *Condylomes* : autres signes de syphilis.

Traitement. — *Hémorrhoïdes légères* : pommades émollientes, vaseline boriquée, lotions avec eau très chaude. Lavement avant et après les garde-robes. Eviter la constipation. — Poudre de capsicum 0 gr. 50 à 2 grammes par jour.— Extrait fluide d'hamamelis virginica 20 à 50 grammes par jour. Teinture d'hamamelis 1 gramme par jour. Régime doux. — Chatel-Guyon, Carlsbad.

Hémorrhoïdes étranglées. Essayer de les réduire avec douceur. Si on ne peut y arriver, faire la dilatation de l'anus.

Hémorrhoïdes volumineuses. — Dilater l'anus. Enfoncer ensuite dans chaque tumeur plusieurs pointes de galvano ou thermo-cautère.

Hémothorax.

Mêmes signes que pour la *pleurésie.*
Pour le *diagnostic* différentiel : étiologie, signes d'hémorrhagie interne, pâleur de la peau, abaissement de la température, pouls petit, fréquent.

Traitement. — Excitants. Injections de *caféine, éther,*

camphre, ergotine. Ponction seulement si l'épanchement menace la vie.

Herpès circiné. Voir *Trichophitie cutanée.*

Herpès génital.

Éruptions de vésicules, le plus souvent à la face interne du prépuce et dans le sillon balano-préputial. *Démangeaisons très vives.* Une fois la vésicule rompue, ulcération, parfois légèrement indurée à la base. Assez souvent balanite. Adénite inguinale très légère.

L'herpès génital peut devenir *confluent* à la vulve et est alors très douloureux. Il s'accompagne d'adénite douloureuse.

L'herpès génital *récidivant* est, en général, consécutif à une affection vénérienne.

Diagnostic avec *Chancre* : l'herpès survient parfois 24 heures après le coït. Dans sa sécrétion, il n'y a que des globules de pus et des cellules épithéliales tandis que, dans celle du chancre, il y a des fibres élastiques. Si l'herpès a été cautérisé, le diagnostic est très difficile.

Traitement. — *Proscrire absolument toute cautérisation.* Pansement avec poudre de calomel ou dermatol, ou pommade boriquée.

Dans l'herpès confluent : lotions émollientes. Ensuite poudre inerte, puis pommade à l'oxyde de zinc, au bismuth, à l'acide borique. Eaux d'Uriage.

Herpès iris. Voir *Erythème polymorphe.*

Herpès de la peau.

Au début, sensation de chaleur, de prurit. Puis tache

rouge avec légère saillie. Au centre, il se fait de petites vésicules arrondies dont le liquide est généralement clair. On en trouve jusqu'à 20 sur une plaque érythémateuse. Plus tard, le liquide devient louche, puis peut devenir purulent. Mais, le plus souvent, la vésicule sèche auparavant et est remplacée par une croûte.

TRAITEMENT. — Mettre les parties à l'abri de l'air. Lotions boriquées. Poudre d'amidon ou pommade à l'oxyde de zinc.

Herpès des muqueuses.

Il diffère du précédent en ce que la vésicule n'a qu'une très courte durée. La partie qui est le siège de l'éruption est recouverte d'une pellicule blanche, d'aspect pseudo-membraneux, entourée d'une zone enflammée. Cette pellicule tombe et laisse à sa place une érosion arrondie.

Dans l'herpès des lèvres, mettre des compresses imbibées de :

        Résorcine. . . . .   1 gr.
        Eau.   200   »

Ou :

        Menthol. . . . .   3 gr.
        Eau.   100   »

Ou :

        Tanin.   2 gr.
        Alcool.   100   »

Recouvrir avec une plaque de gutta-percha laminée.

Herpès zoster. — Zona.

Affection généralement unilatérale.

Commence par un érythème diffus. Puis, sur la surface rouge, papules rouges au sommet desquelles se fait une vésicule. Les vésicules peuvent se réunir et former une phlyctène. Douleurs névralgiques plus ou moins vives persistant souvent après la disparition de l'éruption. Fièvre au moment de l'éruption.

TRAITEMENT. — Eviter toute intervention énergique. Contre les douleurs : antipyrine 2 à 4 grammes ; sulfate ou bromhydrate de quinine 0 gr. 60 à 1 gramme. Phosphure de zinc 5 à 10 milligrammes. Injections de morphine. Poudrer la partie malade avec oxyde de zinc et poudre d'amidon : ââ. Courants continus.

Hoquet. Voir *Spasme du diaphragme.*

Hydrargyrisme.

Suraigu. — Saveur métallique. Douleurs épigastriques et abdominales. Sueurs froides. Diarrhée et vomissements bilieux. Pouls petit, irrégulier. Gonflement des gencives, gorge rouge.

Subaigu. — Coliques, abdomen douloureux ; diarrhée avec mucosités sanguinolentes, ténesme rectal. Vomissements. Stomatite. Troubles urinaires jusqu'à l'anurie. Céphalalgie : face pâle ; insomnie, abattement.

Chronique. — Stomatite. Altération de l'intelligence. Accès vertigineux et épileptiformes. Tremblement *exagéré par toutes les influences extérieures.* Paralysie. Anémie intense. Cachexie.

TRAITEMENT. — Vider l'estomac et l'intestin. Eau albumineuse. Contre la stomatite : chlorate de potasse en gargarismes et à l'intérieur 4 grammes. A l'intérieur, iodure de potassium. Contre les phénomènes nerveux, électricité.

Hydroa. Voir *Erythème polymorphe.*

Hydronéphrose.

Si elle est unilatérale, souvent pas de symptômes urinaires. Parfois *polyurie intermittente*. *Tumeur fluctuante du rein*. Si l'hydronéphrose est considérable, augmentation énorme du volume de l'abdomen. Souvent suffocation, constipation, œdème. Parfois l'hydronéphrose est intermittente, elle est alors généralement d'*origine calculeuse*.

DIAGNOSTIC avec *Echinocoque du rein* : parfois expulsion d'hydatides par les urines. — *Tuberculose rénale* : recherche des bacilles dans le sédiment urinaire.— *Cancer rénal* : symptômes de cachexie. — Pour éviter la confusion avec les *tumeurs ovariennes*, examen par le rectum. Eviter la confusion avec l'utérus gravide.

TRAITEMENT. — Néphrotomie. On peut attaquer la poche par la voie lombaire ou abdominale (préférer celle-ci). Une fois la poche incisée et évacuée, suturer les parois au péritoine. Lavage, drainage. Renouveler les lavages tous les jours. Au bout de quelque temps, il ne reste qu'une simple fistule. Si elle est petite, presque tarie, rien à faire. Si l'écoulement persiste, faire la néphrectomie.

Hydropéricarde.

Voussure de la région précordiale ; élargissement des espaces intercostaux ; élévation du mamelon gauche ; disparition du choc de la pointe ; pas de frémissement vibratoire au-devant du cœur ; matité augmentée ; diminution des bruits cardiaques ; déplacement de la pointe à gauche. Signes de compression de la languette inférieure du poumon gauche (matité ; respiration bronchique). Pouls petit, fréquent, irrégulier.

DIAGNOSTIC. — *L'épanchement péricardique* est accompagné de fièvre, sensibilité à la pression.

TRAITEMENT. — Purgatifs ; diaphorétiques, diurétiques, révulsifs. Si l'épanchement est considérable et la syncope menaçante : *ponction*. Le lieu d'élection est au-dessous et en dehors de la pointe, à la base du sac péricardique. On ponctionne dans le 7e ou 8e espace intercostal, au-dessous de la ligne mamelonnaire, non loin des limites de la matité.

Hydropisie articulaire intermittente. — Arthronévrose vaso-motrice intermittente.

Gonflement intermittent des articulations. Pas de lésion inflammatoire de l'articulation malade. Douleur exceptionnelle. Les genoux sont surtout pris. Durée des intervalles de repos : 8 à 28 jours, des accès 4 à 7 jours. Ils débutent et cessent à heure fixe.

TRAITEMENT. — Surtout électricité. Électrisation périphérique du crural et du sciatique.

Hydropisie de la vésicule biliaire.

Tumeur lisse, résistante, le plus souvent fluctuante (quand la vésicule n'est pas trop distendue), au niveau de la vésicule. Elle suit les mouvements respiratoires.

DIAGNOSTIC avec *Cancer des voies biliaires* : tumeur dure et bosselée. — *Vésicule remplie de calculs* : résistance spéciale, frottement des calculs. — *Vésicule distendue par de la bile* : marche plus aiguë, généralement ictère.— *Cancer de la face inférieure du foie* : mamelons durs, bosselés, reposant sur une large base. — *Kyste hydatique de la face inférieure du foie* : moins pédiculé, fixé à une plus large surface, frémissement hydatique. — *Abcès du foie* : fièvre. — *Tumeurs du rein* : ne suivent pas les mouvements respiratoires.

TRAITEMENT. — Cholécystotomie ou cholécystectomie
après ligature préalable du canal cystique. Pour la première, ouvrir la vésicule après avoir déterminé par une
suture de solides adhérences entre la vésicule et la paroi
abdominale. Evacuer le calcul. La fistule biliaire consécutive se fermera plus tard naturellement ou chirurgicalement. La cholécystectomie exige la perméabilité du canal
cholédoque.

Hydropneumopéricarde.

Voussure précordiale. Le choc de la pointe et le frémissement normal ne sont plus perceptibles. *Son tympanique*
très aigu à résonnance métallique. Si le malade se penche en avant, le tympanisme est remplacé par de la matité,
quand il y a mélange de liquide et de gaz. *Timbre métallique* des bruits cardiaques : bruit de moulin.

TRAITEMENT. — Vessie de glace à la région cardiaque.
S'il y a *collapsus* : toniques ; injections d'éther, de camphre. Contre la *douleur* : injection de morphine. Si le pouls
est très *accéléré* : digitale à petite dose *avec beaucoup de
précaution.*

Hydropneumothorax. Voir *Pneumothorax.*

Hydrothorax.

Dyspnée ; cyanose ; pouls petit, accéléré. Dilatation du
thorax ; espaces intercostaux élargis, mais pas disparus.
Diminution des mouvements respiratoires. Déplacement
du cœur moindre que dans la pleurésie. A la *palpation*, diminution ou abolition du frémissement vocal au niveau du
liquide. En général, la *matité* se déplace pendant la respiration et les positions différentes du malade. A l'*auscultation*, diminution ou abolition du murmure vésiculaire :

respiration bronchique moins fréquente que dans la pleurésie. Egophonie à la limite supérieure du liquide.

TRAITEMENT. — Traiter la *cause* : diurétiques, drastiques, diaphorétiques. Ponctions aspiratrices si l'épanchement menace la vie.

Hydrurie. — Polyurie.

Polyurie (5 à 6 litres) sans glycosurie, ni azoturie ; élimination normale des phosphates et chlorures. *Seulement quantité plus grande d'eau dans les urines.* Pas de fièvre. Soif très vive. Appétit augmenté au début, puis les fonctions digestives s'altèrent. Constipation. — En général troubles circulatoires. Diminution de la perspiration cutanée et pulmonaire. Parfois œdème localisé et anasarque. Amaigrissement. Diminution du nombre des globules et de l'hémoglobine.

DIAGNOSTIC avec *Diabète* : évident. — *Néphrite interstitielle* : dans celle-ci, hypertrophie du cœur, souffle cardiaque, bruit de galop, polyurie moins abondante.

TRAITEMENT. — Belladone, opium, antipyrine, térébenthine, seigle ergoté, tanin, jaborandi, *surtout extrait de valériane 1 à 4 grammes.* — Hydrothérapie *si la réaction est assurée.* — Courants continus ascendants au niveau de la moelle sur la région des reins, la moelle allongée et cervicale.

Hyperesthésie laryngée.

Elle est localisée ou diffuse. Dans le premier cas : sensation de corps étranger, point douloureux dans le larynx : la déglutition calme la douleur. Dans le deuxième cas, sensation de brûlure et resserrement à la partie supérieure du larynx. *Rien au laryngoscope.*

TRAITEMENT. — Chez les hystériques : bromures, strychnine 1 à 2 milligrammes. Badigeonnage du larynx avec :

Chlorhydrate de cocaïne. . . . .   0 gr. 20
Bromure de potassium . . . .   2 »
Extrait d'opium . . . .   0 » 10
Glycérine pure.   20

Hyperchromie cutanée.

Le *lentigo* est constitué par des petites taches rondes ou
ovalaires, jaune pâle ou foncé siégeant surtout sur la face
et pouvant devenir confluentes.

Le *chloasma* est constitué par des taches d'étendue variable, à bords nets ou diffus, jaune clair ou brunâtre. Il
siège sur la face et s'observe dans la grossesse, l'anémie, etc.

L'*argyrie* qui reconnaît pour cause l'ingestion prolongée
de sels d'argent est constituée par une coloration ardoisée
de la peau.

Dans l'*arsénicisme*, il existe une pigmentation jaune brunâtre.

TRAITEMENT. — Frictionner, matin et soir, les parties avec
une solution de sublimé à 1 pour 300 ou 500. Puis mettre
pendant la nuit de l'emplâtre de Vigo qu'on enlève le matin avec du cold-cream. Si l'inflammation est trop vive,
mettre, pendant le jour de la pommade à l'oxyde de zinc
ou au bismuth, ou bien (Brocq).

Carbonate de magnésie. . . . . } àà 2 gr.
Oxyde de zinc. . . . . }
Kaolin . . . . } àà 4 »
Glycérine. . . . . }
Vaseline.   10 »

Dans le chloasma utérin, lotions avec :

Bichlorure de mercure . . . } àà 0 gr. 15 à 0 gr. 30
Chlorhydrate d'ammoniaque.   }
Emulsion d'amandes. . . . . .   120 »

Hyperidrose et bromidrose.

Exagération de la sécrétion de la sueur. Elle peut être généralisée, mais plus souvent elle est localisée : plante des pieds, paume des mains, aisselle.

Traitement. — Contre l'hyperidrose généralisée, on peut essayer : belladone, atropine. Agaricine 0 gr. 02 à 0 gr. 05 par jour. Seigle ergoté, bromhydrate de quinine, tanin, phosphate de chaux, faradisation.

Pour l'hyperidrose des pieds et des mains : lotions, matin et soir, avec de la décoction de feuilles de noyer ou d'écorce de chêne boriquée. Faire ensuite un savonnage avec du savon à l'acide salicylique. Mettre :

Acide salicylique.	3 gr.
Amidon.	10 »
Talc.	90 »

Ou bien :

Salicylate de soude	4 gr.
Permanganate de potasse	15 »
Sous-nitrate de bismuth.	90 »
Talc	80 »

On peut aussi faire des badigeonnages avec :

Perchlorure de fer liquide.	15 gr.
Glycérine.	5 »

Ou avec :

Naphtol	10 gr.
Glycérine	20 »
Alcool	200 »

Contre la sueur fétide des pieds, on emploie avec succès des badigeonnages avec :

Acide chromique.	5 gr.
Eau	100 »

Hypertension artérielle.

Oppression : dyspnée d'effort. Palpitations douloureuses ou pénibles. Légère anxiété précordiale. Algidités locales. Accès de pâleur. Tendance à : somnolence, vertiges, céphalalgie pulsative. Pseudo-névralgies artérielles avec violents battements dans le cou et les tempes. Parfois, à l'orifice mitral, souffle bref, post-systolique, transitoire. *Ectasie aortique.* Retentissement diastolique de l'aorte (2ᵉ ou 3ᵉ espace intercostal droit). Choc précordial augmenté : dilatation du cœur.

TRAITEMENT. — Défendre : ergot de seigle, *chloral*, belladone, cocaïne, *digitale, quinine* ; café, thé, alcool, aliments riches. Prescrire : opium, trinitrine, nitrite d'amyle, *iodures.* Favoriser les fonctions cutanées (Huchard).

Hypertrichose.

Développement exagéré du système pileux. Elle peut être *localisée* ou *généralisée.*

TRAITEMENT. — On peut essayer les différents dépilatoires ou pilivores, mais il vaut mieux détruire les poils par l'électrolyse.

Hypertrophie des amygdales.

TRAITEMENT. — Renoncer absolument à l'amygdalotomie. Galvanopuncture. *N'opérer qu'une amygdale à la fois.* La cocaïnisation de la partie à opérer n'est pas nécessaire. Abaisser la langue. Enfoncer à plusieurs reprises dans l'amygdale la pointe du galvano-cautère à une profondeur variable suivant le volume de l'amygdale. Prescrire ensuite un gargarisme à l'eau boriquée tiède à 20 0/00. Faire la même opération, 8 jours après, pour l'autre amygdale.

En général 2 séances pour chaque amygdale, séparées par un intervalle de 15 jours, sont nécessaires et suffisantes.

Hypertrophie du cœur.

Ventricule gauche. — Voussure précordiale. Choc plus fort. Mouvements ondulatoires à la région précordiale et aux environs. Le 2ᵉ bruit aortique (bruit diastolique) est d'une intensité anormale, bref, de timbre éclatant. Soulèvement et mouvements ondulatoires des carotides. Battements des artères superficielles. La tête du médecin est soulevée à chaque systole. Dyspnée et palpitations dans l'effort ou spontanément.

Ventricule droit. — Le choc de la pointe s'étend vers la droite. Choc diastolique très bref au niveau du 2ᵉ espace intercostal. Etouffement ; cyanose, catarrhe bronchique.

Hypertrophie totale. — Combinaison de ces symptômes.

A une époque avancée : dyspnée, palpitations, pouls accéléré, irrégulier. Œdème, anurie, ascite. Hydrothorax ; œdème pulmonaire.

TRAITEMENT. — Repos moral et physique. Proscrire les boissons excitantes. Aliments légers. Iodures. Aconit. Arsenic. Digitale en général contre-indiquée ; ne la prescrire qu'à dose *sédative.* Contre les *palpitations* : vessie de glace. Bromures 2 à 4 grammes.

Hypertrophie musculaire vraie.

Marche graduelle. En général, pas de troubles objectifs de la sensibilité. Les muscles des extrémités sont en général atteints : surtout ceux des bras, rarement ceux des jambes (notamment le péronier et l'extenseur de la cuisse) et ceux du tronc. Maladie uni ou bilatérale, mais toujours limitée aux muscles. Volume anormal de ceux-ci, motricité diminuée. Contractions fibrillaires. Excitabilité électrique normale ou augmentée, rarement diminuée. Parfois troubles vaso-moteurs et phénomènes de paralysie du sympathique.

DIAGNOSTIC. — Seulement par le microscope.

TRAITEMENT. — Nul.

Hypertrophie de la prostate.

Polyurie d'abord passagère, puis persistante. *Miction fréquente* surtout la nuit. Le matin *au réveil*, elle est difficile et redevient normale, au début, dans le cours de la journée. Elle est souvent douloureuse. La force de projection du jet est diminuée. Les vieillards ont des érections qui disparaissent une fois la vessie vidée.

Rétention d'urine pouvant survenir tout d'un coup. Souvent elle est d'abord *incomplète* pendant quelque temps. La polyurie persiste. Urines limpides quand il n'y a ni cystite, ni maladies du rein. Quand le rein est pris, les urines ne s'éclaircissent pas par le repos. Incontinence d'urine vraie, d'abord nocturne puis continue. Fièvre, troubles digestifs.

Par le *toucher rectal*, on constate l'hypertrophie de la vessie qui est plus consistante. Combiner avec le toucher rectal le *palper hypogastrique.*

TRAITEMENT. — Eviter les refroidissements, les excès de table, le décubitus prolongé, la constipation. *Ne jamais chercher à retenir les urines.* Lavements à 55° contre les poussées congestives. Au début, à moins de cystite, *pas de cathétérisme.* Mais, dès qu'on constate que *la vessie se vide mal,* cathétérisme avec la sonde de caoutchouc souple n° 18. Evacuer lentement la vessie. *Faire le cathétérisme tant que la miction est laborieuse.* Si l'urine est trouble, s'il y a des symptômes de cystite, faire des lavages avec la solution boriquée à 5 0/0. Ne jamais introduire à la fois plus de 50 grammes de liquide.

Si le cathétérisme est impossible, *ponction hypogastrique* qui rend souvent le cathétérisme facile après.

Hystérie.

Petite attaque. — Précédée d'une aura à point de départ ovarien en général. *Boule hystérique.* Sifflements dans les oreilles ; chute ; perte de connaissance réelle ou apparente ; étouffement, face vultueuse *gardant son expression normale.* Convulsions cloniques avec grands mouvements rappelant les mouvements physiologiques. Puis tout se termine, quelquefois par un accès d'hallucination, de sanglots, de rire.

Grande attaque. — *Hystéro-épilepsie.* — Apanage des *grandes hystériques.* Prodromes variables, aura allant de l'ovaire au cerveau, chute *avec cri. Phase tonique,* immobilité tétanique. *Phase clonique,* grimaces, petites oscillations rapides des membres. Puis résolution musculaire et respiration stertoreuse. Ensuite *contorsions,* positions bizarres (en arc de cercle) ou bien *grands mouvements oscillatoires.* Puis *période des attitudes passionnelles.* Retour à la connaissance. *Pas d'élévation de température* pendant l'attaque qui naît par excitation d'une zone hystérogène et s'arrête par compression de l'ovaire, ou frictions des zones hystérogènes.

Symptômes de l'hystérie. — *Moteurs.* — Vomissements, borborygmes. Aboiements, hurlements, hoquet, rire ou pleurs. Toux hystérique (*cesse la nuit*). Chorée rythmique hystérique. Contractures. Parésie. Anesthésie. Hémiplégie. Paralysie.

Sensitifs. — Hyperesthésie ; rachialgie ; céphalalgie. Ovarie. *Anesthésie* cutanée, muqueuse. *Rétrécissement* du champ visuel ; perte de certaines couleurs (violet, vert). Polyurie ou oligurie.

Chez les *enfants*, les stigmates d'hystérie *manquent* souvent.

TRAITEMENT. — Eviter de surexciter le cerveau des enfants. Traiter les causes quand c'est possible. S'il y a excitation marquée : bains tièdes quotidiens. Hydrothérapie. Suggestion. Toniques chez les affaiblis. Bromures chez les excités.

Hystéro-épilepsie. Voir ci-dessus.

Ictère catarrhal.

Catarrhe gastro-duodénal. Douleur dans la région du foie. Ictère au bout de 3 à 8 jours, débutant par la face. Urine épaisse, contenant la matière colorante de la bile. Prurit cutané. Pouls lent. Décoloration des fèces. Hypertrophie du foie.

TRAITEMENT. — Traiter le catarrhe gastro-duodénal. Vomitifs ; purgatifs ; boissons acidules ; diète lactée. S'il y a constipation ; purgatifs végétaux, calomel. Lavements frais. Faradisation de la vésicule biliaire : un pôle sur la région de la vésicule, l'autre symétriquement en arrière. Courant fort.

Ictère grave. — Atrophie jaune aiguë du foie.

Catarrhe gastro-duodénal. Troubles digestifs. Courbature. Puis, rapidement, ictère foncé. Région hépatique sensible : parfois *diminution du volume* du foie et *hypertrophie* de la rate. Fièvre intense. Hémorrhagies multiples. Stupeur, délire, convulsions, coma.

DIAGNOSTIC. — Avec *Empoisonnement par le phosphore* : très difficile à moins de commémoratifs certains. — *Fièvre jaune* : impossible.

TRAITEMENT. — Nul.

Ichthyose.

Affection *symétrique* caractérisée par une sécheresse très marquée de la peau qui est rugueuse, rude au toucher et par une desquamation incessante de lamelles épidermiques blanches, argentées, quelquefois brunâtres, adhérentes par un de leurs bords, une de leurs faces ou par leur centre seul. La peau, au-dessous d'elles, est normale. Les poils sont atrophiés, les ongles secs et cassants. Peu ou pas de prurit.

TRAITEMENT. — Si l'affection est légère : bains (amidon, son, glycérine) d'une à deux heures. Ensuite, frictions avec la glycérine ou avec :

    Glycérine. . . . .   2 gr.
    Vaseline. . . . . 15 »
    Axonge benzoïnée. . . . . 30 »

Avant de se coucher, frictions avec glycérolé d'amidon qu'on peut additionner d'acide tartrique (1 pour 30). Au bout de quelque temps, ne faire cette friction qu'une à deux fois par semaine.

Dans les cas plus graves : bains de glycérine dans lesquels le malade se frictionne avec du savon noir. Le soir, frictions comme ci-dessus ou avec :

    Acide salicylique. . . . .   1 gr. à 2 gr.
    Soufre précipité . . . .   5 »
    Glycérine. . . . . | àà 50 »
    Lanoline . . . . |

Le matin, savonnage à l'eau chaude (Brocq).

Ileus. Voir *Occlusion intestinale.*

Impétigo.

Siège : en général la face. Est inoculable et contagieux.

Au début, souvent phénomènes généraux. Puis petites taches érythémateuses qui peuvent être confluentes. Ensuite vésico-pustules remplies d'un liquide ambré. Si elles ne se rompent pas, elles sont globuleuses, jaunes, *non ombiliquées*. En général, elles se rompent et sont remplacées par une *croûte jaune doré*, épaisse, parfois verdâtre, humide, friable. La surface sous-jacente suinte. Si les croûtes tombent, elles sont remplacées par d'autres jusqu'à guérison. Prurit nul ou modéré.

DIAGNOSTIC avec *Ecthyma* : la pustule est adulte le quatrième jour, celle d'impetigo le troisième. La pustule est plus volumineuse, sa base présente une légère induration (Brocq). — *Eczéma* : allure moins vive, croûtes moins jaunes, bords moins nets, pas inoculable.

TRAITEMENT. — Huile de foie de morue, sirop d'iodure de fer. Au début, applications émollientes. Percer la pustule. Faire tomber les croûtes avec : pulvérisations boriquées, cataplasmes de fécule, gutta-percha. Mettre ensuite :

Acide borique . . . .   1 gr.
Vaseline.   10 »

Ou bien, quand toute inflammation a disparu :

Oxyde jaune de mercure . . . . .   0 gr. 50 à 1 gr.
Huile de cade . . . .   1 à 3 gr.
Cérat sans eau . . . .   20 gr.

Impuissance.

TRAITEMENT. — Intervention chirurgicale quand il y a obstacle mécanique (phimosis). — Chez les débilités : toniques, douches, bains de mer, ablutions froides. — Courants continus et faradiques.

Incontinence du pylore.

Lorsqu'on cherche à distendre l'estomac par la méthode de Frerichs (acide tartrique et bicarbonate de soude), la distension ne se produit pas du tout ou n'est que temporaire. Par contre, il se produit une tympanite aiguë de l'intestin, le gaz arrivant très rapidement dans cet organe. La paroi abdominale se distend rapidement, et le côlon ascendant et descendant se dessinent nettement. — Diarrhée fréquente.

Traiter la cause.

Incontinence d'urine.

1° *De cause mécanique* (fistule vésico-vaginale).

2° *Contraction spasmodique du muscle vésical.* — Dans ce cas, l'émission involontaire d'urine se fait à certains moments et, dans les intervalles, le malade conserve entièrement son contrôle sur la miction : Se rencontre fréquemment *chez l'enfant.* L'incontinence nocturne doit toujours *faire songer à la possibilité d'attaques épileptiques.*

3° *Atonie ou paralysie du sphincter vésical.* — Si le sphincter est complètement paralysé, incontinence permanente, l'urine coule goutte à goutte, elle est souvent ammoniacale. Quand il n'y a qu'atonie du sphincter, l'incontinence peut n'être que passagère : cas fréquents chez les enfants délicats. Mais on ne voit pas, chez eux, les symptômes nerveux qui existent dans la plupart des cas d'incontinence par paralysie.

Diagnostic de l'incontinence spasmodique et paralytique.

Mode d'apparition	Effet de l'effort de toux	Age	État de l'urine	Symptômes nerveux coexistants	Effets du traitement
SPASMODIQUE					
Par intermittence.	rien.	Jeunes sujets en général.	claire, acide, normale.	aucun, sauf parfois l'hystérie.	bon.
PARALYTIQUE					
Constante.	chasse l'urine.	à tout âge mais surtout dans la vieillesse.	parfois ammoniacale et purulente.	si la cause est centrale, généralement troubles du rectum et paraplégies.	nul.

Chez les *rétrécis*, l'incontinence est d'abord *diurne* et cesse par le décubitus : chez les *prostatiques*, le début est toujours nocturne (Guyon).

TRAITEMENT. — Traiter la cause. Chez les *adultes* : examiner l'urèthre, la prostate, la vessie. Chez les *enfants* : extrait de belladone 1 à 5 centigrammes le soir, dans l'incontinence nocturne. Dans la diurne, ergotine 0 gr. 10 à 0 gr. 50, sulfate de strychnine 1/2 à 1 milligramme. *Electricité.* Introduire dans l'urèthre une boule métallique. Aller jusque dans la vessie et la retirer ensuite de la quantité nécessaire pour amener son talon dans la portion membraneuse. Accrocher à la sonde le fil d'une petite pile à induction, l'autre pôle est mis au-dessus du pubis. Courant faible, à intermittences assez éloignées; durée de 2 à 5 minutes.

Infiltration d'urine.

Début en général *subit.* Souvent la *fièvre* ne se montre qu'au bout de quelques jours, mais, dans certains cas, la maladie débute par un *frisson* suivi bientôt de fièvre intense. Peu de jours après, *tumeur* au périnée allant de l'anus au scrotum. Infiltration de la verge, du scrotum et de la région inguinale. La peau recouvrant la tumeur rougit, se couvre de phlyctènes, se sphacèle, l'abcès s'ouvre.

TRAITEMENT. — Le malade mis en position de la taille, faire *sur la ligne médiane*, même si la tumeur proémine sur un côté, une incision allant du scrotum au-devant de l'anus. Inciser l'aponévrose superficielle dans toute l'étendue de l'incision. Détruire avec le doigt les brides dans la cavité de l'abcès. Si l'écoulement de sang était abondant, faire des irrigations antiseptiques très *chaudes.* La cavité est bourrée avec de la gaze salolée. *Ne pas faire d'essai de cathétérisme* pendant 2 à 3 semaines. Ce temps passé, mieux vaut recourir à l'uréthrotomie interne (Guyon, Desnos).

Influenza. Voir *Grippe*.

Insomnie.

Par douleur : Extrait gommeux d'opium 1 à 5 centigrammes. Sirop diacode, 1 à 2 cuillerées. Lavement avec teinture d'opium 20 à 30 gouttes. Morphine 1/2 à 1 centigramme. Méco-narcéine 5 à 10 centigrammes chez l'adulte, 1 à 2 chez l'enfant. Chloral en lavement un quart d'heure avant le moment où le malade désire dormir.

Chez les blessés : opium, morphine. Injection d'un gramme d'une solution aqueuse de méthylol au dixième : à renouveler au besoin toutes les trois heures.

Par dystrophie (chlorose, scorbut). Bromure de potassium 1 à 2 grammes le soir. Teinture de jusquiame 10 à 30 gouttes. Chez les pléthoriques, le soir 5 à 10 centigrammes de bromhydrate de quinine et 10 centigrammes de poudre de feuilles de digitale.

Chez les syphilitiques : Chloral à hautes doses.

Dans les convalescences : codéine 3 à 5 centigrammes. Hydrate d'amylène 2 à 5 grammes dans 40 grammes d'eau et 30 grammes de sirop de menthe ou dans un lavement mucilagineux. Uréthane 3 à 4 grammes en une fois.

Après les hémorrhagies : 1 à 2 granules d'hyoscyamine d'un 1/2 milligramme ou injection d'un milligramme de chlorhydrate d'hyoscine. Extrait de cannabis 5 à 10 centigrammes.

Chez les vieillards : Sulfonal 0 gr. 80 à 3 grammes.

Dans les névroses : Le chloral et l'opium exaspèrent souvent l'insomnie. Bromure de sodium 0 gr. 50 à 1 gr. 50 surtout chez les neurasthéniques ; chez les hystériques, il agit moins bien. Hypnone 8 à 10 gouttes. Uréthane 3 à

4 grammes. Paraldéhyde 4 grammes. Sulfonal, chlorala-
mide 0 gr. 75 à 2 grammes. Hopéine 2 milligrammes.

Dans les pyrexies infectieuses : paraldéhyde 2 à 4 grammes.

Intermittence du cœur.

Les mouvements du cœur s'interrompent pendant quelques instants. Se distingue des *simples irrégularités* en ce
que, quand les battements reprennent, le cœur se con-
tracte régulièrement.

TRAITEMENT. — Repos horizontal. Excitants.

Invagination intestinale. Voir *Occlusion intestinale.*

Irritation spinale. Voir *Neurasthénie.*

Irritation du sympathique cervical.

Dilatation des pupilles. Du côté malade parfois écartement considérable des paupières, un peu d'exophthalmie,
troubles de l'accommodation.

Troubles vaso-moteurs : pâleur, abaissement de température. Troubles trophiques : émaciation de la joue.

DIAGNOSTIC avec *Maladie de Basedow* : dans celle-ci les phénomènes sont rarement unilatéraux.

TRAITEMENT. — Celui de la cause.

Kéloïde.

Kéloïde cicatricielle. — Spontanément ou après un traumatisme, la cicatrice se tuméfie ; à sa surface se produisent des tubercules qui, grossissant et devenant confluents,
forment une tumeur.

Kéloïde spontanée. — Au début, petite induration qui grossit et atteint son maximum en quelques mois ou quelques années. Les bords sont nets ou munis de prolongement qui rayonnent autour de la tumeur. Celle-ci est lisse ou bosselée, dure, cartilagineuse. La peau est intacte, ce qui distingue la kéloïde spontanée de la cicatricielle. L'affection est indolente en général, mais elle peut être très douloureuse.

TRAITEMENT. — L'extirpation est contre-indiquée, la maladie reparaissant après l'intervention. — Prescrire l'application d'emplâtre de Vigo, les scarifications linéaires quadrillées faites toutes les semaines et divisant la tumeur dans toute sa hauteur. Destruction de la tumeur par l'électrolyse.

Kératodermie plantaire et palmaire.

Epaississement considérable de l'épiderme de la paume des mains et de la plante des pieds. L'épiderme épaissi est jaunâtre, parcouru souvent par des fissures profondes.

DIAGNOSTIC avec *Syphilides* : en général unilatérales, bords circinés, rougeur psoriasiforme du derme.

TRAITEMENT. — Ramollir l'épiderme par : bains, cataplasmes, gants de caoutchouc. Enlever les parties ramollies avec une curette. Mettre ensuite des emplâtres de savon noir. Quand l'épiderme est détaché ou que les téguments sont irrités faire, deux fois par jour, des frictions avec :

Acide salicylique. . . . . } àà 1 gr.
Acide tartrique . . . . }
Glycérolé d'amidon . . . .   20 »

Kératose pilaire.

Kératose du tronc et des membres. — Siège : face posté-

rieure du bras, de l'avant-bras, postéro-externe des cuisses. Au début, il se développe, autour d'un follicule pileux, une petite élevure à sommet arrondi ou pointu sur-
monté souvent d'une squame. Plus tard, il existe une
papule assez saillante, acuminée ou émoussée. La lésion
étant multiple, la main passée sur la peau a la sensation
d'une râpe. Les papules sont blanches, rosées, rouges. Le
follicule pileux s'atrophie.

Kératose de la face. — Siège : front, sourcils, parties latérales des joues. Plaques rouges, sur lesquelles on remarque de toutes petites papules.

DIAGNOSTIC avec *Ichthyose*: pas d'élément érythémateux,
évolution moins nette.

TRAITEMENT. — Huile de foie de morue. Arsenic. Savonnages au savon à l'acide salicylique. Onctions avec glycérolé d'amidon. Bains d'amidon, de glycérine. Pommades à
la résorcine, au soufre, au naphtol. Pour la face : emplâtre de savon noir et, quand l'irritation est trop forte, mettre :

<pre>
Acide salicylique . . . .)
Acide tartrique . . . . (āā 0 gr. 50
Vaseline . . . .   10 »
</pre>

Langue montagneuse (Fournier).

Les sillons qui creusent la langue sont très profonds,
sinueux. Les papilles sont rouges, saillantes. L'affection
est congénitale.

Pas de traitement.

Langue noire.

Début insidieux. La face dorsale, dans son milieu ou en
totalité, devient noire. La coloration est plus foncée au centre. Les *papilles sont hypertrophiées.*

TRAITEMENT. — Soigner l'état général. Eviter toute cause
d'irritation buccale. Lavages et pulvérisations avec une solution de borate de soude. Attouchements, tous les deux
jours, avec :

Acide salicylique. . . . .   0 gr. 50 à 1 gr.
Alcool. . . . .   20 »

Laryngite catarrhale.

Aiguë. — Picotements au niveau du larynx, quintes de
toux, enrouement. Douleur rare. Parfois sensibilité du
larynx à la pression, déglutition douloureuse. Toux sèche,
parfois spasmodique, puis expectoration transparente, muqueuse, muco-purulente, parfois striée de sang. Voix
voilée, aphonie. Tuméfaction, inégalités, rougeur des cordes vocales, qui ne se rapprochent pas exactement, tuméfaction de la muqueuse avoisinant la glotte.

Chez l'enfant, parfois phénomènes prodromiques d'inflammation de la conjonctive, de la pituitaire ou du larynx.
Fièvre Puis, au milieu de la nuit, l'enfant se réveille
criant qu'il étouffe. Agitation. Dyspnée inspiratoire. Inspiration lente, avec bruit strident; cyanose de la face, voix
enrouée.

Chronique. — Expectoration de crachats arrondis, durs
comme de la gomme mal fondue, noirâtres. Phonation altérée : voix couverte, dysphonie. Rougeur de la muqueuse
laryngée :-en certains points, taches brunâtres ou noirâtres, traces d'extravasations sanguines. Glotte tuméfiée.
Epiglotte rouge. Parfois ulcérations laryngées. Voir à
tuberculose et syphilis, la partie *laryngite*.

DIAGNOSTIC. — Dans les cas aigus, évident. Dans les
chroniques, diagnostic avec *Anévrysme de l'aorte* : il peut
y avoir dyspnée par compression du récurrent, mais il y a
matité, mouvements d'expansion, etc. — *Œdème de la glotte* :

celui-ci peut compliquer la laryngite chronique ; voir ce mot. — *Aphonie nerveuse des hystériques* : examen au laryngoscope, mobilité des symptômes ; anesthésie des muqueuses palatine et pharyngée.

Traitement. — *Aiguë*, séjour à la chambre. Cataplasmes simples ou sinapisés au-devant du larynx. Fumigations émollientes. Inhalations et vaporisations de solutions alcalines (bicarbonate de soude 1 à 5 0/0). Potion avec 1 à 2 grammes de teinture d'aconit.

Chronique. — Absolument nécessaire de faire un traitement *local*. — Toucher d'abord le larynx avec une solution de cocaïne à 1 pour 25. Toucher ensuite avec de la ouate hydrophiles imbibée de :

    Nitrate d'argent . . . .   1 gr.
    Eau distillée. . . . .   25 à 10 »

Injection de menthol 1 gramme, huile d'olive 10 grammes dans le larynx avec la seringue spéciale. Insufflation avec le pulvérisateur de Rauchfuss de poudre d'iodoforme, 10 centigrammes au *maximum*. — Révulsifs au devant du larynx. Eaux-Bonnes, Cauterets, Mont-Dore.

Laryngite striduleuse. — Faux croup.

Parfois enrouement léger. Réveil en sursaut : respiration haletante ; dyspnée excessive ; respiration sifflante. *Toux éclatante, sonore : la voix n'est pas éteinte.* Congestion de la face.

Puis, au bout de quelques instants, tout se calme : transpiration. Puis l'enfant se rendort.

Traitement.— Pendant l'accès, révulsif au devant du larynx ; sinapisme, éponge imbibée d'eau très chaude. Vomitif. Antispasmodiques : bromure de potassium, antipyrine, alcoolature de racines d'aconit, 1 à 10 gouttes au maximum.

Lentigo. Voir *Hyperchromie.*

Lèpre [1].

Forme tuberculeuse. — Au début, malaise, fièvre, assoupissement. Puis éruption de taches plus ou moins brunes, à bords rouges. Plus tard il se développe, sur ces plaques, des tubercules d'abord rouge brun, puis jaunâtres, qui s'ulcèrent.

Forme anesthésique. — Éruption de bulles qui se rompent et sont remplacées par des taches blanchâtres au niveau desquelles il y a de l'*anesthésie.* A un moment donné, il se produit des ulcérations et des mutilations.

DIAGNOSTIC. — Toujours se défier des taches cuivrées chez les individus ayant habité les pays où la lèpre est sporadique. Les taches syphilitiques ne sont pas le siège d'anesthésie.

TRAITEMENT. — Inconnu. Essayer l'huile de Chaulmoogra à la dose de 10 à 60 gouttes par jour.

Lésions valvulaires du cœur.

INSUFFISANCE MITRALE.

Souffle à la pointe au 1er temps : en général il y a en même temps *rétrécissement* d'où : souffle *prolongé* à la pointe. Les bruits du cœur présentent des *redoublements* et des *dédoublements,* d'où *bruit de galop* qu'on perçoit bien *avec la main.* — Pouls *très petit, intermittent.*

Essoufflement. Oppression.— Plus tard, *catarrhe bronchique ;* œdème, congestion, hémorrhagie pulmonaires. Œdè-

1. Pour plus de détails voir notre *Traité des maladies des pays chauds,* t. III.

mes périphériques légers des malléoles. — *Congestion du foie* : teinte subictérique, *ascite* précoce.

RÉTRÉCISSEMENT MITRAL.

Rarement seul. — *Souffle présystolique* à la pointe, dédoublement du 2e bruit.

TRAITEMENT. — Repos : aliments toniques, de digestion facile. Proscrire : alcool et tabac ; bains trop chauds et froids ; la grossesse. Tant que la maladie est *compensée, pas de digitale.* — Dès qu'elle n'est plus compensée, il faut tonifier le cœur : sulfate de spartéine, 10 centigrammes. Caféine, 10 à 40 centigrammes par la voie stomacale ou hypodermique. *Digitale*, précédée d'un purgatif drastique, sirop de nerprun et eau-de-vie allemande ââ 15 grammes : teinture, 20 à 60 gouttes ; poudre de feuilles, 20 à 40 centigrammes en *infusion* ou *macération.* Cesser la digitale si la *diurèse* n'est pas augmentée. — Bromures, 1 à 2 grammes.

Contre les *hydropisies* : lait, macération de digitale, teinture de scille, 20 à 40 gouttes, vin de Trousseau, 15 à 60 grammes.— Purgatifs : scammonée, 0 gr. 50 à 1 gramme. Eau-de-vie allemande, 10 à 20 grammes. Contre l'*œdème* excessif des membres inférieurs : piqûres faites avec toutes les précautions antiseptiques. Ponction aspiratrice contre la *pleurésie* abondante et l'ascite. — Contre la *congestion cérébrale* : teinture de seigle ergoté, 20 à 60 gouttes, bromure de potassium, 1 à 2 grammes. — Contre la *congestion pulmonaire* : révulsifs, ventouses sèches, aconit : alcoolature, 10 à 30 gouttes, aconitine Duquesmel, 1/4 milligramme toutes les 5 heures : ergotine, 2 grammes, *saignée.*

INSUFFISANCE AORTIQUE (MALADIE DE CORRIGAN).

Souvent voussure précordiale. Matité plus grande par

suite de *l'hypertrophie* cardiaque. Parfois *frémissement ca-taire* à maximum diastolique.

Bruit de souffle : Maximum à la *base du cœur*, au niveau du bord inférieur de la 3e côte, près du bord droit du sternum, au 2e *temps*, se prolongeant sur le trajet de l'aorte. Il est *doux*, soufflant. *Artères* généralement athéromateuses. Pouls *bondissant*, *dépressible*. Dans les artères des membres, surtout la *crurale*, par la pression douce du stéthoscope, *double bruit de souffle*.

Teint blafard avec poussées congestives. Vertiges, éblouissements, syncope, accès de gastralgie. Douleurs précordiales, oppression angoissante, dyspnée d'effort.

RÉTRÉCISSEMENT AORTIQUE.

Bruit de souffle à la base, au 1er temps se prolongeant sur le trajet de l'aorte. *Hypertrophie du ventricule gauche. Pouls petit*, régulier contrastant avec l'hypertrophie cardiaque [1].

RÉTRÉCISSEMENT ET INSUFFISANCE.

Double bruit de souffle à la base. Hypertrophie du ventricule gauche. Pouls petit.

TRAITEMENT. — Contre *l'anémie cérébrale, douleur, dyspnée* : injections de morphine 5 à 10 milligrammes, gouttes noires anglaises 2 à 6 gouttes, bromures. Contre *l'angine de poitrine, syncope, vertiges* : inhalations de 5 à 6 gouttes de nitrite d'amyle (contre-indiqué chez les hystériques et épileptiques). Courants continus descendants sur le pneumogastrique (pôle + à la partie supérieure). Révulsifs à la région précordiale. *Iodure de sodium ou de potassium* 1 à 4 grammes. En général, *pas de digitale*.

---

1. Le rétrécissement aortique pur est très rare. En général le souffle au 1er temps à la base avec prolongement dans l'aorte est *anémique*.

INSUFFISANCE ET RÉTRÉCISSEMENT DE L'ORIFICE PULMONAIRE.

Dans le rétrécissement : *souffle au 1er temps* à la base. Dans l'insuffisance, *souffle au 2e temps* à la base. Le *foyer* des souffles est au niveau de la 3e articulation synchondro-costale gauche : ils se propagent vers la clavicule gauche.

Pas d'influence sur le *pouls*. Phénomènes de *stase veineuse*. Le rétrécissement semble provoquer la tuberculose.

INSUFFISANCE TRICUSPIDIENNE.

Bruit de *souffle au 1er temps* : maximum à l'appendice xyphoïde. Il n'est pas en rapport avec l'importance de la lésion. Il est difficile à distinguer du souffle de l'*insuffisance mitrale* si on ne tient pas compte des signes accessoires, *pouls veineux vrai*. A chaque systole le sang *reflue dans les jugulaires* : d'où *soulèvement* de celles-ci, isochrone à la contraction ventriculaire. Il y a *soulèvement brusque* au moment de la systole ventriculaire : le soulèvement s'arrête au moment du 2e bruit et est suivi d'une *dépression aussi brusque. Battements du foie. Œdème, congestions, hydropisies* viscérales.

RÉTRÉCISSEMENT TRICUSPIDIEN.

Exceptionnellement rare isolé. — Etendue plus grande de la *matité* à droite, *souffle* diastolique ou présystolique au niveau de l'orifice tricuspidien. Affaiblissement du 2e bruit pulmonaire.

Leucémie. Voir *ci-dessous.*

Leucocythémie. — Leucémie.

Début insidieux : faiblesse croissante, *pâleur*, essoufflement.

Altérations du sang. — Alors qu'à l'état normal, il existe un globule blanc pour 350 à 500 globules rouges, dans la leucémie, il y a un globule blanc pour 10, 5 et même 2 globules rouges. A l'œil nu, le sang est clair, aqueux, se coagule lentement, présente à sa surface une sorte de couenne grisâtre, formée par les globules blancs.

Hypertrophie de la rate, des *ganglions lymphatiques* superficiels et profonds, d'où sténose possible de la trachée, des bronches, de l'œsophage ; compression du pneumogastrique, paralysie des cordes vocales ; gonflement des amygdales, du corps thyroïde. — Douleurs osseuses par suite de la participation de la moelle.

Rétinite leucémique. Tumeurs leucémiques de la peau. — Souvent œdème cutané. Catarrhe bronchique, épanchement pleurétique. — Dilatation des cavités droites du cœur ; palpitations. Souvent pouls veineux aux jugulaires. — Stomatite et pharyngite. — Hémorrhagies.

DIAGNOSTIC avec *Leucocytose* : le chiffre des globules blancs est moins élevé et pas aussi durable. — *Chlorose* : pas de tumeurs lymphoïdes.

TRAITEMENT. — Toniques. Fer. Arsenic.

Arséniate de soude.	5 centigr.
Citrate de fer	4 gr.
Eau distillée.	100 »

1 à 4 cuillerées à café par jour, aux repas.

Huile de foie de morue. Phosphure de zinc, 5 à 15 milligrammes en pilules aux repas. — Hydrothérapie. Commencer par des douches chaudes. Donner ensuite, après la douche chaude, une douche froide très courte. Ne pas doucher avec le jet froid les tumeurs du cou.

Leucoplasie.

Affection caractérisée par le développement, sur certains

points de la muqueuse buccale, surtout à la face dorsale
de la langue, à la face interne des joues, quelquefois à la
vulve, de plaques blanches, nacrées, à évolution très lente
et par une altération superficielle de la muqueuse sous-
jacente qui subit le processus de l'inflammation chronique.
A l'état normal, l'enduit blanchâtre est fort adhérent. Mais,
très souvent, il se détache spontanément des lamelles
d'épaisseur variable.

La leucoplasie se complique fréquemment d'*épithéliomes*.

DIAGNOSTIC avec *Plaques des fumeurs* : étiologie, mobilité
des lésions, minceur de la desquamation, *amendement rapide* une fois la cause pathogénique supprimée. — *Leucoplasie syphilitique* : minceur de la couche épithéliale,
développement et profondeur des sillons du dos de la langue, aspect quadrillé des fissures : les bords et la pointe
sont découpés et dentelés : effet favorable du traitement.
— *Lichen plan des muqueuses* : le soupçonner si la face
inférieure de la langue est prise, s'il existe en un point
anciennement atteint des nodules blanchâtres, si l'arsenic
est efficace.

TRAITEMENT. — Supprimer toute cause d'irritation buccale. Surveiller le système digestif. Se méfier de l'iodure
de potassium, souvent mal supporté. Lotions et pulvérisations avec de l'eau boriquée à 5 0/00, avec de l'eau de Saint
Christau. Eviter les caustiques. Tous les trois jours, badigeonner les plaques avec :

> Acide salicylique . . . . 1 gr.
> Alcool . . . . 10 »

Laver ensuite la bouche avec de l'eau de Vichy. — On
peut essayer, de la même façon, l'acide chromique en solution à 10 0/0.

S'il y a tendance à la transformation papillomateuse,
opérer (Brocq).

Lichen aigu simple.

D'abord picotements et démangeaisons, puis éruption rapide de petites papules rosées ou rouges, dures, acuminées quand elles sont petites, aplaties lorsqu'elles sont grosses. L'affection est en général symétrique.

Diagnostic avec *Urticaire, miliaire, érythème polymorphe, eczéma papulo-vésiculeux* : pas de symétrie, pas d'évolution cyclique (Brocq).

Traitement. — Chez les sujets nerveux ; antispasmodiques. Bains d'amidon d'un quart d'heure de durée. Lotions émollientes ou vinaigrées. Poudre inerte.

Lichen chronique simple.

Siège : cou, aines, poignets, avant-bras.

Plaques assez bien circonscrites, ovalaires en général, parfois symétriques, débutant par un peu de rougeur. La zone externe des plaques (qui manque fréquemment) est brun jaunâtre ou rosée. La zone moyenne (qui manque aussi assez souvent) est formée de petites papules surmontées de petites saillies (papilles du derme hypertrophiées) aplaties, à sommet brillant quelquefois recouvert de squames. La zone interne est caractérisée par une infiltration des téguments qui présentent un quadrillage composé de deux séries de sillons parallèles se croisant à angle droit ou aigu. Elle varie comme coloration, du rose pâle ou rouge sombre.

Diagnostic avec *Eczéma* : le prurit est postérieur à l'éruption, suintement. — *Lichen planus* : papules plus nettes, de coloration différente, de configuration polygonale. — *Prurigo d'Hebra*, plaques moins fixes, moins bien circonscrites, existence de papules pseudo-urticariennes.

TRAITEMENT. — Antispasmodiques: valérianate d'ammoniaque, bromures : hydrothérapie (douches chaudes en jet tangentiel sur le rachis). Contre le prurit : hyoscyamine, quinine, antipyrine, acide phénique (0,30 à 0 gr. 80 par jour). Chez les arthritiques : sels de lithine, arsenic, iodures.

Recouvrir les parties malades avec: emplâtres à l'huile de foie de morue, à l'oxyde de zinc, à la résorcine à 5 0/0, ichthyol, huile de cade, au Vigo. S'il y a irritation, émollients. Ou bien, la période inflammatoire passée, mettre

Acide phénique	5 gr.	
Oxyde de zinc	{ àà 50	»
Vaseline.		

ou bien

Acide tartrique.	5	»
Glycérine pure.	100	»

ou

Acide tartrique.	3	»
Acide salicylique.	2	»
Acide phénique	1	»
Glycérolé d'amidon.	60	»

Eaux de Néris, Luxeuil, Bagnères-de-Bigorre. Si les malades n'ont pas le système nerveux trop excité : la Bourboule, St-Gervais.

Lichen plan.

Eruption de petites papules, d'un rouge variable, en général polygonales, brillantes, à surface plate. Prurit variable. Elles atteignent, au maximum, 2 à 4 millimètres de diamètre. Elles peuvent devenir confluentes et forment des sortes de plaques, dont la surface est recouverte de squames grisâtres, entourées de papules isolées. Si les éléments se groupent, ils peuvent avoir une forme annulaire : le centre est déprimé, sain ou plus souvent pigmenté.

. A la paume des mains et à la plante des pieds, les pa-

pules prennent la forme d'une tache blanc jaunâtre recouverte d'un épiderme corné, sec, tendant à desquamer.
Il peut se détacher par lambeaux et laisser à nu .une surface rouge, livide. Sur les *muqueuses*, le lichen forme des
plaques analogues à la leucoplasie, mais, à leur niveau,
les papilles sont moins saillantes et souvent zébrées de
stries blanchâtres.

DIAGNOSTIC avec *Syphilides circinées* : évolution spéciale,
la forme diffère de celle en cupule du lichen, en général
il y a une papule centrale. — *Papules syphilitiques* : pas de
prurit, le contour n'est pas polygonal, l'aspect est moins
brillant.

TRAITEMENT. — Antispasmodiques. Arsenic à hautes doses, en injection.

> Arséniate de soude . . . .   0 gr. 20
> Eau de laurier-cerise. . . . .   10 »

D'une goutte à une demi-seringue Pravaz (maximum) ;
faire l'injection profondément dans les muscles.

Lotions au sublimé à 2 0/00. Emplâtre de Vigo changé
tous les jours. Bains vinaigrés (un litre de vinaigre par
bain). Onctions avec la pommade tartrique (Voir *Lichen
chronique*).

Lithiase biliaire.

Parfois pas de symptômes. Le plus souvent *coliques
hépatiques*. Douleur atroce dans la région du foie et l'épigastre, s'irradiant vers le dos et l'épaule droite. Nausées,
vomissements. Ictère pas constant (manque si le calcul est
dans le canal cystique) n'apparaissant que plusieurs heures
après le début. L'accès est généralement *apyrétique*.

DIAGNOSTIC. — Avec *Gastralgie* : douleur localisée à l'épigastre, pas d'ictère.— *Coliques de plomb* : autres symptômes
de l'empoisonnement, douleur soulagée par la pression.

— *Typhlite*: douleur limitée à la face iliaque droite, fièvre.
Coliques néphrétiques : lithiase urinaire, hématurie, douleur lombaire descendant le long du cordon. — *Occlusion intestinale* : constipation absolue, vomissements fécaloïdes.

TRAITEMENT. — Contre la colique hépatique : Injections de morphine, lavement avec 1 gramme de laudanum, suppositoire avec :

Extrait de belladone.	} àà	2 centigr.
— d'opium.		
Beurre de cacao.	4 gr.	

Inhalation de quelques gouttes de :

Alcool.	2 gr.
Chloroforme.	4 »
Ether.	6 »

Bains chauds prolongés. Massage de la vésicule (quand la douleur est rebelle et seulement si le calcul est supposé petit). Se mettre à droite du malade et faire, au niveau de la vésicule, des frictions de dehors en dedans et de haut en bas.

Pour empêcher la formation des calculs : exercice, eaux alcalines, cure de raisin. Remède de Durande : 20 à 30 gouttes, 4 fois par jour de :

Essence de térébenthine.	5 gr.
Ether.	20 »

Si les coliques sont *subintrantes* et résistent au traitement : cholécystotomie.

Lithiase urinaire.

Colique néphrétique. — Douleur d'abord dans la région rénale, s'irradiant ensuite vers les testicules, la cuisse, l'épigastre. Contraction du cremaster et refoulement du testicule vers l'anneau inguinal. Frissons. Vomissements. Strangurie. Urines souvent sanglantes. Constipation. Agi-

tation. Refroidissement. *Pas de fièvre* à moins de complication. Si le calcul reste engagé dans l'uretère, anurie et
urémie.

Diagnostic avec *Lumbago* : pas d'altération de l'urine. —
Cancer ou tuberculose vertébrale : douleur localisée au niveau du rachis. — *Abcès périnéphrétique* : fièvre, infiltration
diffuse de la région rénale. — *Coliques hépatiques* : ictère,
douleur localisée à droite, au niveau de la paroi abdominale antérieure.

Traitement. — *Lithiase urique* : eaux alcalines, cure de
raisin, benzoate de lithine 30 centigrammes, 3 fois par
jour. Carbonate de lithine 50 centigrammes par jour. Vichy, Vals, Carlsbad, Contrexeville. — *Lithiase oxalique* et
cystine. Défendre les substances riches en acide oxalique :
thé, cacao, oseille, épinards, rhubarbe. Eaux alcalines. Alcalins. — Lithiase *phosphatique*. Toutes les 2 heures, une
cuillerée à soupe de :

Acide lactique	2 gr.
Eau.	200 »

Eaux chargées d'acide carbonique.

Contre les *coliques néphrétiques* : injections de morphine,
lavements avec 4 grammes de chloral. Grand bain : cataplasme. Au besoin urétérotomie.

Lombrics.

Troubles digestifs : modifications de l'appétit, haleine fétide, coliques, irrégularité des selles. Altération de la nutrition. *Troubles réflexes* : chatouillement dans le nez,
inégalité des pupilles, vertiges, syncope, épilepsie, chorée, etc.

Traitement. — Santonine, 0,05 à 0,10 centigrammes (pour
un enfant) suivie, au bout de quelques heures, d'un purga-

tif : calomel, 0 gr. 10 à 0 gr. 20. — Mousse de Corse, 5 à 20 grammes en décoction.

Lumbago.

Douleur généralement vive à la région rénale. — Elle peut être d'origine rhumatismale, mais c'est souvent un symptôme d'une maladie des reins, de la moelle, du rachis. — La douleur s'exaspère par les mouvements et la pression.

TRAITEMENT. — Essayer de découvrir la cause. — Traitement des névralgies.

Lupus érythémateux.

Siège : symétrique ; pommettes, dos du nez, cuir chevelu, oreille, mains.

Lupus érythémateux centrifuge. — Plaques rouges ayant parfois, au centre, une petite croûte séborrhéique qui adhère par des prolongements blanchâtres s'enfonçant dans le derme qui est très rouge. Les plaques grandissent très vite, le centre se déprimant souvent.

Lupus érythémateux fixe. — Diffère du précédent en ce que, quand on pince la partie malade, on voit que le néoplasme repose sur une base indurée, cartilagineuse, profonde.

TRAITEMENT. — *Lupus centrifuge.* Emplâtre de savon noir. Caustiques : acide pyrogallique, phénique, acétique. Si l'infiltration est profonde, la congestion intense, scarifications. Enfin cautérisations au galvanocautère.

Lupus fixe. Voir *Lupus vulgaire.*

Lupus vulgaire [1].

Lup. tuberculeux non excedens. — L'affection est consti-

1. D'après les travaux du Dr Brocq.

tuée par des éléments de l'ordrè des tubercules. Au début, petits grains rouge jaunâtre, enchâssés dans le derme, recouverts d'épiderme qui les laisse voir par transparence. D'abord işolés, ils se développent sans être très douloureux spontanément, ni à la pression: le malade souffre si on les palpe sans précaution. Ils sont mous. Plus tard les tubercules forment des plaques, dont le centre s'affaisse dans la suite.

Lup. tuberculeux exedens. — Le tubercule s'enflamme, se ramollit. La peau rougit, le foyer s'ouvre. Il se forme des croûtes jaunâtres ou noirâtres : au-dessous, il y a une ulcération qui peut s'étendre rapidement.

DIAGNOSTIC avec *Syphilis* : Le lupus évolue plus vite. *Si une lésion d'une certaine grandeur a mis plusieurs années à se produire, il y a des chances qu'on ait affaire à un lupus.* Les ulcérations du lupus sont moins grandes, moins profondes, plus anfractueuses. Les croûtes sont rarement brunes ou verdâtres comme dans la syphilis.

TRAITEMENT. — Au visage, faire des cautérisations ignées. Ne porter le platine qu'au rouge sombre, faire les ponctions à un millimètre l'une de l'autre en dépassant d'un à deux millimètres les limites appréciables du lupus. Pour améliorer la cicatrice, faire des scarifications. Les incisions sont perpendiculaires à la surface des tissus. On fait d'abord des incisions parallèles, qu'on croise avec d'autres de façon à faire des losanges. On peut ensuite panser avec l'emplâtre de Vigo ou la poudre d'aristol.

Dans le lupus superficiel, au début, commencer par les scarifications, laver au sublimé, panser avec le Vigo. Terminer en cautérisant au galvano-cautère les nodules restant.

Il y a avantage à alterner les scarifications et les cautérisations. Si le lupus est bien limité, on peut l'enlever par le râclage.

Maladie bronzée, d'Addison.

Anorexie, nausées, vomissements, douleur épigastrique, diarrhée fréquente. Amaigrissement progressif, faiblesse considérable, douleurs rhumatoïdes, pigmentation insolite de la peau, d'abord au niveau les parties découvertes. Taches à contours irréguliers, souvent taches pigmentaires sur les muqueuses; conjonctives en général indemnes. Pouls accéléré, faible. Impuissance.

DIAGNOSTIC avec *Cyanose cutanée* : disparaît par pression du doigt. — *Ictère intense avec coloration bronzée* : sclérotiques colorés en jaune.

TRAITEMENT. — Nul. Soutenir le malade.

Maladie de Basedow (Goitre exophtalmique).

Tachycardie. Goitre. Exophtalmie. Tremblement (oscillations très nombreuses dans un temps donné).

Troubles digestifs. — Diarrhée caractéristique, débutant et cessant brusquement après 3 à 4 évacuations séreuses, sans colique ni douleur. Souvent lienterie. Vomissements. Ictère. — *Troubles respiratoires* : respiration fréquente, toux opiniâtre. — Polyurie, albuminurie, glycosurie. — Troubles menstruels. — *Troubles cutanés* : urticaire, *sensation de chaleur*. — *Troubles du système nerveux* : paralysie, parésie des membres inférieurs, signe de Græfe, convulsions épileptiformes. Troubles de la motilité : le malade, dans la station debout éprouve brusquement une faiblesse des jambes qui fléchissent, il tombe quelquefois. — *Opthalmoplégie externe* : chute incomplète de la paupière, immobilité des yeux ; les mouvements des globes oculaires dans toutes les directions sont paralysés. Parfois périodes fébriles de 15 à 20 jours.

DIAGNOSTIC. — La toux peut simuler la tuberculose au

début, mais la température reste en général *normale* dans le goître. Si la toux survient à une période avancée, elle est suspecte, la tuberculose compliquant souvent le goître.

TRAITEMENT. — Acide arsénieux 2 à 8 milligrammes au repas. — Bromure de potassium 2 à 4 grammes, en deux doses, matin et soir. Régime lacté. Iode et iodures contre-indiqués.

Hydrothérapie : commencer par des douches chaudes, continuer par des douches tièdes, puis froides. — *Courants continus* ascendants faibles sur les deux côtés du cou, tous les jours.

Maladie de Friedreich. Voir *Ataxie héréditaire*.

Maladie de Landry. Voir *Paralysie spinale ascendante aiguë*.

Maladie de Ménière.

En général début soudain. Suivant la gravité des cas, le malade n'a que du malaise, des vomissements, du vertige, ou bien, après avoir éprouvé des bourdonnements d'oreille, il tombe à terre : il n'y a pas de perte de connaissance. Quand il revient à lui, il accuse des bourdonnements d'oreille ; souvent vomissements ; démarche chancelante ; diminution de l'ouïe. Les troubles de l'ouïe consécutifs sont variables : aggravation ou amélioration de la surdité à chaque accès, etc.

TRAITEMENT. — Charcot dit avoir guéri avec le *sulfate de quinine*. Dose 0 gr. 50 à 1 gramme par jour pendant 1 mois : 15 jours de repos, recommencer. Le traitement *échoue très souvent*. Après les accès : bromures ; iodures ; courants continus.

Maladie de Morvan.

Parésie avec analgésie des extrémités supérieures d'abord limitée à un des côtés et aboutissant toujours à la production d'un ou deux panaris.

DIAGNOSTIC avec *Névrite* : la marche n'est pas progressive, pas de panaris analgésiques. — *Asphyxie locale des extrémités* : gangrène vraie au lieu de panaris. — *Eryth mégalie* : sensibilité intacte, pas d'analgésie, ni de parésie, ni de nécrose phalangienne. — *Lèpre* : étiologie différente.

Syringomyélie : atrophies musculaires sans panaris.

TRAITEMENT. — Courants interrompus. Iodure de sodium ou :

Chlorure double d'or et de sodium   0 gr. 004 à 0, 008
Eau distillée. . . . .   90 »

par cuillerée à sirop toutes les 2 heures (Grasset).

Maladie de Paget, du mamelon.

Au début, fissure ou desquamation de croûtes fines, adhérentes. Les tissus sous-jacents sont rouges. Il y a du prurit. La lésion envahit le mamelon : il existe alors une plaque rouge, d'apparence lisse ou granuleuse. Il se fait un suintement de liquide jaunâtre qui se concrète en croûtes jaunes. Les bords de la plaque sont bien marqués, un peu surélevés, polycycliques. Plus tard, le mamelon s'enfonce et est remplacé par une dépression. Au dernier degré, le sein est envahi par une tumeur maligne.

DIAGNOSTIC avec *Eczéma chronique* : évolution différente, pas d'aspect papillomateux, pas d'infiltration des téguments ; les bords ne sont pas aussi nets ni polycycliques.

TRAITEMENT. — Pommades à l'acide pyrogallique 10 à 20 0/0, à l'iodoforme 10 0/0. Râclage suivi de pansement au chlorate de potasse. Destruction au thermo-cautère et pansement antiseptique. Ablation du sein dès qu'il commence à s'infiltrer.

Maladie de Parkinson. Voir *Paralysie agitante*.

Maladie de Raynaud. Voir *Gangrène symétrique des extrémités*.

Maladie de Tornwaldt (Inflammation de la bourse pharyngienne).

Pour les symptômes voir *Catarrhe du pharynx*. A la rhinoscopie postérieure, on voit, à l'orifice de la bourse, un mucus ou une croûte disposée en cercle ou en coquille. Quand la bourse est transformée en kyste elle prend la forme d'une petite tumeur.

Traitement. — Cautérisation de la bourse au nitrate d'argent ou au galvano-cautère, après râclage avec une curette.

Maladie de Thomsen.

Les muscles volontaires une fois contractés, soit mécaniquement, soit par la volonté, ne se relâchent plus et restent pendant un certain temps dans un état de contracture douloureuse ; d'où troubles fonctionnels des muscles. La langue peut se prendre : hésitation de la parole, mastication difficile. — Réflexe patellaire diminué ou aboli. Réflexes tendineux parfois augmentés. Muscles souvent hypertrophiés. *Contractilité électrique des nerfs diminuée, celle des muscles augmentée.*

Si on électrise un tronc nerveux, on a, dans les muscles innervés, des contractions toniques avec un retard de dix secondes. Si on faradise directement le muscle, l'excitabilité n'est pas changée, mais avec un courant plus fort, les contractions ont un retard de vingt secondes.

Diagnostic avec *Hypertrophie musculaire* : surtout les réactions électriques des muscles.

Traitement. — Nul.

Maladie de Weil.

Début. — Brusquement par fièvre et frissons. Prostration, courbature, somnolence, délire. Ictère modéré, augmentant progressivement. Foie et rate hypertrophiés, sensibles à la pression.

Albuminurie. — Au bout de 6 à 8 jours, la fièvre diminue puis, au bout de quelques jours, la température remonte *par oscillations.* Elle reste quelques jours au degré maximum qu'elle a atteint, puis redescend par oscillations. Pendant la récidive, le thermomètre ne *monte jamais aussi haut* que pendant la première attaque. Le malade reste longtemps abattu et faible. On trouve dans les urines le pigment, les globules sanguins et les cylindres de la néphrite infectieuse. Souvent décoloration des selles.

DIAGNOSTIC avec *Fièvre récurrente* : pas de spirilles d'Obermeier. — *Formes abortives de la fièvre typhoïde* : dans la maladie de Weil : ictère, hypertrophie du foie, albuminurie. — *Forme abortive de l'atrophie jaune aiguë du foie* : dans celle-ci, accidents graves, rétraction du foie, hémorrhagies.

TRAITEMENT. — Au début, quinine. Antisepsie intestinale.

Maladie de Werlhof. Voir *Purpura.*

Mastodynie. Voir *Névralgie mammaire.*

Médiastinite.

Aiguë : Fièvre, frissons, sensation d'angoisse et d'oppression. Douleur vive derrière le sternum. Si la médiastinite est *antérieure,* douleur au choc sur le sternum ; si elle est *postérieure,* douleur à la pression sur le rachis. Peau de la région sternale chaude, rouge, œdémateuse. Faux-pas du cœur. Dyspnée, angoisse, toux, expectoration souvent sanglante.

S'il se forme un *abcès* : *matité* anormale en avant ou en arrière de la poitrine. Symptômes de compression des organes voisins. L'abcès s'ouvre souvent dans le 2ᵉ espace intercostal à gauche du sternum, dans le poumon, une artère voisine.

Chronique. — Symptômes des *tumeurs du médiastin.*

TRAITEMENT. — *Aiguë* : glace, sangsues, ventouses scarifiées, saignées. Toniques. Si on soupçonne le pus : trépanation du sternum.

Chronique : voir *Tumeurs du médiastin.*

Médiastino-péricardite fibreuse.

Pouls paradoxal. — Les pulsations deviennent plus petites ou disparaissent pendant les inspirations. *Gonflement inspiratoire* des veines du cou.

TRAITEMENT. — Voir *Symphyse cardiaque.*

Melœna des nouveau-nés.

Le plus souvent survient au 2ᵉ jour. Selles sanguinolentes, parfois avec vomissements sanguinolents.

DIAGNOSTIC avec *Pseudo-melœna* ; pas de troubles organiques. — Dans le melœna de l'*infection puerpérale* ; hémorrhagies dans d'autres parties du corps, ictère, coïncidence d'une affection puerpérale.

TRAITEMENT. — Antisepsie du cordon. Cataplasmes froids sur le ventre. Injection d'ergotine. Alcool à très petites doses, 1 à 4 grammes.

Méningite cérébro-spinale.

Prodromes très variables. Début : frissons, fièvre, la température atteint 39°. Accélération du pouls. Céphalalgie intense ; agitation. Tendance au vertige. Photophobie : hyperacousie. Hyperesthésie cutanée. Somnolence ou délire. Puis *torticolis* : nuque fortement entraînée en bas et en arrière. Il diminue dans le coma, peu avant la mort. Perte de sentiment ; cris hydrencéphaliques. Myosis plus prononcé dans un œil. Langue sèche, fuligineuse. Vomissements opiniâtres. Rétraction du ventre. Rate souvent hypertrophiée. En général, constipation. Parésies, paralysies localisées.

DIAGNOSTIC, dans le coma, avec *Fièvre typhoïde* : dans celle-ci, météorisme, diarrhée, exanthème, marche de la température. — *Pneumonie fibrineuse* : expectoration pathognomonique, auscultation. — *Affections gastro-intestinales des enfants* : commémoratifs, diarrhée, action rapide de traitement.

Méningite tuberculeuse. — Développement lent, prodromes insidieux, amaigrissement rapide. — *Méningite aiguë spinale* : jamais sous forme épidémique, symptômes médullaires du début moins prononcés que dans la méningite cérébro-spinale.

TRAITEMENT. — Combattre la constipation : huile de ricin, jalap, calomel. Contre les douleurs : injections de morphine. Contre l'agitation : bromure, chloral, ergotine.

Méningite spinale aiguë.

En général, début brusque par frissons ou convulsions. Fièvre intense. Si la méningite est en même temps cérébrale : céphalalgie, vomissements, photophobie, hyperacousie, myosis, convulsions épileptiformes. Quelque temps après, symptômes spéciaux caractéristiques.

Douleur dorsale augmentée, non par la pression sur le rachis, mais par le moindre mouvement. *Douleurs lanci-*

nantes, *hyperesthésie* dans les zones sensitives du domaine des racines postérieures lésées ; *rigidité des muscles* animés par les racines antérieures de ces nerfs. Rigidité, parfois incurvation de la colonne vertébrale. De temps à autre, exacerbations temporaires du spasme musculaire.

Constipation opiniâtre, parfois rétention d'urine. Peu à peu, affaiblissement de la sensibilité générale et de la motilité ; puis paralysie et anesthésie absolues ; paralysie des sphincters, eschares. Au début, reflexes exagérés, plus tard diminués, puis abolis. Si la région cervicale est prise, dyspnée. Si le cerveau est indemne, conservation de l'intelligence.

S'il y a complication de myélite : paralysie plus développée.

DIAGNOSTIC avec *Myélite* (voir ce mot) — *Fièvre typhoïde* : marche spéciale de la température avec : *Tétanos*.

	MÉNINGITE AIGUE.	TÉTANOS.
Cause	Souvent inconnue.	Plaie ou commémoratifs.
Sensibilité	Douleur dorsale, douleurs lancinantes dans les membres, hyperesthésie.	Intacte.
Spasmes	Parfois opisthotonos; mais les spasmes toniques ne sont jamais aussi développés que dans le tétanos. Pas de trismus, ni rire sardonique.	Convulsions toniques paroxystiques presque généralisées. L'attaque débute par du trismus. Rire sardonique.
Reflexes	Augmentés mais faiblement.	Très augmentés.
Cerveau	Complications cérébrales fréquentes.	Intact.

TRAITEMENT. — Au début, antiphlogistiques. Contre la douleur et les spasmes: chloral, morphine, bromures. Surveiller la vessie et le rectum. Plus tard, révulsifs légers sur le rachis. Iodure de potassium. Prévenir les eschares. Contre la paralysie (voir *myélite chronique*). Éviter *l'électricité*, tant qu'il y aura des symptômes d'irritation spinale.

Méningite spinale chronique.

Début lent et apyrétique. Douleur dans le dos, douleurs lancinantes, hyperesthésie dans le domaine des racines postérieures traversant les méninges lésées, spasmes, rigidité, mais moins marqués que dans la forme aiguë. Faiblesse musculaire puis paralysie. La parésie et les spasmes musculaires, les troubles de la sensibilité sont limités dans leur distribution.

Au début, nutrition des muscles et réflexes peu intéressés. Vers la fin, les muscles innervés par les racines antérieures comprimées sont atrophiés et leurs réflexes abolis. Rectum et vessie intacts, sauf quand la lésion atteint les nerfs de l'extrémité inférieure de la moelle.

DIAGNOSTIC avec: *Ataxie locomotrice.* Dans celle-ci la méningite n'atteint pas les racines antérieures : donc ni excitation motrice, ni paralysie. Douleurs fulgurantes plus intenses. Presque toujours troubles oculaires. Incoordination caractéristique.

Myélite chronique. S'il n'y a pas de complications, facile à diagnostiquer (voir *Myélite chronique*). Si la méningite est compliquée de myélite, diagnostic impossible.

Irritation spinale.

	MÉNINGITE CHRONIQUE.	IRRITATION SPINALE.
Age et sexe.	Dans les deux sexes, mais plus fréquente chez les jeunes gens.	Presque exclusivement chez les jeunes filles.

	MÉNINGITE CHRONIQUE	IRRITATION SPINALE
Début.	Très lent. Peut succéder à méningite aiguë : dans ce cas, début avec fièvre.	Début parfois lent, mais généralement brusque, sans fièvre.
Hyperesthésie rachidienne.	Rarement intense.	Très nette et très caractéristique.
Roideur du rachis.	Habituelle.	Manque.
Symptômes.	Douleurs, spasmes localisés et variant peu de siège et d'intensité. Il peut exister des signes de maladie organique de la moelle.	Grande variabilité des symptômes. Contraste frappant entre les symptômes subjectifs intenses et les objectifs insignifiants. Pas de signe de maladie organique de la moelle.
Symptômes hystériques.	Rares et seulement à l'état de complication accidentelle. État mental bon.	Très communs. Troubles psychiques de l'hystérie.
Utérus et ovaire.	Normaux.	Troublés.

TRAITEMENT. — Voir *Myélite.*

Méningite tuberculeuse. Voir *Tuberculose des méninges.*

Mérycisme.

Quelque temps après le repas, sans malaise, les malades

ramènent, d'abord volon*airement*, puis involontairement, dans la bouche une partie du contenu stomacal. Cet acte peut se renouveler plusieurs fois de suite. En général, état général bon. Parfois catarrhe gastrique. — Se distingue de la *régurgitation* en ce qu'il n'existe pas de modifications du côté de l'œsophage et que l'accident n'est pas passager, comme dans le cas de surcharge stomacale.

TRAITEMENT. — Régime : aliments liquides pris en petite quantité à la fois. Traiter les affections de l'estomac, de l'intestin, du système nerveux.

Migraine.

Débute brusquement ou après prodromes : malaise, lourdeur de tête, nausées. Douleur sourde ou térébrante, parfois s'exaspérant à chaque battement cardiaque. Elle est localisée au front, dans les tempes, au pariétal. Elle siège en général d'un seul côté, augmente par les efforts ou le mouvement. Le malade est très sensible au bruit, à la lumière, aux parfums. Nausées. Vomissements. Injection de l'œil du côté malade. L'accès cesse brusquement ou graduellement. A ce moment, il y a souvent émission d'une grande quantité d'urine claire.

Pour l'hémicrànie par spasme du sympathique et par paralysie de ce nerf, voir : *Paralysie et irritation du sympathique.*

DIAGNOSTIC avec : *Névralgie faciale.* — Dans celle-ci, points douloureux et pas de vomissements. Une céphalalgie continue n'est pas une migraine. L'accès de migraine dépasse rarement 48 heures.

TRAITEMENT. — La cause est souvent une affection digestive, une dent cariée, une affection de l'oreille. Pendant l'accès : Aconitine cristallisée Duquemel, un quart de milligramme toutes les 4 heures. Antipyrine 1 à 4 grammes.

— Bromures. — Quinine. — Caféine. — Cérébrine. —Teinture d'aconit.

Migraine ophtalmique.

Apparition, dans le champ visuel, d'une figure lumineuse circulaire, puis en forme de zig-zag, animée de mouvements vibratoires. Cette tache lumineuse peut être *colorée*. Elle est suivie souvent d'*hémianopsie* latérale, de douleurs hémicrâniennes, nausées et vomissements.

Traitement. — Si la migraine est simple, rien à faire. Si elle est *associée*, 3 à 6 grammes de bromure de potassium pendant 6 mois à un an.

Moelle épinière (Maladies de la) [1].

Destruction aiguë des cornes antérieures. — *Symptômes positifs* : 1º Paralysie immédiate de toute l'aire musculaire correspondante ;

2º Absence de tout mouvement réflexe dans cette aire ;

3º Atrophie rapide et réaction de dégénérescence des muscles paralysés.

Symptômes négatifs. — Les lésions limitées à la corne antérieure ne troublent pas les fonctions sensitives du segment médullaire, ni ses fonctions de milieu conducteur. Les fonctions sensitives, motrices et autres des segments inférieurs conservent leur intégrité. Si la destruction des cornes antérieures est partielle, la paralysie est partielle.

Affections chroniques de la corne antérieure. — *Symptômes positifs* : Atrophie lente et graduelle des fibres mus-

1. Pour faciliter l'étude des maladies de la moelle épinière, j'ai cru utile de résumer ici quelques connaissances générales indispensables. **La description de chaque maladie sera ainsi singulièrement facilitée.**

culaires auxquelles se rendent les prolongements axiles
des cellules malades. Au début, pas de paralysie, mais
simple affaiblissement musculaire qui augmente graduellement. Quand toutes les cellules nerveuses du segment
sont détruites, paralysie complète de l'aire musculaire
correspondant au segment malade.

Symptômes négatifs. — Les fonctions de sensibilité du
segment malade ne sont pas troublées. Les fonctions
motrices, sensitives et réflexes des segments inférieurs
restent intactes.

Lésions du faisceau pyramidal croisé. — *Symptômes positifs* : Paralysie immédiate de tous les muscles dépendant
du segment malade et de ceux commandés par les segments inférieurs. L'abolition de la motilité n'est pas totale.
Les muscles paralysés sont flasques au début, pas d'atrophie rapide, pas de réaction de dégénérescence [1]. Exagération des réflexes.

Symptômes négatifs. — Fonctions sensitives de la moelle
intactes. Pas de troubles graves de la vessie ni du rectum.

Si le processus est *chronique* : affaiblissement musculaire, rigidité et contracture graduels ; réflexes exagérés ;
sensibilité intacte ; vessie et rectum normaux. La paralysie
et la contracture se développent parallèlement aux progrès
de la maladie. Si celle-ci arrive à son maximum et que
les cornes antérieures soient envahies, la contracture
cesse ; atrophie musculaire ; diminution, puis abolition
des réflexes.

Sclérose du faisceau postéro-externe [2]. — Douleurs

---

1. Le pôle positif du courant continu détermine une contraction du muscle plus forte que celle produite par le pôle négatif, ce qui est le contraire
de l'état normal. De plus, cette contraction, au lieu d'être rapide est *lente*.
La réaction de dégénérescence se montre dans toutes les paralysies périphériques graves et dans tous les cas où les cellules nerveuses trophiques de la
moelle sont rapidement détruites (polyo-myélite antérieure aiguë, myélite aiguë des cornes antérieures).

2. Ou faisceau de Burdach.

fulgurantes dans la sphère sensitive du cordon affecté.
Perte des réflexes profonds. Incoordination des mouvements. Anesthésie et analgésie plus ou moins marquées
dans la sphère du segment malade. Troubles des fonctions
rectales et vésicales. Troubles trophiques de la peau.

Symptômes négatifs. — Pas de paralysie, pas d'atrophie
musculaire, pas d'altérations électriques qualitatives.

LÉSIONS TRANSVERSALES TOTALES. — Paralysie de l'aire
musculaire du segment et des aires musculaires com-
mandées par les segments inférieurs. Atrophie aiguë avec
réaction de dégénérescence et absence complète de tout
mouvement réflexe dans l'aire musculaire du segment.
Conditions trophiques et réactions électriques des muscles
dépendant des segments au-dessous de la lésion sont normales. Réflexes passant par les segments inférieurs exagérés. Quand apparaît la dégénérescence secondaire descendante, les muscles paralysés appartenant au segment inférieur se raidissent et se contracturent. Sensibilité générale
et spéciale des muscles paralysés diminuée ou abolie. Anesthésie complète. A un niveau plus élevé que la lésion, zone
d'hyperesthésie. Paralysie vaso-motrice au-dessous de la
lésion. Parfois troubles trophiques de la peau. Vessie et
rectum souvent atteints. Si les segments cervicaux ou dor-
saux sont atteints, priapisme.

LÉSIONS UNILATÉRALES. — Paralysie de l'aire musculaire
à laquelle se distribue la racine nerveuse antérieure partant de la moitié malade de la moelle et de toutes les aires
musculaires du même côté animées par les segments inférieurs. Muscles innervés par la moitié malade en état
de paralysie flasque, atrophie aiguë et réaction de dégénérescence de ces muscles. Sensibilité générale et spéciale
des muscles paralysés diminuée ou abolie. Paralysie vaso-
motrice au-dessous et du même côté de la lésion. Anesthésie bilatérale dans la sphère sensitive du segment.

Quand la lésion occupe la région dorsale, l'anesthésie est de forme circulaire ; quand elle occupe la région cervicale ou lombaire, elle est longitudinale. Anesthésie des aires sensitives de tous les demi-segments inférieurs du même côté. Zone étroite d'hyperesthésie à l'extrémité supérieure de la lésion. Altérations possibles des réflexes vésicaux et rectaux. Dégénérescence secondaire des faisceaux pyramidaux croisés et directs du côté de la lésion.

COMPRESSION RAPIDE DE LA MOELLE. Voir *Myélite aiguë*.

COMPRESSION LENTE. — Parésie de l'aire musculaire du segment comprimé et des segments inférieurs. Elle augmente graduellement jusqu'à la paralysie complète. La parésie est plus développée dans les aires musculaires du segment comprimé et de ceux qui le suivent immédiatement que dans les aires des segments éloignés du siège de la lésion. Nutrition des muscles parésiés modérément atteinte. Anesthésie des aires sensitives du segment comprimé et des segments inférieurs. Atrophie des muscles ; disparition des réflexes.

COMPRESSION DES RACINES POSTÉRIEURES. — Anesthésie de l'aire sensitive du segment et abolition des mouvements réflexes. S'il y a compression *incomplète* et irritation des fibres nerveuses, hyperesthésie avec anesthésie partielle. Sensations douloureuses (douleurs brusques et déchirantes) dans les parties anesthésiées.

COMPRESSIONS DES RACINES ANTÉRIEURES. — Diminution et abolition des mouvements dans l'aire musculaire. S'il y a irritation des fibres motrices, secousses, spasmes, contractures. Si la compression est forte, atrophie des muscles paralysés. Si la compression est rapide, atrophie rapide, réaction de dégénérescence. Si la conduction motrice est entièrement supprimée, abolition des réflexes.

Molluscum.

Molluscum généralisé. — Siège : cou, tête, épaules, parfois sur les muqueuses. Petites tumeurs arrondies, pyriformes, molles, indolentes, sessiles ou pédiculées. La peau qui les recouvre est normale. Si les tumeurs sont petites, on peut les effacer par la pression.

TRAITEMENT. — Excision ou cautérisation.

Molluscum circonscrit. — Tumeurs identiques aux précédentes, mais au nombre d'une à trois. Elles sont en général pédiculées.

TRAITEMENT. — Extirpation.

Molluscum contagiosum.

Petite tumeur globuleuse, ressemblant à une perle, ayant au sommet une petite perforation. Si on presse la tumeur on fait sortir une masse demi-solide d'un blanc laiteux. La tumeur peut devenir volumineuse et se pédiculiser. La maladie est inoculable.

TRAITEMENT. — Vider le contenu de la tumeur par pression et cautériser la paroi avec le crayon de nitrate d'argent ou le nitrate acide de mercure.

Molluscum pendulum.

Petite tumeur pédiculée, ridée, flasque, indolente.

TRAITEMENT. — Extirpation au bistouri ou au thermocautère.

Morphinisme.

Face pâle, terreuse. Amaigrissement extrême. Affaiblissement de la volonté. Anorexie. Constipation. Palpitations du cœur. Impuissance. Abcès et tumeurs dures au niveau des piqûres.

TRAITEMENT. — Interner les malades dans une maison de santé. Supprimer la morphine, faire ensuite des injections de sulfate de spartéine 5 à 10 centigrammes. Hydrothérapie.

Mort apparente des nouveau-nés.

Probable quand : les battements du cœur sont modifiés en fréquence, régularité, dans *l'intervalle des contractions utérines* ; la poche est rompue depuis longtemps ; le cordon est procident.

TRAITEMENT. — Couper le cordon sans faire saigner le bout fœtal qu'on lie. Débarrasser le pharynx des mucosités avec le doigt ou une plume d'oie. Flagellation, frictions. Bain très chaud, au besoin salé ou sinapisé. Insufflation de bouche à bouche ou mieux laryngée. L'index gauche est introduit, en suivant la face dorsale de la langue, jusqu'à la glotte. Le tube de Ribemont tenu de la main droite est glissé rapidement dans le larynx. On s'assure qu'il est bien placé en sentant l'extrémité à la région antérieure du cou. Du reste s'il était introduit dans l'œsophage, lors de l'insufflation, on verrait bomber la région épigastrique. — Aspirer les mucosités, retirer le tube, souffler dedans à plusieurs reprises et le réintroduire. Souffler sans à-coup mais avec assez de force. Quand les poumons ont été dilatés, comprimer légèrement la poitrine pour chasser l'air. Ainsi de suite pendant 3 quarts d'heure au besoin.

Tractions rhythmées de la langue.

Morve et Farcin.

Le farcin ne se distingue de la morve qu'en ce qu'il n'atteint pas les fosses nasales.

Incubations : durée maximum 7 jours.

Morve aiguë. — Grande faiblesse, céphalalgie, nausées, anorexie, douleurs articulaires. Tuméfaction des parties découvertes ; distension de la peau présentant des signes de lymphangite ; adénite douloureuse ; phlébites sur les membres. A la face, *inflammation érysipélateuse* qui peut bientôt présenter des plaques de gangrène, déformation du nez et des joues tuméfiés, conjonctivite purulente avec gonflement des paupières. Vers le 6e jour, apparition de taches rouges devenant pustuleuses. Les pustules se remplissent de pus. *Enchifrènement. Ecoulement de muco-pus par les narines* (jetage). Muqueuse du nez rouge et ulcérée. Respiration pénible. Engorgement des ganglions périmaxillaires. État typhoïde.

Morve chronique. — Faiblesse ; douleurs articulaires. Douleurs au niveau de la gorge. Enchifrènement léger. Jetage modéré. Peu ou pas d'adénite périmaxillaire. Ulcérations de la pituitaire. Douleur derrière le sternum. Dyspnée. Phénomènes gastro-intestinaux.

Farcin aigu. — Même début que dans la morve. Du 6e au 7e jour, abcès sous-cutanés nombreux dans le tissu cellulaire. Fièvre, adynamie. De la 2e à la 4e semaine, éruption pustuleuse qui peut présenter des plaques de gangrène. Puis délire, sueurs et mort dans le coma.

Farcin chronique. — Gonflement et lymphangite du membre malade, adénite des ganglions correspondants. Fièvre, symptômes gastriques, céphalalgie. Articulations gonflées et douloureuses. Douleurs rachidiennes vives. Après 15 à 20 jours *apparition successive de nombreux abcès* sur les membres inférieurs, surtout au voisinage des articulations. Ils peuvent disparaître spontanément, mais ils s'ouvrent le plus souvent : pus, sang ou liquide jaunâtre strié de sang. L'abcès peut être remplacé par une ulcération.

DIAGNOSTIC très difficile. Inoculer le pus aux cobayes,

avec *Pyohémie lente* : impossible à moins de commémoratifs précis. — *Erysipèle de la face* : la plaque érysipélateuse est limitée par des bords nets, un bourrelet spécial. — *Fièvre typhoïde* : marche de la température. — *Rhumatisme articulaire* ou *pseudo-rhumatisme infectieux* : marche de la maladie. — *Coryza syphilitique* : aucun des phénomènes généraux de la morve.

TRAITEMENT. — Ouverture et pansement antiseptiques des abcès. Irrigations antiseptiques des fosses nasales, les bourrer avec de la gaze salolée ou iodoformée. A l'intérieur : eaux sulfureuses, hyposulfite de soude 4 à 8 gr. Teinture d'iode, 20 gouttes par jour. Toniques.

Muguet.

D'abord semis de petites taches arrondies qui deviennent bientôt des taches blanches, irrégulières, plus ou moins larges, assez adhérentes à la muqueuse. Elles sont peu saillantes (contrairement aux grumeaux de lait). Si on les enlève, la muqueuse est dénudée, rouge, facilement saignante.

DIAGNOSTIC avec *Aphthes* : en diffère par la présence des champignons, et l'absence de toute inflammation.

TRAITEMENT. — Surveiller l'alimentation. Lavages toutes les deux heures avec :

Acide borique	5 gr.
Eau distillée	200 »

Ou bien avec eau de Vichy. Badigeonnages de liqueur de Van Swieten ou bien :

Permanganate de potasse	0 gr. 15
Eau distillée	20 »

Ou bien :

Bicarbonate de soude	1 gr.
Glycérine	10 à 15 »

Ou solution de borate de soude ; eau oxygénée.

S'il y a du muguet de l'œsophage donner (pour un enfant de 1 à 2 ans) une cuillerée à dessert toutes les 2 heures *au maximum* de :

> Résorcine. . . . . 0 gr. 50 à 1 gr.
> Eau . . . . 100 »

Mycosis fongoïde.

Au début, éruption fugace ressemblant le plus souvent à de l'eczéma sec. Puis, plaques rouges, légèrement saillantes accompagnées généralement de prurit. Le centre des plaques devient ensuite le siège d'une infiltration œdémateuse et, par suite, la surface des plaques devient irrégulière. Au bout d'un certain temps, il se forme des mamelons arrondis, rouges. La santé s'altère et le malade meurt.

TRAITEMENT. — Inconnu. Essayer les iodures. Panser les ulcérations avec du salol ou du liniment oléo-calcaire aristolé et mieux avec le naphtol camphré avec lequel on peut aussi faire des injections interstitielles.

Myélite aiguë.

Quelquefois, comme symptômes prémonitoires, troubles de la sensibilité ; frisson suivi d'élévation de la température ; exceptionnellement, symptômes spinaux. Puis phénomènes d'ordre sensitif et moteur. Sensations douloureuses, quelquefois hyperesthésie de la région innervée par les nerfs sensitifs pénétrant dans la moelle au niveau de la lésion. Parfois douleurs musculaires et rachidiennes qui n'augmentent pas par les mouvements. Si le cordon postéro-externe est pris ; douleurs fulgurantes. Souvent douleur en ceinture comme premier symptôme. Diminution de la sensibilité. Secousses, trémulations musculaires ; parfois crampes et spasmes, diminution de la motilité.

La parésie augmente rapidement, puis paralysie. Anesthésie et analgésie complètes. Dans d'autres cas, sensibilité partiellement diminuée ; impossibilité de localiser les impressions tactiles ; anesthésie douloureuse ; contact de la peau de la partie lésée cause ébranlement et douleur dans tout le membre. Souvent troubles du rectum et de la vessie. Presque toujours constipation : souvent paralysie des sphincters. Vers la fin de la première semaine, le décubitus aigu peut apparaître.

Symptômes cérébraux rares.

Les réflexes propres à un segment de la moelle ne sont pas lésés tant que l'arc réflexe passant par le segment est indemne. Toute lésion intéressant les faisceaux pyramidaux, interrompt toute communication avec le cerveau : par suite augmentation des réflexes.

Si la myélite siège au niveau de la *région lombaire* de la moelle, paralysie des sphincters ; cystite. Si l'altération atteint la région *dorsale supérieure*, paralysie possible, *mais temporaire*, de la vessie. Si la lésion occupe la *région cervicale*, tous les membres sont paralysés ; souvent priapisme et hyperthermie ; parfois troubles cardiaques. Dans ces deux dernières localisations, troubles possibles des organes respiratoires.

Si le malade résiste, en général les membres paralysés, au-dessous de la lésion deviennent contracturés : paraplégie, type spasmodique.

DIAGNOSTIC avec *Méningite spinale*.

MYÉLITE.	MÉNINGITE SPINALE.
Douleur dorsale peu intense.	Douleur dorsale intense, accrue par les mouvements.

MYÉLITE	MÉNINGITE SPINALE
Douleurs lancinantes, hyperesthésie rarement intenses. Anesthésie généralement marquée, à développement rapide.	Douleurs lancinantes dans dos et membres fortes. Anesthésie survient plus tard, légère.
Paralysie de bonne heure, plus développée que les crampes et les spasmes.	Crampes musculaires ; spasmes et contractures des membres, roideur du dos plus marquées que la paralysie de la motilité qui vient plus tard.
Paralysie fréquente des sphincters. Urines souvent ammoniacales.	Pas de paralysie des sphincters ; pas d'urines ammoniacales.
Troubles trophiques cutanés fréquents.	Rares.
Fièvre souvent forte, mais peut manquer.	Fièvre très marquée.

Hémorrhagie médullaire. — Dans celle-ci, début brusque, sans prodromes fébriles ; paralysie très développée d'emblée.

TRAITEMENT. — Au début : ergot de seigle, belladone. Prévenir les eschares et les troubles vésicaux. Plus tard, iodure de potassium ; traitement électrique.

Myélite chronique.

Début lent. Affaiblissement musculaire croissant, puis paralysie et abolition complète de la sensibilité, Constipation. Difficulté de vider la vessie. Parfois paralysie des sphincters. — Paralysie ordinairement du type paraplégique. Plus tard eschares, cystite, complications rénales.

DIAGNOSTIC avec : *paraplégie hystérique, compression de la moelle, sclérose latérale primitive* (voir ces mots).

TRAITEMENT. — Iodure de potassium, mercure chez les syphilitiques. Ergot de seigle, nitrate d'argent contre les symptômes spasmodiques. Si la paraplégie est flasque, fer, strychnine (*contre-indiquée* absolument s'il y a des phénomènes d'irritation spinale). — Révulsifs sur le rachis. — Hydrothérapie (pas d'eau trop froide, ni douches en jet).

Myélite bulbaire aiguë.

Symptômes d'une paralysie bulbaire aiguë apoplectiforme avec ou sans paralysie des extrémités.

DIAGNOSTIC. — Le manque d'attaque apoplectique, le peu d'intensité de la fièvre, l'accroissement des symptômes jusqu'à la mort peuvent faire penser à l'inflammation.

TRAITEMENT. — Nul.

Myocardite.

Aiguë. — *Parésie cardiaque* ; *bruits de souffle* ; *oblitérations vasculaires* par embolies.

Chronique. — Etouffements, palpitations au moindre effort. Parfois douleurs précordiales s'irradiant dans le bras gauche. Affaiblissement du choc et des bruits du cœur. Parfois souffle systolique au 1er temps. Contractions du cœur irrégulières. Pouls intermittent, parfois ralenti. Turgescence des veines du cou. Troubles dûs à l'asystolie.

TRAITEMENT. — Repos absolu. Vessie de glace au devant du cœur (Voir *Cœur gras*). S'il y a *syphilis* : iodure de potassium 4 à 5 grammes par jour, frictions mercurielles.

Myoclonie.

Au début, quelques tiraillements dans certains muscles.

Puis contractions cloniques violentes, se suivant très rapidement dans un certain nombre de muscles symétriques, cessant pendant le sommeil. Elles n'amènent aucune contraction dans les membres, mais les mouvements provoqués pendant la contraction sont douloureux. Force musculaire, coordination motrice, excitabilité électrique, nutrition des muscles normales. Excitabilité réflexe, réflexe rotulien augmentés.

TRAITEMENT. — Courants galvaniques le long du rachis.

Myosite multiple.

Douleurs d'abord dans la nuque et le dos, puis dans les extrémités. Élévation de la température. Sueurs. Parfois articulations enflées, douloureuses ; peau œdémateuse. Muscles durs, sensibles à la pression ; contracturés. Puis perte de l'usage des membres. Distribution souvent symétrique. Excitabilité électrique normale ; réflexes tendineux abolis. Muscles de la face intacts.

Pression sur les nerfs peu douloureuse. Quelquefois paresthésie ; albuminurie. Mort par paralysie des muscles respiratoires.

TRAITEMENT. — Nul.

Myosite oscillante, progressive.
Voir *Ossification musculaire.*

Myotonus congénital. Voir *Maladie de Thomsen.*

Myxœdème.

Les téguments (à l'exception des pommettes) ont une teinte jaunâtre. Ils sont durs, épais, rugueux. Les poils disparaissent et les sécrétions de la peau ne se font plus.

La face, bouffie, ressemble à une pleine lune. Il y a de l'œdème des paupières. Le volume du nez est augmenté. Les lèvres hypertrophiées restent entr'ouvertes.

Prostration considérable. Les mouvements sont difficiles. La parole est difficile, embarrassée. L'intelligence disparaît. L'appétit diminue ; les digestions sont pénibles. Il y a de l'abaissement de la température.

TRAITEMENT. — Inconnu. Essayer les injections du suc thyroïdien.

Nœvus.

Nœvus non vasculaire. — Dans le nœvus pigmentaire *lisse*, il y a des taches arrondies, café au lait ou brun foncé.

Dans le nœvus *variqueux*, il y a des petites saillies irrégulières rouge foncé ou noirâtres. La peau est rugueuse. La surface du pharynx est le siège d'une séborrhée variable d'intensité, et souvent, de productions pileuses.

TRAITEMENT. — Dans le premier cas : cautérisation avec la pâte de Vienne ou le thermo ou galvano-cautère. Dans le second, râclage ou cautérisation, pansement consécutif avec l'emplâtre de Vigo.

Nœvus vasculaire (angiome). — Tache d'étendue variable rose, rouge vif, bleuâtre. La coloration disparaît en partie momentanément par la pression : elle s'exagère sous l'influence des cris et des efforts. Les nœvus vasculaires *ponctués* sont formés d'un petit point sanguin un peu élevé d'où rayonnent des télangiectasies. Les nœvus vasculaires *tubéreux* sont saillants, de couleur foncée : ils peuvent se transformer en tumeurs érectiles.

TRAITEMENT. — On peut essayer de détruire avec la pâte de Vienne, en vaccinant le nœvus. Il faut qu'il soit de petit volume. On fait les inoculations à la circonférence et à la surface, à un centimètre de distance l'une de l'autre. Le procédé de choix est la cautérisation interstitielle avec le galvano-cautère.

Néphrite aiguë.

Début insidieux ou frisson violent, fièvre, douleur lom-. baire, nausées, vomissements. Teinte cireuse de la face. Urine généralement diminuée, hématurique, au début surtout, *albumineuse*, contenant des débris épithéliaux et des *cylindres rénaux*. Œdème d'abord aux paupières (surtout l'inférieure) ; puis s'étendant à tout le corps. — Augmentation de la pression sanguine. Troubles circulatoires (latation du cœur droit). — Epanchements dans les cavites séreuses. Œdème de la glotte. Amblyopie passagère. — Urémie.

Diagnostic avec *Congestion du rein* : peu ou pas d'albumine, pas de cylindres, étiologie spéciale. — *Hématurie traumatique* : étiologie, peu d'albumine. — *Hémorrhagie par embolie rénale* : lésion valvulaire du cœur.

Traitement. — Régime *lacté*. Purgatifs légers (éviter les purgatifs salins). Révulsifs à la région lombaire (pas de vésicatoires). Dans les fièvres intermittentes : quinine. Dans la syphilis : traitement classique. — Contre l'*œdème* : diaphorétiques. Injection d'une 1/2 à 1 seringue de :

> Chlorhydrate de pilocarpine. . . . . . . 10 centigr.
> Eau distillée . . . . 10 gr.

(contre-indiqué s'il y a faiblesse cardiaque). Dans ce cas, injections de camphre.

Néphrite interstitielle chronique ou rein contracté
(Petit rein rouge, goutteux, saturnin).

Début variable. Soupçonner la néphrite interstitielle chronique si, le malade se plaignant de palpitations, le pouls est dur, sans qu'il y ait rhumatisme ou endocardite, si le sujet est jeune : *certitude* si la matité cardiaque est augmentée, la pointe abaissée, et s'il y a redoublement du premier bruit du cœur, *bruit de galop*. Tension du pouls radial. Ou bien céphalalgie. Troubles gastriques, digestion lente quelquefois avec migraine. Constipation habituelle. Langue rouge à la pointe et sur les bords, saburrale au centre, souvent sèche. Salive épaisse. Amblyopie, troubles de l'ouïe, épistaxis, spasmes épileptiformes, hémorrhagie cérébrale.

Quantité d'urine augmentée, jaune clair, peu albumineuse, de densité moindre, presque pas de sédiment.

Pendant les premières phases, pas de *fièvre*. Souvent, plus tard, *fièvre rénale* : 2 caractéristiques ; frissons et répétition subintrante des accès. La fièvre procède par accès et par crises. Durée de chaque accès : 7 jours en moyenne.

Diagnostic et Traitement. Voir *Néphrite parenchymateuse*.

Néphrite parenchymateuse chronique
(Gros rein blanc).

Début insidieux. Œdème de la peau débutant par la face. *Pâleur* très marquée de la peau. Généralement urines *rares*, mais avec grandes oscillations. Urines troubles, mousseuses, acides, très *albumineuses*. Le sédiment contient des débris épithéliaux et des cylindres. L'urée est diminuée.

Inappétence, vomissements aqueux. Pouls petit, mou. Hypertrophie du cœur *plus rare* que dans la néphrite interstitielle. Puis l'œdème devient permanent, envahissant tout le corps ; il est blanc, lisse, dépressible. Epanchements dans les cavités séreuses. Œdème de la glotte, du poumon. Bronchite, broncho-pneumonie. Inflammations des séreuses. Erysipèle, gangrène.

Diagnostic avec *Néphrite aiguë* : début brusque, hématurie qui n'est qu'accidentelle dans la néphrite parenchymateuse chronique. — *Néphrite interstitielle* : œdème absent ou moindre, quantité d'urine augmentée, couleur jaune clair, de moindre densité, albuminurie peu abondante ; hypertrophie du cœur gauche, rétinite.

TRAITEMENT. — Régime lacté. Essayer les iodures, le tanin, les sels de strontium (2 à 4 gr. par jour), les purgatifs. Bains, diaphorétiques (avec prudence s'il y a œdème considérable). Toniques.

Néphrite partielle.

La soupçonner si, le malade conservant une bonne santé, il y a eu auparavant des signes de néphrite aiguë, si l'urine contient constamment une quantité fixe d'albumine, si la thérapeutique est impuissante.

TRAITEMENT. — Eviter les refroidissements, les écarts de régime, les médicaments s'éliminant par le rein. Le malade peut sortir. Astringents, surtout le *tanin*.

Néphrite suppurée.

Symptômes très variables. S'il y a eu traumatisme, douleurs dans la région rénale, s'irradiant dans les parties voisines. Frissons fréquents, fièvre. Diurèse diminuée au début. Pus dans l'urine ; si l'urine contient des cylindres et plus d'albumine que de pus, il est probable que le rein est touché.

Emission de parcelles rénales dans l'urine. — Sueurs profuses, diarrhée, amaigrissement progressif. *Tumeur rénale fluctuante.* Mais les signes pathognomoniques sont *rares*.

TRAITEMENT. — *Néphrotomie.* Après antisepsie de la région, faire en dehors de la masse sacro-lombaire une incision commençant à 2 travers de doigt au-dessus des fausses côtes et se terminant à 2 travers de doigt au-dessous de la crête iliaque. Sectionner la peau, le tissu cellulaire, le grand dorsal, l'aponévrose du petit oblique et du transverse. Sectionner le carré lombaire. Diviser le tissu graisseux entourant le rein. Incision du rein. Écarter les lèvres avec un fil passé dans le parenchyme rénal. Explorer la poche. Drainage. Suture de l'incision en haut et en bas.

Neurasthénie (maladie de Beard).

Céphalée passagère, rarement continue, endoloiissement du cuir chevelu. Sensation de poids sur le crâne (casque) à la région frontale, plus souvent à la région occipitale. *Vertiges*, éblouissements ; bourdonnements d'oreille. Insomnie ; rêves ; *pollutions nocturnes*.

Rachialgie : plaque douloureuse aux régions cervicale, lombaire. Apophyses épineuses douloureuses à la pression. Anéantissement ; affaiblissement musculaire. Marche pénible s'accompagnant de vertiges, plaque à la nuque. *Le matin*, au lever, le malade est très fatigué.

Dyspepsie : dilatation de l'estomac ; gaz ; constipation. Hyperchlorhydrie fréquente (chez les arthritiques). Affaiblissement des *fonctions génitales* : érections incomplètes, éjaculation rapide suivie d'une grande fatigue. Prostatorrhée. *Diminution des facultés intellectuelles*. Asthénopie accommodatrice. Hyperexcitabilité acoustique. Démangeaisons, crampes, parésie, douleurs fulgurantes. Palpitations, intermittences du cœur.

Dans la *forme cérébrale* : la céphalée et incapacité de travail cérébral dominent. Dans la *forme médullaire* : fatigue dans la marche, faiblesse des membres, impuissance, troubles gastriques.

DIAGNOSTIC. — Avec la *Céphalée syphilitique* : a son maximum la nuit ; accidents spécifiques ; efficacité du traite-

ment. — La *Céphalée des adolescents* disparaît par le repos
et le grand air. — La *Névralgie faciale* (voir ce mot). — La
Migraine : unilatérale ; vomissements, procède par accès.

TRAITEMENT. — Repos absolu à la campagne. Hydrothérapie : douche écossaise précédée de massage. Frictions
excitantes sur le rachis. Kola : surtout sous forme d'essence de K. torréfiée (au repas du matin seulement). Contre l'*insomnie et les pollutions* : bromure au repas du soir.
Cérébrine. S'il y a *dépression* :

        Strychnine pure. . . . .   2 centigr.
        Alcool . . . . 40 gr.
        Eau distillée . . . . . . q. s. pour faire 100 centim. e.

1 à 5 cuillerées à café au *déjeuner*, pas au dîner (insomnie).

Hypophosphites 10 à 30 centigrammes. *Glycérophosphates*.
Bains statiques.

Névralgie des articulations.

Chez les anémiques et les hystériques, douleurs dans
les articulations. En général une seule est prise. S'observe surtout au genou, à la hanche, quelquefois dans les
articulations des doigts. Fréquemment les douleurs rayonnent autour de l'articulation. Parfois, pendant l'accès ;
rougeur, gonflement des téguments cessant après l'accès.
Peau hyperesthésiée plutôt qu'anesthésiée. Pendant la
crise, parfois secousses musculaires. Le membre douloureux est généralement dans l'extension, *contrairement à ce
qu'on observe dans les états inflammatoires articulaires où la
flexion est la règle.* A l'état chronique : contracture et atrophie des muscles.

TRAITEMENT. — Calmants ; narcotiques ; toniques ; bains
de mer ; courants galvaniques et faradiques.

Névralgie cervico-brachiale.

Généralement unilatérale. Douleurs violentes s'irradiant dans le voisinage, survenant par crises, parfois constantes.

Points douloureux non constants. Creux sus-claviculaire, axillaire, fosse sous-épineuse, point d'envergence des nerfs cutanés: (si le radial est pris) lieu où le nerf contourne l'humérus, face dorsale de l'avant-bras au-dessus du poignet: (cubital) entre le condyle interne et l'olécrâne, face antérieure de l'avant-bras au-dessous de la tête du cubital. — (Médian) région de la *coulisse bicipitale*, pli du coude, côté radial de la face antérieure de l'avant-bras, au-dessus de la tête du radius.

Désordres vaso-moteurs fréquents. Troubles trophiques de la motilité (roideur, parésie, paralysie) ; paresthésie.

Diagnostic avec : *Rhumatisme articulaire.* — Evident.

Traitement. — Voir *Névralgie du trijumeau.*

Névralgie cervico-occipitale.

Douleurs partant de la région supérieure de la nuque, s'irradiant vers la partie postérieure de la tête jusqu'au sommet du crâne avec tendance à se porter en avant. Points douloureux placés entre l'apophyse mastoïde et la première vertèbre cervicale et au sommet de la bosse pariétale. — Troubles vaso-moteurs fréquents. — Pupilles généralement rétrécies. Souvent dureté de l'ouïe et bourdonnements d'oreille. — Dans le cas de névralgie *rhumatismale*, quelquefois adénite.

Rechercher, dans les *cas rebelles*, s'il n'y a pas de maladie de la moelle.

Pour le Traitement. Voir *Névralgie du trijumeau.*

Névralgie crurale.

Douleur le long de la face interne de la cuisse jusqu'au genou et suivant le saphène, le long de la partie interne de la jambe jusqu'au gros orteil. Douleur augmentée par la marche : apparaît souvent la nuit : se propage parfois assez loin. Souvent hyperesthésie ou anesthésie. Rarement troubles vaso-moteurs et trophiques.

Points sensibles : au-dessous de l'arcade crurale ; point d'émergence du petit nerf saphène à travers le fascia lata ; point plantaire où plonge le nerf saphène ; base du gros orteil.

TRAITEMENT. — Voir *Névralgie sciatique.*

Névralgie faciale. Voir *Névralgie du trijumeau.*

Névralgie intercostale.

Généralement unilatérale. Plus souvent à gauche. Limitation rare à un seul nerf. Les 5e, 6e, 7e, 8e, 0e paires prises le plus souvent. Douleur par accès, ou constante. Si l'affection est bilatérale, douleurs en ceinture. Douleur augmentée par le mouvement des côtes. Convexité du rachis tournée du côté sain.

Points sensibles à la pression : point où le nerf émerge du rachis ; au milieu du parcours du nerf, sur le côté du thorax ; sur le bord du sternum ; ou, au ventre, sur le muscle droit.

Souvent hyperesthésie : troubles trophiques fréquents.

DIAGNOSTIC avec : *Rhumatisme musculaire.* Dans ce cas, la pression des muscles est seule douloureuse. — *Pleurite :* troubles respiratoires particuliers. — *Affections des côtes :* intumescence sur leur trajet. — *Gastralgie :* sensation de lourdeur dans l'estomac.

Pleurésie et pneumonie: évident.
Examiner avec soin le rachis.

TRAITEMENT. — Voir *Névralgie du trijumeau.*

Névralgie lombo-abdominale.

Difficile de délimiter la zone atteinte. En général : douleur dans la peau de la région lombaire jusqu'aux fesses, l'hypogastre, le mont de Vénus, scrotum, aine. Points sensibles à la pression : sur les côtés du rachis à la région lombaire ; au milieu de la crête iliaque ; de la ligne blanche au canal crural ; scrotum ; vulve ; contraction du cremaster ; priapisme, pertes séminales ; flueurs blanches ; symptômes vésicaux.

TRAITEMENT. — Voir *Névralgie du trijumeau.*

Névralgie mammaire (mastodynie).

Souvent bilatérale. Côté gauche fréquemment atteint. Douleur intense. Au début, parfois vomissements. Hyperesthésie cutanée. La menstruation augmente la douleur. Tension et lourdeur de la poitrine. Douleur s'irradie souvent vers nuque, épaule, bras, dos.

Le plus souvent la poitrine est très sensible autour de la glande. Points sensibles : apophyses épineuses des dernières cervicales et des premières dorsales surtout la 2e, 3e, 4e et 5e.

Parfois, pendant la crise, sécrétion lactée ou colustrum ; zona.

DIAGNOSTIC avec *Inflammations de la glande* : modifications de la peau, élévation de la température. — *Tumeurs malignes.* Etat de la glande, adénites, marche.

TRAITEMENT. — Voir *Névralgie du trijumeau.* Au besoin, extirpation.

Névralgie obturatrice.

Symptôme important de la hernie obturatrice. — Douleur à la partie supéro-interne de la cuisse jusqu'au genou ; fourmillements ; gêne dans l'adduction de la cuisse.

TRAITEMENT. — Réduire la hernie.

Névralgie phrénique.

Douleur siégeant à la base du thorax, s'irradiant le long du trajet du phrénique ; procédant par accès, durant quelquefois sans relâche ; uni ou bilatérale. — Dans l'*anémie*, le *nervosisme*, les *maladies du foie*, elle siège généralement à droite ; à gauche, dans les maladies du cœur. Souvent irradiation dans le bras, le cou, la nuque.

Désordres respiratoires : inspirations saccadées, douloureuses, hoquet. Déglutition parfois difficile. Angoisses violentes ; syncope.

Points douloureux. — Au niveau des 7e, 8e, 9e (principalement), 10e côtes : insertions postérieures du diaphragme, surtout à la dernière côte, partie latérale du cou, sur le scalène antérieur ; sternum au niveau du 2e et 3e espaces intercostaux ; apophyses épineuses des 2e, 5e et surtout 6e vertèbres cervicales.

DIAGNOSTIC. — Presque impossible avec la *Pleurésie diaphragmatique.*

TRAITEMENT. — Voir *Névralgie du trijumeau.*

Névralgie rénale.

De préférence chez les névropathes. Début brusque. Douleur vive sans cause appréciable ou à la suite de refroidissement, traumatisme, effort. Hématurie quelques instants après la douleur. Douleur procède par crises, exceptionnellement continue. Crises ressemblant aux coliques néphrétiques : partent de l'hypochondre, irradient vers l'ombilic, l'aine, l'épaule, cuisse correspondantes. Testicule rétracté, parfois douloureux. Les mouvements et la pression du flanc exaspèrent la douleur.

Vomissements. Troubles de la miction : besoins d'uriner fréquents, continuels ; miction douloureuse : urines rouges ou hématuriques. Diminution des urines, parfois anurie. Durée des crises : une à plusieurs heures. Dans l'intervalle, la douleur fait place à l'endolorissement.

Endolorissement profond de la région rénale. Rein ; volume normal. Douleur provoquée par pression le long des uretères. Par le toucher rectal, douleur à la pression dans la partie terminale des uretères et le segment correspondant de la vessie.

Diagnostic avec *Pyélite, Tuberculose rénale* ; pus dans les urines, polyurie trouble ; augmentation du volume du rein. Etat général.

Rein mobile : l'exploration suffit.

Calcul : douleur provoquée par les mouvements, cesse avec eux. Hématurie constante se produisant par les mouvements, cessant par le repos, *toujours provoquée* et *toujours temporaire.* Dans la névralgie, elle n'a pas *cette intermittence si spéciale et si nettement provoquée.*

Traitement. — Sulfate de quinine. Au besoin, exploration du rein avec débridement de l'organe et incision de la capsule. En dernier lieu, néphrectomie.

Névralgie sciatique.

Généralement unilatérale, élévation de température au début. Douleurs dans le domaine du sciatique et, le plus souvent, du nerf cutané postérieur, du crural et du saphène : fesse, face postérieure de la cuisse et de la jambe. Ordinairement continues, mais avec exacerbations ; se dirigent le plus souvent de haut en bas, quelquefois ascendantes. Exagérées par la pression et les mouvements le plus souvent. Si les douleurs sont violentes, parfois vomissements, contractions toniques ou cloniques des muscles de la jambe. Rarement troubles vaso-moteurs.

Déformations. — Souvent atrophie des masses musculaires du membre inférieur (apanage des sciatiques-névrites); épaississement de la peau et développement du tissu cellulo-adipeux. Aplatissement de la fesse malade, surtout à la partie supérieure et externe ; abaissement du pli fessier ; quelquefois double pli anormal. Attitude vicieuse du tronc incliné sur le côté sain. Double déviation latérale du rachis : courbure inférieure correspondant à la région dorso-lombaire, concavité du côté sain ; courbure supérieure, concavité du côté malade. Les malades marchent en fléchissant la jambe.

Points sensibles : près de l'épine iliaque postéro-supérieure, près du sacrum ; point où le sciatique traverse l'échancrure ; derrière le grand trochanter ; au milieu de la face postérieure de la cuisse ; creux poplité ; derrière la tête du péroné ; derrière la malléole externe.

Si la sciatique siège dans les deux jambes et si elle n'est pas exaltée par la pression, se défier des *corps fibreux* chez la femme. Dans les *tumeurs intra-rachidiennes*, le *mal de Pott*, le *cancer des vertèbres*, il peut y avoir une sciatique double ; mais il existe en outre une douleur intense dans une région du rachis qui est déformé. Cette douleur est exagérée par la pression ou les mouvements. Il y a en outre des signes de myélite, de la paralysie des sphincters, des paralysies ou des contractures, des troubles trophiques de la peau. Dans l'ataxie ; le diagnostic est évident. *Examiner les urines au point de vue du sucre.*

Traitement. — Au début; repos absolu, chaleur, lini-

ments calmants. Révulsifs. Pulvérisations de chlorure de
méthyle (faire la plus grande attention sous peine de gangrène étendue de la peau). Narcotiques en injections sous-
cutanées. Colchique ; iodure de potassium ; salicylate de
soude. Quinine ; essence de térébenthine ; teinture de gel-
semium (5 à 20 gouttes, 3 fois par jour). Bains alcalins ;
sulfureux (période chronique) ; bains de sable ; bains de
boue.

Electricité (pas dans la période aiguë). — Courants continus, avec courant fort, ascendants et descendants. Courant
faradique avec le pinceau. Métallothérapie (cuivre et zinc).

Massage. Elongation du nerf en fléchissant fortement la
cuisse sur l'abdomen.

Névralgie du testicule.

Occupe un testicule, le gauche en général ; se propage
en suivant le cordon, jusque dans la région lombaire. Testicule et épididyme sensibles au toucher. Rétraction du
crémaster. Souvent défaillance, syncope, vomissements,
convulsions.

DIAGNOSTIC avec *Coliques néphrétiques* : examiner les voies
urinaires.

TRAITEMENT. — En général peu efficace. Injections de
morphine ; bromure de potassium ; antipyrine ; cérébrine.
Bains tièdes.

Névralgie du trijumeau.

(Tic douloureux ; prosopalgie ; névralgie faciale).
Presque toujours unilatérale. Passe rarement d'un côté
à l'autre. Débute souvent par une des branches du trijumeau pour envahir les autres ensuite. La branche opthal-
mique est atteinte le plus souvent en premier. *La généra-*

lisation de la névralgie n'est possible que quand la cause siège dans le crâne. Plus est ténue la branche douloureuse, plus la cause doit être cherchée à la périphérie.

L'accès survient avec ou sans prodromes. Douleur d'une violence extrême se propageant toujours dans le domaine du trijumeau. Durée des accès : quelques secondes. Dans la *névralgie intermittente*, l'accès revient à heure fixe. *Points douloureux* au point d'émergence des nerfs. Troubles vaso-moteurs et sécrétoires (injection de la muqueuse nasale et buccale et de la conjonctive). Troubles trophiques. Sensibilité cutanée : au début exagérée, plus tard diminuée. Parfois secousses musculaires involontaires.

Névralgie sus-orbitaire. — Douleur dans la région frontale, la paupière supérieure et la racine du nerf. Point douloureux : au niveau du trou sus-orbitaire.

Névralgie ciliaire. — Douleur intense du globe de l'œil.

Névralgie du maxillaire supérieur. — Douleur dans paupière inférieure, joue, lèvre supérieure, région malaire, temporale antérieure, arcade dentaire supérieure, palais, nez.

Névralgie sous-orbitaire. — Douleur dans paupière inférieure, joue, lèvre supérieure. Point douloureux : au niveau du trou sous-orbitaire.

Névralgie du maxillaire inférieur. — Douleur dans menton, région du maxillaire, muqueuse de la joue, alvéoles dentaires inférieures, oreille externe.

Névralgie de la langue. — Douleur dans une moitié de la langue. Parfois épaississement de cette partie. Points douloureux : bords de la langue.

Traitement. — Dans la névralgie intermittente : bromhydrate de quinine, 1 gramme, huit heures avant l'accès. Contre la névralgie par refroidissement : sudation ; acide salicylique 1 gramme toutes les heures jusqu'à ce qu'il y ait des bourdonnements d'oreille. Chez les syphilitiques : traitement classique.

Contre la *douleur* : révulsifs : quinine à hautes doses 2 à
5 grammes. *Aconitine cristallisée Duquesnel* 1/4 de milligramme toutes les quatre heures. Cesser lorsqu'il se produit des picotements au bout de la langue. Antipyrine,
1 gramme toutes les heures. Chlorure d'or et de sodium,
6 centigrammes deux à trois fois par jour. *Cérébrine* : une
cuillerée à bouche 2 fois par jour. Opium, morphine en
injections ; chloral ; bromure de potassium 5 à 6 grammes en une fois ; teinture de gelsémium 20 gouttes trois
fois par jour ; inhalation de 6 gouttes de nitrite d'amyle.

Courant galvanique faible, l'anode sur la partie malade,
le cathode sur un point quelconque. Durée de la séance :
2 à 3 minutes. Enfin : élongation ou excision du nerf.

Névralgie de la vessie.

Douleur à la région hypogastrique, s'irradiant dans les
parties voisines, spontanée ou à la suite d'une fatigue.
Miction douloureuse à la fin. *Pollakyurie* : besoins continuels d'uriner. *Pas de signes physiques* : même au moment
des crises les plus douloureuses, on peut introduire facilement une sonde dans la vessie qui a *conservé sa capacité
normale.*

DIAGNOSTIC avec *Cystite* : pus dans l'urine ; vessie sensible
à la pression et à la distension par une injection. Penser
à l'*Ataxie locomotrice.*

TRAITEMENT. — Supprimer la cause. Hygiène sévère,
régime lacté si le malade n'est pas affaibli. Diurétiques :
balsamiques, alcalins. Injections de morphine, chloral.
Courants continus : pôle négatif sur le rachis, positif au-
dessus du pubis.

Névrite.

Induration et nodosités du nerf malade qui est douloureux à la pression. Parfois rougeur diffuse ou linéaire de la peau, élévation de température locale, sueurs.

Dans la névrite des nerfs *sensitifs*; sensibilité tactile diminuée dans le domaine du nerf malade, sensibilité à la douleur augmentée. Plus tard, si les fibres nerveuses sont détruites; analgésie. Souvent paresthésies. Douleurs spontanées rares. Elles s'exaspèrent par pression. Elles s'irradient souvent. Troubles trophiques fréquents. Parfois crampes, convulsions épileptiformes, contractures.

Névrite des *nerfs moteurs* : parésies, paralysies, spasmes toniques ou cloniques, contractures. Si l'inflammation atteint directement les tubes nerveux, ces symptômes s'accentuent et deviennent permanents. Dans ce cas, altérations trophiques. Excitabilité électrique augmentée au début, mais, si la névrite est intense, réaction de dégénérescence.

Névrite des *nerfs mixtes*. Combinaison des symptômes précédents. La sensibilité est altérée plus tôt et plus fortement que la motilité : elle se rétablit la première.

Diagnostic avec *Névralgie* : douleur intermittente, points douloureux spéciaux. — *Rhumatisme musculaire* : les groupes musculaires sont douloureux à la pression. — *Embolie et thrombose des artères des extrémités et des veines* : troubles circulatoires, absence de pouls, œdème, cyanose.

Traitement. — Repos ; bains chauds ; révulsifs. Contre les douleurs, morphine. — Electricité : courant continu, le pôle positif sur les points douloureux, le négatif sur une région indifférente. Courants faibles. Contre les douleurs très vives, pinceau faradique.

Névrite multiple.

Souvent malaise prodromique. Douleurs superficielles ou profondes, lancinantes. Paresthésies en même temps ou avant. Puis, dans le domaine d'un nerf, faiblesse, gêne

des mouvements, enfin paralysie qui peut apparaître brusquement. La paralysie est flasque. Excitabilité électrique
des muscles et nerfs malades diminuée, puis réaction de
dégénérescence. Dans la suite, atrophie musculaire, contractures. Troubles de la sensibilité.

Souvent troubles vaso-moteurs ; troubles sécrétoires et
trophiques de la peau. Gangrène possible des extrémités.
Parfois ténosites hypertrophiques, gonflements articulaires. Réflexes tendineux des régions malades et réflexes
cutanés abolis en général, rarement exagérés. Nerfs lésés
douloureux à la pression. Généralisation de la maladie. Si
le pneumogastrique est atteint : accélération et irrégularité du pouls ; embarras de la respiration : mort. — Vessie
et rectum sains.

Diagnostic difficile avec *Paralysie spinale aiguë ascendante* :
dans celle-ci, pas de troubles de la sensibilité ni de modification de l'excitabilité électrique des nerfs.

Traitement. — *État aigu* : acide salicylique à doses fractionnées tous les quarts d'heure. Contre les douleurs :
liniments calmants, morphine.

État chronique : contre l'atrophie des muscles, électricité faradique, galvanique (pôle positif mobile, négatif indifférent). Iodure de potassium. Massage. Bains salés, de
boue.

Nodosités sous-cutanées des arthritiques.

Dans le cours ou à la fin d'un rhumatisme aigu, il peut
se former rapidement sous la peau de petites nodosités à
contours nets, arrondies ou ovalaires, fermes, indolentes,
roulant sous les doigts, sans modification de la peau. Si
la tumeur repose sur un plan osseux, la pression est un
peu douloureuse.

Diagnostic avec *Erythème noueux* : les plaques douloureuses se trouvent sur les membres inférieurs et laissent la peau 'ecchymosée.— *Urticaire tubéreuse*: œdème cutané, démangeaisons. — *Fibrome*: généralement unique. — *Gommes syphilitiques*: marche différente, développement lent. — *Exostose syphilitique*: immobilité de la tumeur.

TRAITEMENT. — Voir *Rhumatisme*.

Noma. Voir *Gangrène de la bouche*.

Obésité.

Régime de Dujardin-Beaumetz. — Examiner avec soin s'il n'y a pas de lésions organiques, surtout du cœur (contre-indication du traitement). Premier déjeuner à 8 heures : 25 grammes de pain, 50 grammes de viande froide, 200 gr. de thé léger sans sucre. Déjeuner à midi : 50 grammes de pain. 100 grammes de viande ou de ragoût ou 2 œufs, 100 grammes de légumes verts ou salade, 15 grammes de fromage ; fruits à discrétion. Dîner à 7 heures : pas de soupe ; 50 grammes de pain ; 100 grammes de viande ou ragoût ; 100 grammes de légumes ou salade ; 15 grammes de fromage; fruits à volonté. *Boissons*: au repas, 300 grammes de liquide (vin rouge ou blanc coupé d'eau de Vals, ou thé léger sans sucre 2 heures après le repas).

Régime de Bouchard. — 1250 grammes de lait et 5 œufs par jour répartis en 5 repas. Pas d'autre aliment ni boisson. Continuer pendant 20 jours, en luttant contre la constipation. Revenir ensuite pendant plusieurs semaines à une alimentation plus variée, en réglant avec soin la quantité de boisson et celle des aliments.

Obstruction intestinale. Voir *Occlusion intestinale*.

Occlusion intestinale.

Douleur abdominale vive. Météorisme (considérable dès le début, si le gros intestin est malade, accentué surtout autour de l'ombilic si c'est le petit intestin qui est atteint). *Vomissements. Constipation. Apyrexie.*

Diagnostic du *siège*. Dans l'occlusion de l'*intestin grêle* : symptômes plus accentués, plus précoces, météorisme moindre, diminution de l'urine, conservation de lavements abondants ; augmentation de l'indican dans les urines. La forme sphérique de l'abdomen indique que l'obstacle siège au-dessus du cœcum : la forme quadrangulaire prouve qu'il siège dans la partie inférieure du gros intestin.

Si le *cœcum* est dilaté, l'obstacle se trouve au delà de cette portion du gros intestin. La dilatation du cœcum a comme signes : clapotement permanent à timbre amphorique dans la fosse iliaque droite. Météorisme plus prononcé à droite qu'à gauche de l'ombilic. Les douleurs ont leur maximum à droite.

Nature de l'obstacle. — S'il y a eu alternatives de diarrhée et de constipation, amaigrissement, tumeur : *cancer* probable. S'il y a eu dysenterie, syphilis, péritonite : rétrécissement cicatriciel, syphilitique ou étranglement par bride péritonéale. — L'*invagination* est fréquente chez les enfants, les selles sont sanguinolentes, muqueuses ; l'anus peut rester béant. Elle est souvent accessible avec le doigt. — Le début *brusque* appartient surtout au *volvulus* qui s'accompagne de symptômes rapides et aigus. Si les mouvements péristaltiques de l'intestin sont visibles à travers la paroi abdominale, l'obstacle est plutôt mécanique.

Traitement. — Ne pas trop s'attarder au traitement médical, sauf dans les cas où l'obstruction est causée par des matières fécales. On peut essayer, dans l'invagination, les lavements électriques. Dans les autres cas, faire la *laparotomie*.

Œdème aigu circonscrit de la peau.

Embarras gastrique suivi de l'apparition d'une infiltration du tissu conjonctif sous-cutané et de certaines muqueuses. Les infiltrations sont isolées, à bords assez nets, rosées ou rouge vif. L'épiderme qui les recouvre est lisse. Les plaques infiltrées sont saillantes. Pas de douleurs ni de prurit. Leur formation est rapide ainsi que leur disparition (Brocq).

TRAITEMENT. — Sulfate de quinine ; ergotine ; atropine ou belladone ; hamamelis. — On continuera avec avantage les trois premiers remèdes.

Œdème angio-névrotique intermittent.

Accès d'œdème aigu de la peau et des muqueuses unis à troubles gastro-intestinaux. L'œdème cutané est circonscrit. Peau intacte, ou pâle, ou rouge. Plus l'œdème est intense, plus la sensation de brûlure cutanée est forte. Les extrémités, au voisinage des articulations, sont surtout frappées. Parfois fièvre, vomissements, constipation. L'infiltration disparaît au bout de 24 heures. L'œdème peut envahir les muqueuses pharyngée et laryngée.

TRAITEMENT. — Ergotine. Nervins. Au besoin, scarification de la luette et trachéotomie.

Œdème dur localisé.

Parfois, à la suite de phlébites, d'adénites, ou spontanément, un membre s'œdématie sans phénomènes inflammatoire, ni rougeur. La peau reste lisse, blanche, *ce qui établit la distinction avec l'éléphantiasis* (Brocq).

TRAITEMENT. — Supprimer la cause. Position du membre. Compression élastique.

Œdème de la glotte.

Toujours secondaire. *Dyspnée inspiratoire*, tirage sus-sternal, inspiration sifflante ; *expiration facile*. Enrouement, déglutition douloureuse. Toux aboyante. Accès de suffocation.

DIAGNOSTIC. — Avec le laryngoscope, mais l'opération est presque toujours impraticable : avec le doigt. Le malade ouvre largement la bouche et tire fortement la langue que le médecin maintient avec un linge qui la comprime entre le pouce et l'index gauches. Il porte rapidement l'index droit au fond de la gorge et, au lieu de sentir l'épiglotte comme une languette étroite et pointue, il constate l'existence d'un corps volumineux, boursouflé : les replis ary-épiglottiques sont épaissis.

TRAITEMENT. — Faire la trachéotomie ou la thrachéotomie crico-interthyroïdienne. Le conseil de déchirer avec l'ongle les bourrelets ary-épiglottiques est illusoire. Les révulsifs ne donnent pas grand résultat, pas plus que les purgatifs drastiques et font perdre un temps précieux.

Œdème des nouveau-nés.

Peu de jours après la naissance, les mollets, la face postérieure des cuisses, les mains ou les organes génitaux s'œdématient. Puis l'œdème s'étend aux parties déclives. La peau est livide et jaunâtre. L'œdème est dur. La température s'abaisse et la respiration devient pénible. La maladie est en général mortelle.

TRAITEMENT. — Frictions excitantes. Bains de vin chaud,

fortement salés. Envelopper l'enfant dans la ouate ou, mieux, le mettre dans une couveuse à 38°.

Œdème pulmonaire.

Respiration accélérée, pénible. Cyanose de la peau et des muqueuses. Somnolence.

Au début, expectoration de crachats spumeux, clairs, légèrement teintés en jaune ou rosés : le liquide séreux ressemble à du blanc d'œuf battu en neige. Bientôt l'expectoration cesse. Suffocation. Râles à petites bulles mêlés à de gros râles trachéaux. Percussion normale ou légèrement tympanique.

TRAITEMENT. — Traiter la maladie du cœur, des reins. Dans les maladies fébriles, veiller à l'état du cœur. — Excitants. Injections de caféine et d'éther. Expectorants: terpinol, terpine, oxymel scillitique. Révulsifs cutanés. Au besoin, saignée.

Œdème rhumatismal chronique.

S'observe surtout à la *région sus-claviculaire*, mais peut se développer ailleurs. Les plaques présentent une dureté caractéristique : elles ne sont pas dépressibles. On n'y détermine pas de cupule par la pression du doigt, à moins qu'il n'y ait au-dessous de la plaque un plan osseux. Avant ou après l'apparition de l'œdème, *manifestations articulaires.*

DIAGNOSTIC. — Penser à l'œdème si le cœur et les reins sont sains, l'affirmer s'il y a symptômes articulaires concomitants (Potain).

TRAITEMENT. — Éviter le froid, les impressions morales. Antipyrine ; salicylate de soude ; teinture de semences de colchique. Boues de Dax.

Œil (Examen de l') dans la sclérose en plaques, l'ataxie et l'hystérie[1].

Appareil moteur. — Dans le *Tabes*, paralysie des muscles moteurs très fréquente, surtout paralysie des muscles innervés par l'oculo-moteur commun. Les paralysies d'ensemble sont inconnues dans l'ataxie : paralysies associées, d'où diplopie particulière. — Dans la *Sclérose en plaques*, on peut voir les mêmes phénomènes, mais le moteur oculaire externe est atteint de préférence. — Dans l'*Hystérie*, il peut y avoir strabisme par paralysie ou spasme ; mais jamais de nystagmus. Dans l'hystérie seule, diplopie mono-oculaire.

Pupilles. — Dans l'*Ataxie* et la *Paralysie générale*, myosis ou inégalité, l'une dilatée, l'autre rétrécie. Signe d'Argyll Robertson. Rien de semblable dans la *Sclérose en plaques*. Dans celle-ci, le plus souvent rien de spécial dans les pupilles : quelquefois, myosis par contraction du sphincter, mais les pupilles réagissent toujours à la lumière.

Nerf optique. — Dans le *Tabes* : vaisseaux petits, atrophiés, nerf anémié en surface et profondeur. Couleur rosée remplacée par coloration nacrée. — Dans la *Sclérose en plaques*, les deux yeux ne sont pas fatalement atteints, l'amblyopie ne dure que 4 ou 5 mois, ensuite amélioration. Les contours des papilles sont moins nets. Au devant d'elles, existe une sorte d'exsudat muqueux : les vaisseaux sont atrophiés. La papille est blanc mat, jaunâtre.

Dans l'*Hystérie, jamais de modification de la papille.*

Champ visuel. Dans l'*Ataxie*, il se rétrécit, mais inégalement ; l'image campimétrique présente des encoches ; Dyschromatopsie. — Dans la *Sclérose en plaques*, rien dans le champ visuel et la perception des couleurs. — Dans l'*Hysté-*

---

1. J'ai préféré réunir dans un même chapitre l'examen de l'œil dans ces trois maladies. Le lecteur pourra ainsi plus facilement se rendre compte de a marche à suivre pour le diagnostic (résumé d'une leçon de Charcot).

rie, presque toujours diminution du champ visuel concentrique, régulière, égale pour les deux yeux. Dyschromatopsie moins fréquente, surtout chez les hommes.

Œsophagite.

Parfois peu ou pas de symptômes. Ou bien *douleur* spontanée ou provoquée. *Déglutition* difficile avec régurgitation d'aliments entourés d'une couche de muco-pus. Si l'œsophagite suppure, le pus peut être évacué par la bouche ou l'intestin.

TRAITEMENT. — A moins d'indication formelle, pas de cathétérisme. Contre la douleur : injection de morphine. Faire avaler de petits morceaux de glace. Diète liquide. Contre le catarrhe *chronique*, seulement s'il n'y a pas de douleur, passer une sonde garnie d'une éponge imbibée d'une solution faible de tanin ou de nitrate d'argent.

Oreillons. — Parotidite épidémique.

Incubation : 1 à 3 semaines. Malaise, courbature, fièvre, anorexie, rougeur de la gorge (1 à 3 jours). Puis sensation de tension dans la région parotidienne, douleurs vives dans cette région ; difficulté de la mastication. Puis gonflement de la région (d'un seul ou des deux côtés) s'avançant vers la joue et descendant au-dessous de l'angle de la mâchoire. Peau blanche, tendue, luisante. Bouche sèche. Souvent les glandes sous-maxillaire et sublinguale sont envahies : parfois elles sont *seules* gonflées. Orchite : complication fréquente.

TRAITEMENT. — Séjour à la chambre. Ouate et onctions calmantes sur la tumeur. Purgatif léger. S'il y a menace de suppuration (très rare) : sangsues ; cataplasme. En cas de métastase vers le cerveau : vésicatoire sur la parotide malade.

Ossification musculaire progressive multiple.

Procède par poussées. Chacune commence généralement par des douleurs vives à certaines régions des muscles. Parfois une extrémité est prise tout entière d'un seul coup. Aux places douloureuses, peau chaude, tendue, œdémateuse. Parfois élévation de température. Les phénomènes aigus passés, on sent, à la place douloureuse, une tumeur pâteuse qui peut disparaître mais qui prend souvent une consistance tendineuse. Le muscle se contracture, se raccourcit, d'où troubles fonctionnels et difformité des membres. Dans d'autres cas, survient l'ossification. Les masses osseuses sont en forme de plaques ou sphéroïdales. On ne peut y enfoncer une aiguille. Tendons et articulations intacts. Muscles intacts : ceux de l'abdomen, de la langue, génitaux, diaphragme, sphincter, cœur, muscles de la main. Mort par asphyxie, par compression et immobilisation du thorax.

Diagnostic. — Se distingue des autres tumeurs osseuses par son caractère progressif et multiple.

Traitement. — On a essayé : mercure ; iodure de potassium ; sudorifiques ; phosphate de chaux ; massage ; bains alcalins ; électricité.

Ostéomalacie.

D'abord douleurs rhumatoïdes dans les os atteints. Souvent mouvement fébrile. Puis ramollissement et déformations des os qui produisent des compressions et déplacements du cœur et des poumons. Incurvations, fractures complètes et incomplètes des os. Muscles flasques et flétris.

Diagnostic. — Se distingue du *Rachitisme* en ce qu'elle

consiste, non dans un état de ramollissement persistant des os, mais dans un passage du tissu osseux à l'état de ramollissement.

TRAITEMENT. — Voir *Rachitisme*.

Otite externe.

Complique souvent l'otite moyenne. Ordinairement uni-latérale. D'abord tension dans le conduit auditif, démangeaison, puis douleur très vive irradiant dans les régions voisines. Conduit auditif plus ou moins rétréci. Sécrétion séreuse, puis muco-purulente. Tuméfaction des parties entourant l'oreille externe, surtout de l'apophyse mastoïde. Quelquefois passage à l'état chronique.

TRAITEMENT. — Au début émissions sanguines locales : 2 à 3 sangsues au devant du tragus. Bains d'oreille avec des décoctions émollientes chaudes et surtout avec solution de sublimé à 0 gr. 50 0/0. Si l'inflammation est très intense, on peut y joindre des applications froides autour de l'oreille. A la fin de l'otite externe et dans l'otite chronique, *insufflation dans le conduit auditif d'acide borique pulvérisé.*

Otite externe parasitaire. — Otomycosis.

On aperçoit, dans le conduit auditif, des petites taches jaunes, verdâtres, blanches ou noires ou une couche parasitaire continue qui tapisse le conduit et le tympan. Si l'oreille sécrète, la couche parasitaire se trouve sur des lambeaux épidermiques. Démangeaisons, bourdonnements; surdité, parfois douleur et écoulement séreux léger.

TRAITEMENT. — Instiller matin et soir de l'alcool boriqué au 10e.

Oxyure vermiculaire.

Voir : *Lombrics*. Souvent *démangeaison vive à l'anus*, diarrhée avec expulsion de matières glaireuses. Expulsion de parasites.

TRAITEMENT. — Lavements d'eau sulfureuse, d'eau vinaigrée (30 à 100 gr. de vinaigre pour un lavement). Ou bien avec :

        Naphtaline . . . .   1 gr. à 1 gr. 50
        Huile d'olives . . . .   40 gr. à 60 gr.
Ou :
        Sulfure de potassium . . . .   10 gr.
        Eau. . . . . 100 »
Ou :
        Sel marin . . . .   40 gr.
        Eau. . . . . 200 »
Ou :
        Suie de bois tamisée . . . .   20 gr.
        Eau. . . . . 150 »

Ou avec infusion de 8 à 15 grammes d'absinthe ou 5 à 15 grammes d'espèces anthelminthiques.

Faire autour de l'anus des onctions avec onguent gris ou :

        Calomel. . . . .   5 gr.
        Vaseline . . . .   25 »
Ou un suppositoire avec :
        Calomel. . . . .   0 gr. 50
        Beurre cacao . . . .   4 gr.

Oxyde de carbone (Empoisonnement par l').

Si le malade dort, il meurt sans se réveiller. A l'état de veille : céphalalgie, vertiges. Quelquefois vomissements. Faiblesse des membres. Oppression : palpitations. Cyanose des extrémités. Coma.

A l'état *chronique* ; anémie. Paralysies : elles sont *localisées* à un seul muscle ou un seul groupe de muscles, ou hémiplégiques ou monoplégiques. Elles atteignent de préférence les extenseurs des doigts. Troubles de la sensibilité ; anesthésie, douleurs, engourdissement. Empâtement du membre paralysé. Pemphigus généralisé, zona, herpès, sueurs localisées, eschares. Réaction de dégénérescence des muscles atteints.

TRAITEMENT. — *Aigu.* Frictions stimulantes, injections d'éther, caféine, camphre. Respiration artificielle, *d'oxygène.* Toniques. Electricité contre les phénomènes nerveux.

Ozène vrai (Rhinite atrophique).

En général, diminution variable de l'olfaction. Souvent céphalalgie, douleur à la base du nez, s'irradiant vers l'œil. Parfois surdité plus ou moins accusée. Odeur fétide exhalée par les malades. Au spéculum : élargissement des fosses nasales. Cornet inférieur atrophié, par suite élargissement du méat inférieur. Atrophie des autres parties du squelette des fosses nasales. Croûtes sur les parois ou traînées de substance blanche analogue comme aspect et consistance à celle de l'angine pultacée.

TRAITEMENT. — Inefficace. On peut amener du soulagement. Faire tomber tous les matins les croûtes avec une irrigation d'eau boriquée à 20 0/00. Deux à trois fois par semaine, introduire un long tampon d'ouate hydrophile imbibé de :

> Iodoforme. . . . . : 2 gr.
> Rétinol. . . . . 50 »

Ou bien :

> Salol. . . . . 5 gr.
> Rétinol. . . . . 45 »

Ou bien :

    Naphtol camphré . . . .   5 gr.
    Rétinol. . . . .   15 »

Ou bien :

    Aristol . . . .   1 gr.
    Rétinol.   30 »

Pachyméningite interne hypertrophique.

1re Période. — Durée 2 à 3 mois. — Douleurs très vives rapportées au territoire des nerfs intéressés ; hyperesthé-, sie ; secousses ; spasmes dans les muscles innervés par les racines antérieures irritées. Diminution de la sensibilité et de la motilité. Quelquefois troubles trophiques cutanés.

2e Période. — Anesthésie, paralysie avec atrophie dans les zones sensitives et motrices des racines nerveuses comprimées. Excitabilité faradique des muscles affectés abolie peu à peu. Contractures et déformations caractéristiques. — Graduellement, paraplégies pasmodique et autres symptômes de la myélite transverse.

	DIAGNOSTIC Avec *Sclérose latérale amyotrophique*.	DIAGNOSTIC Avec *Sclérose latérale primitive*.
Début.	Affaiblissement des muscles du membre supérieur.	Affaiblissement et contracture des muscles du membre inférieur.
Troubles moteurs.	Parésie suivie d'une atrophie en masse, de contractures fibrillaires et de rigidité musculaire.	Parésie et rigidité avec exagération des réflexes. — Pas d'atrophie musculaire.
Sensibilité.	Normale.	Normale.

	DIAGNOSTIC Avec *Sclérose latérale amyotrophique.*	DIAGNOSTIC Avec *Sclérose latérale primitive.*
Marche.	De 4 à 12 mois après le début, membres inférieurs atteints. A la 3ᵉ période, bulbe envahi.	Atteint parfois les membres supérieurs, n'atteint jamais le bulbe.
Durée.	1 à 3 ans.	10-30 ans.
Terminaison.	Mort.	Mort est le résultat d'une complication.

	DIAGNOSTIC Avec *Atrophie musculaire.*	DIAGNOSTIC Avec *Pachyméningite cervicale hypertrophique*
Début.	Atrophie des muscles interosseux et de l'éminence thénar d'une main.	Vives douleurs et hyperesthésie dans les membres supérieurs, la tête ou le cou. Ensuite spasmes musculaires, rigidité, contracture.
Troubles moteurs.	D'abord atrophie, puis perte de la puissance musculaire proportionnelle à l'atrophie, jamais de rigidité.	Paralysie, atrophie musculaire, anesthésie plus tard. D'abord symptômes d'irritation motrice; puis symptômes de destruction (paralysie, atrophie etc...).
Sensibilité.	Normale.	Troubles profonds par compression des racines postérieures.
Marche.	Envahit les muscles homologues du côté opposé. Ceux-ci s'atrophient lentement, puis	Membres inférieurs peuvent présenter paraplégie spasmodique mais jamais d'atrophie.

	DIAGNOSTIC Avec *Atrophie musculaire progressive.*	DIAGNOSTIC Avec *Pachyméningite cervicale hypertrophique*
	sont paralysés. D'autres groupes musculaires sont ensuite pris. Extension finale au bulbe.	Jamais envahissement du bulbe.
Durée. *Terminaison.*	8 à 15 ans. Ordinairement mortelle.	Longue. Guérit souvent, généralement avec persistance d'un peu d'atrophie et paralysie.

DIAGNOSTIC de la *Pachyméningite cervicale hypertrophique* avec *Mal de Pott* et *Tumeurs extra-médullaires.*

	Pachyméningite cervicale hypertrophique.	*Mal de Pott.*	*Tumeurs extra-médullaires.*
Age.	Moyen.	Jeune âge en général.	A tout âge, mais souvent après l'âge moyen.
Etat du rachis.	Le cou peut être raide par le fait des muscles, mais pas de sensibilité à la pression des apophyses épineuses. Pas de courbure anormale.	Sensibilité très grande à la pression ou lors des mouvements. Souvent courbure vertébrale. Parfois abcès superficiel au niveau de la lésion.	Dans quelques cas de cancer, tuméfaction de l'os, mais pas de sensibilité à la pression ou par mouvement, si la tumeur est méningée, rachis normal.
Température.	Normale.	Parfois fièvre.	Normale ou presque.

	Pachyménin-gite cervicale hypertrophique.	*Mal de Pott.*	*Tumeurs extra-médullaires.*
État général.	Troublé généralement.	Très affecté.	Parfois cachexie cancéreuse. Souvent rien d'accentué.

TRAITEMENT. — Voir *Pachyméningite spinale.*

Pachyméningite spinale.

Suivant que la maladie intéresse la face externe de la dure-mère et le tissu conjonctif qui la relie aux parois rachidiennes ou la face interne de la dure-mère, elle est dite *externe* ou *interne.*

PACHYMÉNINGITE EXTERNE. — Consécutive en général à une maladie des vertèbres. Douleurs le long du rachis. Symptômes dûs à : 1° l'irritation et compression des racines nerveuses (hyperesthésie, spasmes musculaires, anesthésie, paralysie, atrophie musculaire, absence des réflexes) ; 2° la compression lente de la moelle (diminution de la motilité et de la sensibilité au-dessous de la lésion).

TRAITEMENT. — Guérir l'affection primitive. Favoriser la résorption des produits inflammatoires et faire cesser la compression de la moelle : révulsifs. Iodure de potassium. Courant continu, faible, le long du rachis, au niveau de la lésion. S'il y a compression de la moelle par déplacement des vertèbres : extension par des poids ; bandage plâtré.

PACHYMÉNINGITE INTERNE OU HÉMORRHAGIQUE. — Douleur rachidienne ; légère excitation sensitive ou motrice ; affaiblissement de la motilité et de la sensibilité. S'il y a hémorrhagie subite, symptômes de l'hémorrhagie méningée.

Palpitations. Voir *Tachycardie*.

Panaris nerveux.

Affection constituée par des poussées symétriques, du côté du membre supérieur, caractérisées par un gonflement léger, de la chaleur, des battements artériels, une faible rougeur et par des *accès douloureux atroces*. Ceux-ci se terminent, au bout d'une quinzaine, par la fissuration d'un point de l'extrémité du doigt. L'épiderme tombe et, parfois, l'ongle se détache en entier. Parfois il jaunit seulement.

TRAITEMENT. — Antispasmodiques : valérianate d'ammoniaque ou de quinine. Frictions excitantes sur la région cervicale du rachis et sur le trajet des nerfs du bras. Enveloppement du doigt.

Papillomes des fosses nasales.

Implantés en général sur le méat inférieur. Petites tumeurs à surface mamelonnée, blanc grisâtre ; consistance ferme. Saignent et sont sensibles au contact du stylet.

TRAITEMENT. — Extirpation avec l'anse galvano-caustique.

Papillome simple.

Siège : mains, doigts, talon.

Il est constitué par un épaississement et une induration du derme. Au sommet, il existe des excroissances papillaires, séparés par des sillons au fond desquels le derme est souvent fissuré. Autour du papillome, la peau est enflammée. Souvent indolent, le papillome peut causer des douleurs vives.

DIAGNOSTIC avec *Epithélioma* : celui-ci présente des nodosités perlées sur les bords.

TRAITEMENT. — Voir *Verrues*.

Paralysie agitante (maladie de Parkinson).

Début brusque (suite de frayeur), plus souvent lent. Le tremblement d'abord partiel, limité à un membre et même à un doigt, s'étend rapidement aux membres inférieurs. *La tête reste toujours indemne.* D'abord peu marqué, le tremblement augmente. Il s'aggrave sous l'influence de la fatigue et de l'émotion. Au début il s'arrête par la volonté et le sommeil, *plus tard il est permanent et incoercible.*

La tête est inclinée en avant et fixée dans cette position. Dans la station debout, le tronc est incliné en avant. Le malade semble courir après son centre de gravité. On observe la propulsion et la rétropulsion. La main est déformée. Le pouce et l'index allongés sont rapprochés comme pour écrire. Les doigts sont déviés en masse vers le bord cubital. Au lit, les jambes peuvent s'élever et retomber, les genoux s'entrechoquant.

Sensation habituelle de chaleur. Pas de paralysie proprement dite, mais affaiblissement de la contractilité souscutanée.

DIAGNOSTIC avec *Sclérose en plaques* (voir ce mot), *Tremblement sénile.* Dans celui-ci les oscillations sont lentes. *La tête participe au tremblement :* le malade semble dire par gestes oui et non.

TRAITEMENT. — Nul. Contre le tremblement on peut essayer l'hyoscyamine cristallisée à 1 milligramme par jour.

Paralysie alcoolique.

Paralysie à début plus ou moins lent. Elle frappe principalement les extenseurs des jambes et des avant-bras. Les muscles paralysés et leurs nerfs sont souvent très douloureux à la pression. Presque toujours tremblement alcoolique très prononcé. Excitabilité électrique des nerfs et des muscles diminuée, puis abolie.

Souvent douleurs aiguës aux extrémités des membres paralysés ; s'exagèrent la nuit. Pas de douleur en ceinture. Parfois paresthésies, anesthésies, hyperesthésies, retard dans la perception des excitations cutanées.

Réflexe rotulien souvent aboli. Réflexes cutanés intacts sauf dans période très avancée. Parfois troubles trophiques. Rarement nerfs crâniens intéressés. Quelquefois paralysies des muscles de l'œil, lésions du nerf optique.

Troubles psychiques fréquents. Parfois incoordination motrice.

Diagnostic avec *Ataxie*. Dans celle-ci, marche lente, excitabilité électrique des nerfs et muscles le plus souvent intacte, abolition du réflexe irien et fixité des pupilles. Douleurs en ceinture.

Traitement. — Bains chauds ; frictions cutanées ; iodure et bromure de potassium ; électricité ; injections de strychnine. *Suppression de l'alcool.*

Paralysie arsenicale.

Atteint de préférence les membres inférieurs. L'atrophie des muscles paralysés est précoce. Troubles de la sensibilité : douleurs lancinantes, paresthésies. Excitabilité électrique des muscles, comme dans la paralysie saturnine. Parfois symptômes tabétiques.

Traitement. — Voir *Paralysie saturnine.*

Paralysie de Brown-Séquard. Voir *Hémisection de la moelle.*

Paralysie bulbaire progressive. Voir *Paralysie labio-glosso pharyngée.*

Paralysie du diaphragme.

La dyspnée peut manquer dans la respiration tranquille et n'apparaître que si elle est accélérée. L'épigastre et les hypochondres s'affaissent peu à peu dans l'inspiration et se soulèvent pendant l'expiration. Le foie s'élève à chaque inspiration et s'abaisse pendant l'expiration. Mouvements nécessitant un effort difficiles.

Paralysie diphtérique.

Apparaît 15 à 20 jours après la disparition des fausses membranes. *Débute par le voile du palais,* frappe ensuite les *muscles oculaires,* les membres inférieurs, les supérieurs, le diaphragme, les muscles respiratoires, le cœur, la vessie, le rectum (voir paralysie de ces différents organes, où le *traitement* est exposé).

Paralysie par ergot de seigle.

Paralysies atrophiques s'accompagnant parfois de douleurs vives et de paresthésies. Souvent contractures musculaires intenses.

Parfois abolition du réflexe rotulien, signe de Romberg, incoordination motrice.

Paralysie faciale.

Début brusque, plus rarement graduel. La moitié de la face (du côté malade) est immobile, sans rides, entraînée du côté sain. L'œil est ouvert et *le malade ne peut le fermer*. Ectropion fréquent. Epiphora.

La pointe du nez est déviée du côté sain. La joue se soulève passivement pendant l'expiration et se creuse pendant l'inspiration. La bouche est tirée du côté sain, abaissée du côté malade. Ecoulement de la salive. Dans la paralysie *double*, la face a un masque impassible.

Dans les paralysies faciales *par altération des centres nerveux*: conservation des mouvements réflexes, de l'excitabilité électrique. Dans les paralysies *périphériques*: abolition des mouvements réflexes. Conservation de l'excitabilité électrique pour les deux espèces de courants si la paralysie est légère : réaction de dégénérescence si elle est forte. Augmentation de l'excitabilité mécanique des muscles.

Diagnostic. — La paralysie est *centrale* si : elle est localisée exclusivement aux muscles innervés par le facial inférieur, le supérieur étant intact (le malade peut fermer les yeux); les mouvements réflexes et associés sont conservés; l'excitabilité électrique du nerf et des muscles persiste; il coexiste une paralysie des membres directe ou croisée.

Siège de la lésion. — La paralysie porte exclusivement sur les muscles de la face : la lésion siège entre le point d'émergence du nerf au trou stylo-mastoïdien et les terminaisons de ses branches. — Paralysie des muscles auriculaires et occipitaux : le facial est intéressé dans l'intérieur du canal de Fallope, au-dessous de l'origine de la corde du tympan. — Paralysie des muscles ci-dessus, troubles du goût et de la salivation : le facial est lésé en un point intermédiaire entre l'origine de la corde du tympan et celle du nerf de l'étrier. — Symptômes ci-dessus et troubles de l'ouïe : le nerf est lésé au-dessous du ganglion géniculé et au-dessus de l'origine du nerf de l'étrier. — Si on observe en outre une paralysie du voile du palais : lésion du nerf au-dessus du grand pétreux superficiel ou au niveau du ganglion géniculé. — Symptômes ci-dessus, mais pas de troubles du goût ; le facial est lésé au-dessus du ganglion géniculé ou dans sa portion intra-crânienne.

Traitement. — Supprimer la cause. Dans la paralysie a frigore : bains de vapeur ; acide salicylique ; iodure de potassium. Frictions excitantes. *Electricité* : si la paralysie siège dans le canal de Fallope ou dans la portion intra-crânienne ; pôle positif en avant de l'apophyse mastoïde du côté malade, l'autre au point correspondant de l'autre côté. Durée : 4 à 5 minutes. Eviter les courants forts. Faradisation des muscles paralysés.

Paralysie générale progressive.

D'abord lacunes bizarres dans l'intelligence, puis diminution et perte de mémoire. Délire expansif ; *délire des grandeurs* d'abord simplement hyperbolique puis dépassent toute vraisemblance. Loquacité excessive ; le malade fait des projets insensés. Dans d'autres cas, délire mélancolique avec exagération démente. Délire impulsif qui fait commettre au malade des actes d'indélicatesse ou de libertinage en dehors de ses habitudes.

Troubles de la motilité. Affaiblissement de celle-ci, d'abord dans les mouvements demandant de la précision (écriture). Puis, peu à peu, le malade ne pouvant plus marcher est forcé de rester au lit. *Troubles de la parole* : d'abord lenteur, hésitation de celle-ci, tremblements fibrillaires de la langue et des lèvres, enfin bredouillement inintelligible.

Habituellement inégalité des papilles, myosis. Attaques apoplectiformes et épileptiformes. Mort dans le gâtisme et la démence.

TRAITEMENT. — **Nul.**

Paralysie générale spinale antérieure subaiguë de Duchenne (très rare).

Diagnostic avec la Polyomyélite antérieure aiguë.

	Inflammation subaiguë des cornes antérieures.	Polyomyélite antérieure aiguë.
Age.	Toujours adulte 30-50 ans.	Très rare chez adulte.
Début.	Lent, fièvre légère ou nulle ; pas de symptômes cérébraux.	Brusque ; fièvre parfois intense. Symptômes cérébraux fréquents au début.
Paralysie.	Gagne de proche en proche, ordinairement de bas en haut. Le maximum n'est jamais atteint d'emblée.	Paralysie toujours maximum d'emblée. Tout changement ultérieur est une amélioration.
Terminaison.	Généralement guérison, quelquefois complète. Si la mort survient ce n'est qu'après 3-4 ans par suite de propagation au bulbe.	Très rarement mortelle. Si la mort survient, c'est au début.

Diagnostic avec l'Atrophie musculaire progressive.

	Inflammation subaiguë des cornes antérieures.	Atrophie progressive.
Muscles atteints en 1er lieu.	En général les membres inférieurs.	En général les muscles d'un seul membre supérieur.
Etat des muscles intéressés.	D'abord paralysés, puis atrophiés . Des muscles entiers ou des groupes de muscles s'atrophient à la fois. Réflexes abolis. Réaction de dégénérescence.	Atrophie est le premier fait. Ensuite perte de motilité proportionnelle à la destruction des muscles. Un muscle ne s'atrophie jamais tout entier d'emblée. Pas de réaction de dégénérescence. Réflexes conservés jusqu'à la disparition totale des muscles.
Terminaison.	Amélioration souvent considérable et même complète.	Souvent mortelle. Les muscles atrophiés ne reviennent pas.

TRAITEMENT. — Voir *Polyomyélite antérieure aiguë.*

Paralysie infantile cérébrale aiguë ou spasmodique.

Début soudain ; prodromes rares. D'abord *fièvre* et *vomissements,* puis stupeur et *convulsions épileptiformes* ayant généralement un caractère hémiplégique et frappant de préférence le côté droit. Au bout d'un ou deux jours, la connaissance revient, mais il y a hémiplégie : la paralysie est plus marquée au bras qu'à la jambe. Quelquefois il y a des nerfs crâniens de pris. Parfois monoplégie : paraplégie rare. Si les enfants parlent, souvent *aphasie* rétrocédant généralement au bout de quelque temps. Quand la paralysie n'est pas temporaire, les muscles affectés s'atrophient bientôt. Sensibilité intacte. Au bout de quelque temps rigidité musculaire : *contractures musculaires*. Réflexes tendineux conservés ou exagérés. Pas d'altération de la contractilité électrique des nerfs et muscles. Hémichorée, hémiathétose, phénomènes d'ataxie.

Les enfants deviennent en général épileptiques.

DIAGNOSTIC avec la *Polyomyélite antérieure aiguë* : dans celle-ci : la contractilité électrique est conservée, perte des réflexes tendineux.

Maladies de la moelle : dans celles-ci, participation des nerfs crâniens à la paralysie, céphalalgie, vertiges.

TRAITEMENT. — Voir *Polyomyélite antérieure aiguë* : Contre les attaques répétées épileptiformes, bromure de potassium 2 à 5 grammes, chloral.

Paralysie labio-glosso-pharyngée.

Début insidieux : Premier symptôme : *difficulté dans les mouvements de la langue*. Les lèvres sont aussi prises, par paralysie et atrophie de l'orbiculaire. Puis paralysie du voile du palais, du pharynx et du larynx.

La langue est flasque et inerte. Troubles de la parole : *impossibilité de prononcer les linguales*. La bouche est entr'ouverte. Les malades bavent : *ils ne peuvent embrasser, siffler, souffler, cracher*. Troubles de la mastication et de la déglutition. Aspect pleurard de la face. Les nerfs hypoglosse, glosso-pharyngien, spinal et facial sont seuls pris. Amaigrissement et paralysie fréquents des muscles de la tête et du cou. Dans les muscles paralysés : réaction partielle de dégénérescence.

A la fois troubles de la respiration et du cœur.

Diagnostic avec : *Hémorrhagies, Thromboses, Embolies bulbaires* : rapidité du début, unilatéralité des paralysies. — *Tumeurs comprimant le bulbe* ; contractures, vertiges, syncope, amblyopie. — *Certaines lésions cérébrales* : paralysies non symétriques, pas d'atrophies musculaires, troubles psychiques. Larynx et respiration indemnes. Névrite optique. — *Diplégie faciale d'origine périphérique* : toutes les branches sont paralysées, réaction complète de dégénérescence ; langue, voile du palais, larynx indemnes.

Traitement. — Nul. A essayer : courant galvanique du sympathique cervical, un pôle à la nuque, l'autre derrière l'angle de la mâchoire ; faradisation des muscles paralysés. Provoquer les mouvements de déglutition en plaçant le pôle positif sur le cou et en promenant rapidement le négatif sur les côtés du larynx. Courants faibles.

Paralysie motrice du trijumeau.

Abolition des mouvements de mastication. Par suite de la paralysie des ptérygoïdiens, chaque mouvement de mastication fait dévier la mâchoire du côté malade. Perte des mouvements de latéralité vers le côté sain. Si la paralysie est *double*, le maxillaire inférieur est pendant et inerte.

Traitement. — Voir *Paralysie faciale.*

Paralysie du muscle grand dentelé.

Le bras pendant le long du corps, le bord interne de l'omoplate est plus rapproché du rachis que du côté normal, l'angle inférieur est très écarté du thorax et se trouve bien plus rapproché du rachis que l'angle supéro-interne. Si le malade élève le bras, le bord interne de l'omoplate se rapproche bien plus du rachis et il s'éloigne beaucoup du thorax.

Paralysie des muscles du larynx.

Crico-thyroïdien. — Anesthésie complète de la muqueuse laryngée, gêne de la déglutition, raucité de la voix. Au laryngoscope, épiglotte très mobile, penchée en arrière contre la base de la langue. Mouvements des cordes vocales normaux.

Crico - aryténoïdien postérieur. — Paralysie unilatérale. Corde vocale paralysée reste pendant l'inspiration sur la ligne médiane, la corde saine se portant en dehors. Voix rude. Paralysie bilatérale : cordes vocales rapprochées, la fente glottique se rapproche pendant l'inspiration. Dyspnée inspiratoire ; expiration facile ; cornage ; voix normale.

Thyro-aryténoïdien. — Paralysie unilatérale, dysphonie ; bilatérale, aphonie (fréquente dans l'*hystérie* et s'accompagnant alors d'anesthésie du voile du palais, d'abolition du réflexe pharyngien).

Aryténoïdien. — Enrouement, aphonie. Dans la phonation, le tiers postérieur de la glotte reste ouvert et a une forme triangulaire.

Thyro-aryépiglottique. — Introduction de parcelles alimentaires dans le larynx et la trachée. Immobilité de l'épiglotte.

TRAITEMENT. — Soigner l'état général. Dans le cas de paralysies diphtéritiques, teinture de noix vomique 10 à 30 gouttes par jour, sulfate de strychnine 1/2 à un milligramme 1/2. Dans la paralysie intermittente : sulfate de quinine 0 gr. 80 à 1 gramme. Badigeonnage du larynx avec :

Nitrate d'argent . . . . 1 gr.
Eau distillée. . . . . 20 »

Electrisation. — Courant induit ; il suffit que le courant fasse contracter le muscle frontal. Le pôle indifférent est placé aussi haut que possible sur la région cervicale postérieure ; l'autre :

Pour les muscles crico-aryténoïdiens postérieurs, derrière les cartilages aryténoïdes.

Pour les muscles aryténoïdiens, ligne médiane de la région inter-aryténoïde.

Pour les muscles thyro-aryépiglottiques, bord libre des replis correspondants.

Dans la paralysie des crico-aryténoïdiens postérieurs, *trachéotomie* ou tubage s'il y a danger d'asphyxie.

Paralysie du nerf circonflexe.

Impossibilité d'élever le bras horizontalement. Si le deltoïde s'atrophie ; sillon horizontal profond à l'extrémité externe de la clavicule, l'articulation scapulo-huméral e est très lâche.

Paralysie du nerf crural.

Impossibilité de la flexion de la cuisse. La cuisse fléchie, le malade ne peut la ramener à l'extension ni s'opposer aux mouvements de flexion communiqués. Gêne dans la marche et pour se lever étant assis. Atrophie consécutive du psoas-iliaque, couturier et triceps.

Paralysie du nerf cubital.

Abolition des mouvements du petit doigt. Diminution ou abolition des mouvements d'adduction et d'abducti on des doigts. Flexion des premières phalanges et extension des 2e et 3e phalanges impossibles.

Flexion des 2 ou 3 derniers doigts gênée. Adduction du pouce impossible. Abolition de la flexion et adduction de la main abolies si le cubital interne est paralysé. Si les branches cutanées du cubital sont paralysées, troubles de la sensibilité dans la partie interne de la paume de la main, le petit doigt et la moitié interne de l'annulaire, sur la face dorsale de la main et des doigts jusqu'à la moitié du médius. Au bout de quelque temps, atrophie des muscles, *main en griffe*.

Paralysie des nerfs fessiers.

Mouvements de rotation de la cuisse en dedans et en dehors plus limités. Adduction de la cuisse difficile et moins étendue. Impossibilité à faire passer le corps penché en avant à la station verticale. Marche et ascension pénibles.

Paralysie du nerf grand hypoglosse.

Troubles des mouvements de la *langue*. Si la paralysie est unilatérale, dans la projection en avant, la pointe est déviée vers le côté paralysé.

Mastication, articulation difficiles. Si la paralysie est double, la langue est inerte : troubles accusés.

TRAITEMENT. — Voir *Paralysie faciale*.

Paralysie du nerf médian.

Si la lésion est située au-dessus de l'articulation radio-carpienne : paralysie des muscles de l'éminence thénar, l'abducteur du pouce excepté, et des deux premiers lombricaux. — Si la lésion siège plus haut : paralysie du fléchisseur superficiel et profond des doigts : impossibilité de fléchir la 2e et la 3e phalanges de l'index et souvent du médius : flexion de la main gênée. Pronation impossible si l'avant-bras est étendu. Paralysie des muscles de l'éminence thénar, l'adducteur du pouce excepté.

Paralysie du nerf musculo-cutané.

Flexion de l'avant-bras impossible ou difficile, l'avant-bras en supination.

Paralysie du nerf obturateur.

Adduction de la cuisse impossible. Le malade assis ou couché ne peut croiser ses jambes. Rotation en dehors de la cuisse gênée. Fatigue rapide dans la marche.

Paralysie du nerf radial.

Troubles de motilité. Le bras soulevé horizontalement, la main retombe en flexion et légère pronation, les doigts fléchis, le pouce ramené sous les autres doigts. Extension de la main impossible ; pression de la main très faible. Impossibilité d'étendre les premières phalanges des doigts. L'extension des 2e et 3e phalanges est possible, mais à la condition que les 1re phalanges soient mises en extension.— Mouvement d'adduction et d'abduction de la main difficiles ou impossibles quand l'avant-bras et la main sont sur un plan résistant. — Abolition de l'extension et de l'abduction du pouce. — Supination de l'avant-bras impossible si l'avant-bras est étendu. — Paresthésies.

DIAGNOSTIC. — La *Paralysie saturnine* est généralement bilatérale ; *le long supinateur est indemne.*— Dans la *Paralysie par compression pendant le sommeil*, le triceps et la sensibilité cutanée de l'avant-bras sont indemnes.

Paralysie du nerf récurrent.

Unilatérale. — La corde vocale correspondante reste immobile pendant l'inspiration, l'expiration, la phonation.

Dans celle-ci, la corde vocale saine dépasse un peu la ligne médiane. Plus tard, atrophie de la corde vocale paralysée. Voix ronflante, passant au fausset.

Bilatérale. — Cordes vocales immobiles. Aphonie complète. Impossibilité de tousser et expectorer fortement.

TRAITEMENT. — En général le nerf est comprimé par une tumeur, ganglions, anévrysme ou dilatation aortique, cancer de l'œsophage, tumeur thyroïdienne, affection médullaire.

Paralysie du nerf sciatique.

Si la lésion siège *très haut* : mouvements de rotation et d'adduction de la cuisse limités. Flexion de la jambe impossible ou extrêmement limitée. Pendant la marche, extension de la cuisse.

Paralysie du sciatique poplité externe. — Pied en varus équin. Extension du pied impossible. Adduction du pied très limitée.

Paralysie du sciatique poplité interne. Flexion du pied, flexion, écartement, adduction des orteils impossibles. Pied bot valgus-talus. Troubles de la sensibilité et trophiques.

Paralysie du nerf spinal.

Paralysie unilatérale du *sterno-mastoïdien.* La tête est penchée, la face tournée vers le côté paralysé, le menton plus élevé qu'à l'état normal dirigé du même côté. Mouvements *actifs* de la tête d'avant en arrière très difficiles ; le muscle sain fait saillie.

Paralysie unilatérale du *trapèze.* Omoplate du côté malade abaissée, s'écartant du rachis, l'angle supéro-interne plus éloigné de la ligne médiane que l'angle inférieur. Fosse sus-claviculaire très profonde. Elévation de l'épaule très difficile.

TRAITEMENT. — Voir *Paralysie faciale.*

Paralysie obstétricale du nouveau-né.

S'observe surtout à la face (contusion du facial à sa sortie du rocher par le forceps), aux membres supérieurs (paralysie d'Erb), rarement aux membres inférieurs.

TRAITEMENT. — Electricité. Courants galvaniques interrompus.

Paralysie de l'œsophage.

Déglutition difficile, les aliments s'arrêtant en chemin. Souvent dyspnée, palpitations. Souvent les solides passent mieux que les liquides. Parfois régurgitation ou bien il y a de la dysphagie sonore. Si on fait le cathétérisme, le bec de la sonde peut être porté très facilement sur les côtés. En auscultant, on voit que la déglutition est plus lente.

TRAITEMENT. — Alimentation au besoin par la sonde. Dans la paralysie diphtéritique, ferrugineux, injections sous-cutanées de strychnine à la partie latérale du cou. Dans la syphilis et le saturnisme : iodure de potassium.

Courant faradique faible : un des pôles sur les apophyses épineuses des vertèbres cervicales, l'autre dans l'œsophage.

Paralysie phosphorée.

Elle se présente sous forme de monoplégie ou de paraplégie. Dans la région paralysée, douleurs, paresthésies, troubles objectifs de la sensibilité.

Paralysie du plexus de Erb [1].

Le bras est entraîné en rotation interne. L'externe est abolie.

1. Le plexus anime un groupe musculaire bien défini : deltoïde, biceps,

Paralysie pseudo-hypertrophique.

Au début affaiblissement spécial des membres inférieurs. L'enfant peut difficilement marcher, il se fatigue
très vite. En marchant, *il élargit sa base de sustentation
et le tronc se balance d'une façon irrégulière sur les membres inférieurs*. — Muscles du mollet durs, fermes, d'un
volume opulent. — Peu à peu, lordose à grande courbure
lombaire. Si on la corrige, le malade tombe en avant et
ne peut se relever qu'en s'aidant avec les bras et les
mains.

Plus tard pied équin talus, plante du pied creusée, orteils fortement étendus sur le dos du pied dans leur articulation métatarso-phalangienne, fléchis dans l'articulation phalangienne ; *pied en griffe*. Faiblesse considérable
des muscles qui sont mous. Pas de contractions fibrillaires
dans les muscles malades. Excitabilité électrique diminuée. Pas de réaction de dégénérescence. Intelligence intacte.

Diagnostic avec : *Poliomyélite antérieure*. — Dans celle-
ci pas d'augmentation de volume de muscles ; atrophie
rapide. L'excitabilité électrique plus vite diminuée. Réaction de dégénérescence.

Atrophie musculaire progressive. — Exceptionnelle dans
le jeune âge. Début dans les membres supérieurs. Les petits muscles de la main sont *presque toujours* intéressés.
Pas d'hypertrophie des muscles malades.

Traitement. — Inefficace. Courants induits et continus.
Douches ; massage.

---

brachial antérieur, long supinateur. Cette paralysie s'observe souvent après
la version ou le forceps maladroitement appliqué.

Paralysie saturnine.

Frappe rarement les membres inférieurs, plus rarement encore ceux du dos. Commence ordinairement par le bras droit, par le gauche chez les gauchers.

La paralysie prédomine sur les muscles extenseurs, surtout sur l'extenseur commun des doigts et l'extenseur propre de l'annulaire, de l'index et du médius. Aussi ces trois doigts sont-ils fléchis tout d'abord. *Le long supinateur est toujours indemne.* Les muscles présentent : réaction de dégénérescence, diminution de l'excitabilité directe et indirecte au courant faradique. Réflexes cutanés et tendineux abolis dans les régions où les muscles ont perdu leur excitabilité électrique. Atrophie des muscles paralysés.

Diagnostic avec : *Paralysie du radial a frigore ou par compression.* — Dans celle-ci, pas de localisation aussi précise. *Le long supinateur est toujours atteint.*

Paralysie de l'asphyxie symétrique des extrémités : symptômes concomitants ; troubles circulatoires ; altération de coloration et de vitalité des téguments.

Traitement. — Iodure de potassium. Bains sulfureux. Courant galvanique et faradique. Strychnine en injections hypodermiques.

Paralysie spinale aiguë de l'adulte.

Début fébrile avec phénomènes généraux. Souvent troubles gastriques et douleurs erratiques dans les extrémités. Apparition rapide d'une paralysie flaccide atteignant vite son maximum. Modifications de l'excitabilité faradique. Réaction de dégénérescence, atrophie musculaire précoces. Régression et localisation de la paralysie à quelques muscles. Intégrité de la sensibilité, des nerfs crâniens, de la vessie et du rectum.

Traitement. — Voir *Polyomyélite antérieure aiguë.*

Paralysie du sympathique cervical.

Myosis paralytique du côté malade. Changement de forme de la pupille, qui réagit à la lumière, mais lentement. L'atropine provoque la dilatation de la pupille contractée, mais jamais autant que du côté sain. L'ésérine augmente la mydriase et le rétrécissement est plus fort que du côté sain. Parfois ptosis, rétrécissement de la fente palpébrale, rétroïtion de l'œil. Abaissement de la pression intra-oculaire ; myopie. — Troubles vaso-moteurs : congestion des vaisseaux, rougeur, chaleur. Troubles trophiques.

TRAITEMENT. — Courants galvaniques. Cathode en haut et en arrière de la partie latérale du cou entre l'angle du maxillaire inférieur et l'extrémité externe de la grande corne de l'os hyoïde. L'anode en un point quelconque.

Paralysie de la vessie.

Rétention d'urine. Tumeur hypogastrique mate à l'hypogastre. Le malade urine souvent par regorgement. Si la paralysie atteint le *sphincter vésical*, il y a incontinence d'urine.

TRAITEMENT. — Injections d'ergotine, de strychnine. S'il y a rétention, vider *doucement* la vessie avec une sonde aseptique. Si la vessie est très distendue, essayer *avec prudence* les injections froides. *Électricité* : dans la paralysie du corps de la vessie, pôle positif sur la région lombaire du rachis, pôle négatif sur la symphyse ou sur le périnée s'il y a paralysie du sphincter. Si les 2 muscles sont paralysés, employer alternativement les deux méthodes : séance de 5 à 10 minutes avec courant faradique ou galvanique.

Paramyoclonus multiplex.

Sensation de tiraillement dans les muscles. Contractions cloniques violentes se suivant assez rapidement pour amener parfois une contraction douloureuse. Les contractions des muscles non symétriques ne coïncident pas tout à fait avec celles des muscles symétriques. Les contractions n'amènent pas de mouvement dans les membres, mais les mouvements provoqués pendant la contraction sont très douloureux. Les contractions surviennent au repos, après un effort. La volonté a quelque action sur elle. Etat et propriété des muscles et de leurs nerfs normaux. Sensibilité cutanée en général intacte. Réflexe rotulien exagéré, les autres normaux. Peu ou pas de troubles vaso-moteurs.

Traitement. — Courants galvaniques le long du rachis, appliqués surtout sur les points qui peuvent être douloureux.

Paraplégie hystérique.

Diagnostic. — Parfois la paralysie est incomplète, dans d'autres cas absolue. Les muscles paralysés sont flasques ou rigides. Réflexes exagérés. Si la paralysie est ancienne, les muscles peuvent s'amaigrir, mais *jamais il n'y a d'atrophie individuelle*; pas de réaction de dégénérescence. Jamais on ne voit, comme dans la paraplégie spasmodique par myélite transversale, les muscles occupant le niveau le plus élevé parmi ceux qu'à frappés la paralysie s'atrophier notablement.

Début brusque souvent. Jamais la contracture, suite des lésions organiques, ne se déclare brusquement. — Améliorations et rechutes subites. *Toujours quelques troubles sensitifs.* La sensibilité au toucher et à la température persistent. Parfois hyperesthésie.

Les sphincters ne sont jamais entièrement paralysés. — La

rétention d'urine est fréquente, parfois incontinence spa s-
modique.

Ordinairement chez les jeunes femmes. — Souvent troubles utérins ou ovariens. — Des attaques de paralysie antérieures, suivies de guérison rapide, doivent faire soupçonner la maladie.

Paraplégie réflexe.

Diagnostic difficile. Probable si : 1° il n'y a pas trace de
lésion organique ; 2° il existe une source évidente d'irritation ; 3° la suppression de cette source est-suivie de la
guérison.

Paraplégie spasmodique.

Peut s'observer dans toutes les lésions interrompant la
conductibilité de la moelle et exaltant, par suite, ses pro-
priétés réflexes. Les membres inférieurs présentent une
rigidité spasmodique. Les jambes très raides se déplacent
difficilement : chaque membre, pour avancer, exécute un
mouvement de rotation avant de pouvoir lever le pied qui
frotte sur le sol en décrivant un petit axe de cercle. Si on
place un membre en *extension*, il devient très rigide et la
contracture persiste un certain temps. Exagération des
réflexes tendineux.

Parasites du cerveau.

Très souvent les *cysticerques* restent silencieux. Dans
d'autres cas : *troubles psychiques* importants. Souvent on
observe les mêmes accidents que dans les *tumeurs cérébrales* (voir ce mot). Les phénomènes d'irritation sont très
fréquents ; les paralysies et parésies plus rares. Le DIA-
GNOSTIC n'est certain que si on rencontre des cysticerques

dans d'autres régions. Y penser dans l'*épilepsie* de l'âge mûr qui n'a pour cause ni l'hérédité, ni le traumatisme, ni l'alcoolisme, ni la syphilis, ni des altérations artérielles. — TRAITEMENT : symptomatique.

L'*échinocoque* s'observe surtout chez les individus jeunes. Il produit principalement des phénomènes d'irritation, surtout des *convulsions épileptiformes*. Le kyste se fraie souvent une voie au dehors.

DIAGNOSTIC presque impossible.

TRAITEMENT. — Intervention chirurgicale.

Parasites des fosses nasales.

Accident assez fréquent dans les pays chauds. Chatouillement, démangeaisons dans le nez. Céphalalgie plus ou moins vive, œdème de la face commençant par la base du nez. Écoulement catarrhal et muco-purulent.

TRAITEMENT. — Injections antiseptiques (sublimé à 1 pour 10.000, acide borique 20 0/00, instillations de : iodoforme 1 gr. ; huile de vaseline 10 gr.). Dans les cas graves, trépanation et lavage du sinus frontal.

Parotidite épidémique. Voir *Oreillons*.

Pelade.

Alopécie à marche rapide, le plus souvent circonscrite sous forme de plaques arrondies. Les parties dénudées sont blanches, lisses, parfois comme déprimées et décolorées. Les cheveux deviennent ternes, secs, décolorés : ils tombent spontanément ou à la moindre traction : ils cassent à peu de distance du cuir chevelu et l'extrémité libre, au niveau de la cassure, est disposée en pinceau. Parfois l'alopécie est extrêmement rapide : pelade *décalvante* (Brocq).

Diagnostic avec *Alopécie syphilitique* : antécédents, dissémination ; disposition en clairières. — *Alopécie de la séborrhée* : pas limitée en plaques arrondies ; le cuir chevelu n'est pas lisse et blanchâtre. — *Vitiligo* : achromie des plaques, hyperchromie périphérique.

Traitement. — Épiler, raser, ou, mieux, couper les poils ras avec des ciseaux. Tenir la tête très propre au moyen de savonnages. Pour le *cuir chevelu* : mettre une couche de vésicatoire Bidet sur les plaques. Renouveler une à deux fois, quand la réaction a disparu. Faire, matin et soir, des frictions sur toute la tête avec :

```
Ammoniaque. . . . . . . . .   1 à 3 cuillerées à café
Rhum . . . . . . . . . . . .   1 à 3    —    à soupe.
Décoction de feuilles de noyer  1 verre.
```

Pour le visage : raser tous les jours et faire une friction avec :

```
Teinture de cantharides . . . . . . . . . . . .   30 gr.
    —        romarin . . . . . . . . .  10 à 30  »
```

Ou bien friction sur toute la région avec :

```
Teinture de cantharides . . . . . . •  }
    —        romarin . . . . . . . . •  }  ÂÂ 10 à 30 gr.

Alcool camphré . . . . . . . . . •  }
Alcoolat de Fioravanti . . . . . . •  }  ÂÂ 100 gr.
```

On a aussi recommandé récemment des frictions avec :

```
Essence de cannelle de Chine. . . . . . . .  1 gr.
Ether . . . . . . . . . . . . . . . . .  10 à 20  »
```

Il faut irriter les plaques autant qu'il est possible, mais *l'action irritante ne doit jamais dépasser la vésication superficielle* (Brocq).

Pellagre.

Se manifeste par un *érythème* qui siège surtout à la face dorsale des mains. Les parties malades sont gonflées, tendues, brûlantes. La rougeur est en général limitée au dos de la main. Elle ne dépasse pas la face dorsale de la première phalange et le poignet. Parfois il y a des bulles sur la plaque érythémateuse. Celle-ci desquame ensuite en squames furfuracées. L'érythème disparaît et la peau prend une teinte brunâtre. Puis, plus tard, les téguments s'atrophient.

En même temps, il y a des troubles du système nerveux, de l'appareil digestif. L'état général devient mauvais.

TRAITEMENT. — Voir *Érythème*. Donner l'arsenic. Eaux et bains sulfureux. Alimentation tonique.

· Pemphigus.

Constitué par des vésicules dont l dimensions varient de celles d'une lentille à celle d'une mme. Le contenu est, au début, jaunâtre, transparent, s ux. Plus tard, il est trouble, puriforme. Si les vésicules rompent, elles laissent à nu le derme rouge et suintant. D'autres fois, le contenu se dessèche en croûtes brunes ou noirâtres. L'éruption peut se développer sur les muqueuses.

Pemphigus aigu fébrile grave. — Début brusque avec fièvre. En même temps que l'éruption, il y a des symptômes généraux graves. Huit ou quinze jours après le début, le malade succombe.

Pemphigus chronique. — L'éruption se prolonge et se fait par poussées successives. *L'état général devient rapidement mauvais*. Il y a de l'anorexie, des vomissements, de la diarrhée. Mort dans le marasme.

Pemphigus foliacé. — Succède à un pemphigus aigu ou survient spontanément. Les bulles sont petites ; l'épiderme en est plissé. Elles se rompent : le derme est rouge vif, puis il se forme des croûtes jaunâtres. L'éruption se généralise et la peau se couvre de squames foliacées puis adhérentes. Les *papilles du derme sont hypertrophiées*. La guérison est rare. L'état général devient mauvais et la mort survient dans le marasme.

DIAGNOSTIC avec *Bulles des brûlures* : commémoratifs. — *Eczéma : pas de trouble de l'état général*, les vésicules sont petites. — *Herpès iris* : évolution différente. — *Urticaire bulleux* : prurit intolérable, éruption de lésions ortiées. — *Erythème bulleux* : nodosités caractéristiques dures non recouvertes de bulles.

TRAITEMENT. — *Pemphigus aigu fébrile* : bains prolongés ; poudrer avec une poudre inerte. Toniques.

Pemphigus chronique. — Toniques : strychnine ; arsenic ; quinine ; ergotine. Régime lacté s'il y a une lésion des reins. Onctions avec le liminent oléo-calcaire et enveloppement ouaté. Poudres absorbantes.

Pemphigus foliacé. — Bains continus.

Pemphigus épidémique des nouveau-nés.

Pas de prodromes ou état fébrile. Au début, tache rouge, qui est remplacée par une bulle de pemphigus qui se rompt et laisse une surface rouge. L'éruption peut être confluente. Il se fait des poussées successives. Complication d'athrepsie.

DIAGNOSTIC avec *Éruptions vaccinales* : commémoratifs, bulles plus franches. — *Erythème bulleux, urticaire bulleux, herpès iris* : pas épidémiques, préexistence d'une base enflammée au niveau de la bulle. — *Impetigo contagieux* : le contenu des bulles devient plus vite purulent, les croûtes sont plus jaunes. — *Ecthyma cachectique* : ulcérations profondes.

TRAITEMENT. — Régime sévère. Protéger les surfaces malades. Lotions émollientes, astringentes, boriquées. Poudrer ensuite avec des poudres absorbantes.

Perforation intestinale.

Quelquefois symptômes nuls. Le plus souvent *douleur vive*, d'abord au niveau de la région où se fait la perforation, ensuite envahissant tout l'abdomen. Traits tirés, nausées, vomissements ; refroidissement des extrémités, sueurs. *Disparition de la matité hépatique.* Bruit de glouglou en secouant les malades. *Bruit hydro-aérique*, comme lorsque des bulles d'air traversent de l'eau.

Traitement. — Si le malade n'est pas dans une trop grande prostration, *laparotomie.* Incision médiane. Rechercher la fin de l'iléon dans la fosse iliaque. Fermer la perforation en suturant d'abord la muqueuse intestinale, puis par un plan de suture comprenant la couche musculaire. Drainage. Ou bien faire un anus artificiel.

Perforation de l'œsophage.

Si la perforation se fait dans le tissu cellulaire du cou : inflammation, suppuration. Si le pus est évacué en dehors, fistule œsophagienne. Si un gros vaisseau est perforé: hémorrhagie grave avec hématémèse. Si l'ouverture se fait dans les voies aériennes, la déglutition est suivie de toux violente qui rejette des débris d'aliments, puis pneumonie et gangrène pulmonaire. Si la perforation se fait dans une caverne pulmonaire, la déglutition d'un liquide augmente la matité du thorax. Cette matité se transforme en résonnance tympanique, aussitôt que l'excavation est vidée par l'expectoration.

Traitement. — Nourrir le malade avec des lavements nutritifs.

Péricardite.

Début insidieux ou avec frissons et fièvre. *Douleur va-*

riable. *Dyspnée* avec *palpitations* intermittentes. *Voussure*
précordiale (manque dans la pér. sèche). *Matité* commençant vers l'extrémité sternale du 3e ou 4e cartilage costal
et pouvant être pyriforme à base inférieure. Au début,
bruit de frottement s'exagérant par la pression du stéthoscope, l'inclinaison du tronc en avant, cessant quand l'é-
panchement est établi, reparaissant quand il se résorbe.
Les *bruits du cœur* s'éloignent et disparaissent vers la
pointe. Souvent *souffles cardiaques.* Pouls petit, intermittent. Veines du cou distendues.

DIAGNOSTIC avec *Pleurésie sèche gauche* : les frottements
coïncident avec les mouvements respiratoires et cessent
avec eux. — *Lésions valvulaires* : souffles doux, moins superficiels, ne s'exagèrent pas par l'inclinaison en avant,
se prolongeant dans les vaisseaux (orifice aortique), ne disparaissant pas momentanément. — *Hypertrophie du cœur* :
choc précordial exagéré, la matité ne se prolonge pas au-
dessous du cœur.

TRAITEMENT. — Au début, chez les malades vigoureux,
sangsues, ventouses scarifiées à la région précordiale. S'il
y a *ataxie* ou *parésie* cardiaques : digitale 20 à 40 gouttes
ou, en infusion 10 à 20 centigrammes. Contre la *dilatation
du cœur* : strychnine ou noix vomique. Contre la *douleur
précordiale*, compresses d'eau froide ou glace sur la région.
— Contre l'*épanchement* : vésicatoires volants ; diurétiques
(voir *Hydropéricardie*). — Dans la forme *paralytique* : toniques, injections d'éther, de camphre. Régime lacté.

Périchondrite laryngée.

Douleur au niveau du larynx spontanée ou consécutive
à la pression ou à la déglutition. Dysphagie. Déglutition
difficile. Parfois tuméfaction sous-cutanée, rougeur, œdème du cou. Adénite cervicale. Troubles de la phonation

et de la respiration. Au laryngoscope, on peut apercevoir les abcès. Le contact de la sonde fait reconnaître la fluctuation.

TRAITEMENT. — Révulsifs au-devant du larynx. En cas de syphilis, traitement énergique. Contre la douleur et la dysphagie ; badigeonnage avec chlorhydrate de cocaïne à 1 ou 2 0/0. Injection sous-cutanée de morphine. Une fois l'abcès formé, l'inciser. Trachéotomie s'il y a menace d'asphyxie.

Périfolliculites suppurées et en placards.

Siège :, main et poignet. Au début, rougeur diffuse ou petites saillies rouges. Puis pustules. Enfin plaques arrondies, saillantes, à bords nets légèrement saillants, rouge foncé, recouvertes de pus et de croûtes : leur surface est lisse ou mamelonnée. Si on presse la plaque, on fait sourdre des gouttes de pus par un grand nombre de petits orifices. Les poils ne sont pas altérés.

TRAITEMENT. — Lavages à l'eau boriquée, phéniquée. Pansement ouaté, compressif.

Périhépatite.

Dans la forme *aiguë*, parfois frissons, fièvre, douleur dans la région hépatique, ictère léger, troubles digestifs.
Dans les cas *chroniques*, souvent pas de symptômes. Dans d'autres cas, absence des déplacements respiratoires du bord inférieur, frottements péritonéaux à la palpation et l'auscultation. Quelquefois signes d'oblitération de la veine porte, d'ictère, de cirrhose.

TRAITEMENT. — Repos, cataplasmes, morphine contre la douleur, révulsifs.

Périprostatite.

Fièvre. Défécation douloureuse. Dyspnée. Le toucher
rectal fait constater l'existence d'une plaque phlegmo-
neuse recouvrant et dépassant la glande et une résistance
particulière, mal limitée rappelant la sensation du phlegmon péri-utérin (Desnos).

Voir *Prostatite*.

Péritonite.

Frissons. Fièvre ; rémission matinale faible. Pouls petit,
dur, fréquent. *Douleur* d'abord circonscrite puis généralisée, augmentant par la pression. Respiration à type
costal. Hoquets. *Vomissements* verdâtres. *Ballonnement du
ventre*. Parfois bruit de frottement à l'auscultation. Constipation surtout au début, parfois diarrhée. Face grippée.

Dans la péritonite *partielle* : douleur circonscrite, symptômes variant suivant les organes dont le péritoine est atteint. Pour la péritonite *par perforation* : voir *Perforation
intestinale*.

Quand la péritonite devient *purulente* : fièvre hectique,
amaigrissement : symptômes d'épanchement plus ou moins
abondant.

DIAGNOSTIC avec *Gastralgie* : douleur circonscrite, pas de
fièvre. — *Rhumatisme des parois abdominales* : douleur superficielle, lancinante. — *Colique néphrétique et hépatique* :
troubles fonctionnels du foie et des reins, localisation de la
douleur.— *Ascite* (Voir ce mot).

TRAITEMENT. — Au début, sangsues. Onctions mercurielles. Badigeonnage complet du ventre avec collodion élastique. Opium 15 à 20 centigrammes en 24 heures. Glace
sur le ventre, séparée de la peau par une compresse de flanelle. Contre les *vomissements* : injection de morphine ;

glace à l'intérieur, potion de Rivière. Contre le *météorisme* : fomentations avec essence de térébenthine.

Dans la péritonite *purulente*, laparotomie, lavage à l'eau naphtolée 0 gr. 20 0/0.

Péritonite tuberculeuse. Voir *Tuberculose du péritoine.*

Pérityphlite. Voir *Typhlite.*

Pertes séminales. Voir *Spermatorrhée.*

Phlegmon prévésical (de la cavité de Retzius).

Fièvre, frissons. D'abord constipation, nausées ; vomissements plus rares. Douleur hypogastrique augmentée par l'inclinaison en avant. Miction difficile, douloureuse à la fin, parfois rétention incomplète. *Pas d'altération de l'urine.* *Tumeur hypogastrique*, douloureuse spontanément, globuleuse au sommet, plate et étalée en bas. Fluctuation profonde. Empâtement prévésical plus étendu d'un côté (par le toucher rectal) (Bouilly).

Diagnostic avec *Cystite* : altération de l'urine.— *Péritonite* : douleur moins circonscrite, vomissements prolongés. — *Distension de la vessie* : disparaît par le cathétérisme, pas de fièvre en général.

Traitement. — Incision sus-pubienne dès que le pus est constaté. Au besoin faire une deuxième incision au sommet de la tumeur et passer un drain.

Phtiriase.

Poux de tête. — Démangeaisons vives ; écoulement séreux ; puis pustules, croûtes.

Traitement. — Couper les cheveux ras chez l'homme.

Nettoyer la tête au savon de Panama ou phéniqué. Faire ensuite une lotion avec :

Sublimé . . . .   1 gr.
Alcool . . . .   q. s.
Eau . . . .   300 à 500 gr.

Peigner ensuite au peigne fin. Poudrer ensuite avec de la poudre de staphisaigre, de pyrèthre, ou du soufre précipité.

Poux du pubis. — Prurigo. *Taches bleues.*

TRAITÉMENT. — Onctions d'onguent gris ou mieux de la solution ci-dessus. Ou bien lotions au pétrole ou avec :

Naphtol . . . .   10 gr.
Huile d'olives . . . .   100 »

Ou mieux avec :

Sublimé . . . .   1 gr.
Vinaigre . . . .   300 »

Cette solution a l'avantage d'enlever les lentes (Brocq).

Poux du corps. — Démangeaisons vives. Papules de prurigo vite excoriées. Eruptions eczématiformes, furoncles, ecthyma. Siège des lésions : épaules, cou, ceinture.

TRAITEMENT. — Désinfection des vêtements. Bains sulfureux. Pommade avec :

Acide phénique . . . .   1 gr.
Vaseline . . . .   50 »

Phtisie aiguë. Voir *Tuberculose aiguë.*

Phtisie laryngée. Voir *Tuberculose du larynx.*

Pityriasis.

P. simple. — Fréquent sur le cuir chevelu. Il se produit des squames fines, blanches qui poudrent les cheveux et les habits : démangeaisons, alopécie. Au visage il se forme des plaques ne dépassant pas le diamètre d'une pièce de cinq francs, rondes, à bords mal limités, recouvertes de fines squames blanches.

DIAGNOSTIC avec *Eczéma* : inflammation, évolution spéciale. — *Psoriasis*; squames épaisses, stratifiées, d'un blanc nacré; rougeur, infiltration des téguments. — *Ichthyose* : se généralise, a une durée indéfinie.

TRAITEMENT. — Voir *Eczéma séborrhéique, séborrhée*. Savonnage avec du savon fin ou au goudron boraté, à l'eau salée. Pommade à l'oxyde de zinc à 10 0/0, au précipité blanc à 5 0/0, au soufre à 10 0/0.

Pityriasis rosé de Gibert.

Au début, plaque *unique* ovalaire ou ronde, à bords légèrement élevés, rose vif, recouverts de squames fines, adhérentes. Le centre décoloré est rose brunâtre. L'accroissement se fait par les bords, le centre se décolorant. Plus tard l'éruption se multiplie : on voit des macules rosées qui grandissent, deviennent squameuses. L'éruption part du tronc et du cou.

DIAGNOSTIC avec *Herpès circiné* : bords plus nets, cercle plus régulier. — *Syphilis secondaire* : plus papuleuse, moins squameuse, mode différent de groupement. — *Psoriasis* : squames plus nacrées. — *Eczéma* : disposition, évolution différentes (Brocq).

TRAITEMENT. — Bains sulfureux, avec 50 grammes de borate de soude. Lotions de van Swieten. Pommade à l'oxyde de zinc.

Pityriasis rubra.

La peau devient rouge et desquame. Elle est amincie, étirée sur les tissus sous-jacents. La physionomie devient

impassible. Les doigts et les orteils sont à demi fléchis.
Chaleur à la peau. Difficulté des mouvements. Fièvre au
moment des exacerbations. La maladie a une tendance à
se généraliser. Mort dans le marasme.

Diagnostic avec *Eczéma squameux* : suintement, prurit. —
Lichen ruber : la formation de squames s'associe à une formation de papules. — *Lupus érythémateux* : siège à la face.

Traitement. — Arsenic à l'intérieur. Bains. Onctions
huileuses.

Pityriasis versicolore.

Taches café au lait, jaune grisâtre, parfois un peu saillantes. Démangeaisons variables. En grattant, on détache
une languette de squames grisâtres, adhérentes, dans laquelle on voit, au microscope, le champignon spécial.

Traitement. — Frictions au savon noir puis bains sulfureux. Ou pommade au soufre 10 0/0, au calomel 5 0/0.
Désinfecter les vêtements.

Plaies de la moelle.

En général, paraplégie sensitivo-motrice ; paralysie recto-vésicale ; troubles de l'excitabilité réflexe, vaso-moteurs. Pertes séminales. Priapisme : fréquent dans les
plaies de la région cervicale ou thoracique ; *manque quand
la blessure est au-dessous de la troisième vertèbre lombaire.*
Si elle est au-dessus du *renflement cervical*, mort immédiate ou paralysie immédiate des quatre membres, respiration embarrassée, hyperthermie.

Plaies de la *moelle dorsale*. Intégrité des membres supérieurs, localisation des troubles moteurs, sensitifs, trophiques aux membres inférieurs. Troubles de la vessie et du
rectum.

Plaies de la *moelle lombaire*. Paraplégie ; paralysie persistante de la vessie et du rectum ; exagération permanente des réflexes.

TRAITEMENT. — Symptomatique. La trépanation du rachis est discutée.

Pleurésie diaphragmatique.

Début brusque avec signes subjectifs violents.

Dyspnée intense. — Respiration purement costale. *Douleurs vives* exaspérées par la pression au niveau du rebord des fausses-côtes, des hypochondres, de l'épigastre, au-dessus de la clavicule, sur le trajet du phrénique. Elles s'irradient parfois vers l'épaule. *Hoquet* ; *vomissements* si la pleurésie siège à gauche ; *ictère* si elle siège à droite.

Immobilité presque complète du thorax du côté malade, dans la partie inférieure, pendant la respiration. De temps à autre, frottements pleuraux au-dessus de l'espace de Traube. Rien à la percussion.

TRAITEMENT. — Injections de morphine, de caféine, d'éther. Voir *Pleurésie exsudative.*

Pleurésie des enfants [1].

En général consécutive à maladie des bronches, poumons, tuberculose. A une grande tendance à l'enkystement dans les parties supérieures de la plèvre. Suppure souvent. — Pas de point de côté, l'enfant se plaint du ventre, du flanc. Cette douleur est exaspérée par la toux. Respiration : 30 à 40 par minute. Fièvre : 38° à 38°5. Le côté malade se distend moins à l'inspiration. Quand l'épanchement est formé il présente une légère voussure. Pour constater la *matité*, percuter très *légèrement*. Pres-

1. Résumé d'une leçon de M. J. Simon.

que jamais de frottements pleuraux : on ne les trouve qu'à la fin. Souffle tubaire rare. *Suppression du murmure vésiculaire, silence complet, broncho-égophonie.*

DIAGNOSTIC avec *Pneumonie* : celle-ci se juge en quelques jours. — *Broncho-pneumonie* : ne persiste pas avec fixité pendant 3 à 4 semaines ; noyaux d'hépatisation. — Si les signes physiques persistent au-delà de 4 à 5 semaines, conclure à la suppuration. Avant 4 ans, la suppuration est la règle. Dans ce cas, fièvre à oscillations régulières ne dépassant guère 38°5. Le pus a une tendance à s'enkyster le plus souvent en bas et en arrière.

TRAITEMENT. — Au début, séjour au lit. Calomel, 1 à 5 centigrammes, digitale, 10 à 20 gouttes. Cataplasme sinapisé, vésicatoires camphrés pansés avec vaseline boriquée, 10 0/0. — La thoracentèse est indiquée au bout de 4 à 6 semaines. Le lieu d'élection est sur la ligne axillaire ou déterminé par le siège de l'épanchement. Aspiration très lente. S'il y a du pus, laver très lentement avec solution boriquée à 35', employer 2 à 3 litres de liquide. Si l'épanchement reste séreux, renouveler la ponction aussi souvent qu'il le faut. — Si on fait l'*empyème*, mettre 2 drains, faire 2 lavages par jour, enlever le drain au bout d'un mois.

Pleurésie exsudative.

Début lent ou brusque avec *frissons. Douleur de côté* très variable. Dyspnée. *Toux sèche.* Fièvre. Le malade est en général couché sur le côté atteint, surtout quand l'épanchement est *abondant.* A la *palpation* : diminution ou *disparition des vibrations vocales.* — Ordinairement augmentation de la circonférence thoracique, du côté malade : espaces intercostaux plus larges, mais moins apparents.

A la *percussion.* Diminution d'élasticité et de sonorité ; *matité.* Exagération de la sonorité au-dessous de la clavi-

cule (bruit skodique). Si l'exsudat est peu abondant, chercher la matité dans les *parties postéro-inférieures du thorax*. Le niveau supérieur de la matité décrit une courbe à
convexité supérieure plus élevée près du rachis qu'en
avant. Dans la pleurésie gauche, *diminution ou disparition
de l'espace de Traube* [1].

Auscultation : Affaiblissement ou disparition du murmure vésiculaire. Souffle doux, voilé, lointain ; rarement
il est caverneux. Quelquefois la bronchophonie est exagérée au-dessus de l'épanchement. Egophonie. Au début,
frottements pleuraux.

Diagnostic. — Avec la *Pneumonie* : frisson initial unique,
intense ; râles crépitants ; exagération des vibrations thoraciques, crachats rouillés. — *Pneumonie massive* : en général, la matité est plus forte dans les couches supérieures
que dans les inférieures, sa limite supérieure suit une
ligne irrégulière ; l'espace de Traube est intact à moins de
pneumonie énorme. — *Tubercules* : état général, bacilles
de Koch. — *Hypertrophie et tumeurs du foie* : en général le
bord inférieur du foie déborde les fausses côtes, la matité
remonte plus haut en avant et en arrière que sur la ligne
axillaire, la matité varie avec les mouvements respiratoires, les espaces intercostaux sont conservés : troubles fonctionnels. — *Tumeurs du poumon* : difficile, absence de
déplacement des organes voisins et d'élargissement du
thorax ; les tumeurs intra-thoraciques exagèrent es vibrations vocales.

Pleurésie circonscrite et péricardite : dans celle-ci limite de
la matité irrégulière, troubles du choc de la pointe, frottements péricardiques, troubles cardiaques. — *Pleurésie*

1. L'espace de Traube commence au 5e ou 6e cartilage costal gauche et s'é-
tend inférieurement le long du bord inférieur gauche de la cage thoracique
jusqu'à la 9· ou 10· côte. La limite supérieure s'étend jusqu'au bord inférieur
de la matité cardiaque et forme une ligne courbe en forme d'arc à convexité
tournée en haut.

circonscrite et affection de la rate : si celle-ci est hypertrophiée la matité varie avec les mouvements respiratoires.

Frottements pleurétiques et ronchus sonores : si on comprime le thorax avec le stéthoscope, les bruits anormaux
augmentent quand ils proviennent de la plèvre, les ronchus ne sont pas modifiés. Les frottements ne changent
pas par la toux.

Frottements pleuraux et péricardiques : la respiration plus
ou moins forte augmente ou diminue les frottements pleuraux qui disparaissent si on suspend la respiration. Les
frottements pleuro-péricardiques s'entendent surtout sur
le bord gauche du cœur, les frottements péricardiques
près du bord gauche du sternum, dans le 3ᵉ et 4ᵉ espace
intercostal gauche.

Nature de l'épanchement. — Le meilleur moyen de diagnostic est la *ponction exploratrice* avec la seringue Pravaz
aseptique. — Si, avec un exsudat abondant rapidement
formé, il y a anémie profonde, penser à un épanchement
sanguin. Les pleurésies doubles sont souvent purulentes
ou hémorrhagiques. Dans la tuberculose, le scorbut, le
mal de Bright, l'exsudat est souvent hémorrhagique.

Si on dit au malade de chuchoter et si on entend la voix
du côté malade, l'épanchement est séreux. Il est purulent,
si on n'entend pas la voix (signe incertain). Dans la pleurésie *purulente*, la fièvre est rémittente ou hectique.
L'œdème de la paroi n'est pas un signe certain de purulence.

Si, en même temps que le bruit skodique, il y a augmentation des vibrations et de la respiration, le poumon
est sain.

Il est tuberculeux probablement si, avec le bruit skodique et l'augmentation des vibrations, il y a diminution de
la respiration. Il y a compression du hile du poumon ou
œdème pulmonaire si, avec le bruit skodique il y a diminution des vibrations vocales et de la respiration.

TRAITEMENT. — Contre la *pleurodynie* : ventouses sèches ou scarifiées, liniment calmant. Contre l'épanchement on peut prescrire (Huchard) :

Poudre de Dower . . . .)
　— — scille . . . . } āā 3 gr.
Sulfate de quinine . . . .)

En 30 cachets : 4 à 5 par jour. — Purgatifs drastiques : eau de vie allemande et sirop de nerprun āā 15 à 25 grammes.

Quand, à la fin de la 2e ou 3e semaine, le liquide n'est pas résorbé : essayer les diurétiques, les drastiques, les révulsifs et les diaphorétiques. On a conseillé d'injecter à plusieurs reprises, 5 grammes chaque fois de :

Iode métallique . . . . 1 gr.
Iodure de sodium . . . . 4 »
Eau filtrée bouillie, distillée . . . . 35 »

Ou bien, si l'épanchement dépasse 500 grammes. J. Renoy conseille de vider partiellement la plèvre (1500 à 2000 gr. pour un épanchement de 3 litres ; 500 à 700 gr. pour un épanchement d'un litre) très lentement. S'arrêter dès que le malade tousse, puis injecter *très doucement* une solution de *chlorure de zinc* à 1 0/0 bouillie puis refroidie à 35°. On injecte 50 à 100 grammes de moins que la quantité de liquide extrait. On laisse le liquide dans la plèvre 10 à 15 minutes.

Thoracentèse. — Indiquée dans les épanchements très abondants (3 à 4 litres) même sans dyspnée, dans les épanchements peu abondants mais s'il y a lésion valvulaire du cœur, dans les épanchements durant depuis des semaines ; chez les tuberculeux si l'épanchement est abondant. Dans la pleurésie rhumatismale, ne pas se presser d'opérer. Ponctionner dans le 7e ou 8e espace intercostal. Ne jamais retirer plus d'un litre 1/2. Panser avec un morceau d'ouate boriquée imbibé de collodion iodoformé.

Pleurésie purulente. — Pour la prévenir, on a conseillé

d'injecter à plusieurs reprises dans la cavité 5 à 7 grammes chaque fois de liqueur de Van Swieten.

L'empyème est indiqué. Faire une incision de 5 centimètres dans le 6ᵉ ou 7ᵉ espace intercostal le long du bord supérieur de la côte inférieure, en avant de l'angle inférieur de l'omoplate. Inciser couche par couche jusqu'à la plèvre. L'incision de la peau sera plus grande que celle des muscles, celle des muscles plus grande que celle de la séreuse. Ponctionner la plèvre; introduire le doigt et agrandir l'incision pleurale avec un bistouri boutonné. Introduire 2 gros drains de 5 centimètres de longueur, les fixer au ras des téguments avec du crin de Florence. Injecter doucement, en laissant le liquide ressortir au fur et à mesure, 4 à 5 litres de solution de chlorure de zinc à 1 0/0. Pansement antiseptique. Si le pus est de bonne nature, le poumon dilatable, un seul lavage suffit. Renouveler le pansement 24 heures après, le 2ᵒ, 48 heures après le 1ᵉʳ. Si la température reste au-dessous de 38°,5 le soir, raccourcir les drains au bout de 8 à 10 jours, les enlever quand la sécrétion est insignifiante. Si le pus est infect et s'il y a de la fièvre, lavages avec eau bouillie naphtolée à 0,30 0/00, l'eau boriquée 2 à 10 0/0, le thymol 0,10 0/0.

Dans la pleurésie hémorrhagique, n'opérer que si la quantité du liquide menace l'existence, retirer une partie du liquide par ponction.

Contre la rétraction du thorax ; résection des côtes.

Pleurésie sèche.

Fièvre dans les cas aigus. *Point de côté.* Le malade est presque toujours couché sur le côté sain. Le côté malade se dilate moins que le sain, il se dilate *par saccades.* Si la douleur est vive : immobilité du côté malade. Si les douleurs siègent dans la moitié supérieure ou inférieure du thorax : différence dans les mouvements respiratoires de la moitié malade. — Parfois *difformité passagère* du thorax : épaule abaissée du côté malade, espaces intercostaux diminués, scoliose à convexité tournée du côté sain.

Rien à la percussion. *Frémissement vocal* normal. *Frottement pleural* qu'on perçoit souvent avec la main : ne se manifeste parfois que dans les forts mouvements respiratoires. — Toux pénible, douloureuse.

TRAITEMENT : voir *Pleurésie exsudative.*

Pleurésie tuberculeuse. Voir *Tuberculose de la plèvre.*

Pleurodynie.

Douleur vive, en général subite, dans un côté de la poitrine. Respiration très pénible. *Pas de fièvre.* La pression exaspère en général la douleur, parfois elle la calme.

TRAITEMENT. — Celui des névralgies.

Pneumaturie essentielle.

S'observe chez les diabétiques. Présence de gaz dans la vessie sans odeur fétide.

Pneumo ou hydro-pneumothorax.

Début en général brusque : douleur de côté vive, dyspnée intense. *Le côté malade est élargi, immobile : suppression* ou affaiblissement considérable du frémissement vocal.

S'il y a des adhérences pleurales, conservation ou augmentation de ce frémissement au niveau des adhérences. La respiration, la toux, la voix résonnent comme dans un vase ; elles ont le timbre *amphorique. Tintement métallique* en général intermittent. *Succussion hippocratique.* — A la -

percussion, la *résistance du thorax* paraît ordinairement accrue, le son est *métallique*[1].

Changement de son du timbre, suivant que la bouche est ouverte ou fermée (signe de Wintrich). Dans le pneumothorax droit, abaissement du *foie*; dans le gauche, déplacement du *cœur*.

Diagnostic avec *Caverne pulmonaire superficielle* : les espaces intercostaux à son niveau sont déprimés, tandis qu'ils font saillie dans le pneumothorax ; frémissement vocal plus marqué, tandis qu'il est affaibli dans le pneumothorax ; la succussion hippocratique est exceptionnelle. — *Emphysème* : pas de tintement métallique ni de bruit amphorique ; marche.

Météorisme de l'abdomen et forte dilatation de l'estomac : le début est différent, les signes métalliques dépendant de l'estomac changent rapidement.

Le pneumothorax est-il *ouvert* ou *fermé* (à soupape). Adapter un manomètre entre le trocart et l'aspirateur. La pression du gaz dans la cavité pleurale est égale à celle de l'air extérieur ; le pneumothorax est ouvert. Si elle est supérieure à celle de l'air extérieur, il est fermé.

Traitement. — *Ponction de la poitrine* si la suffocation est imminente. Contre l'asphyxie et le collapsus : *alcool*, injections de *caféine, de camphre, d'éther.*

Révulsifs : ventouses, sinapismes. Contre la dyspnée : *injection de morphine.*

Retirer l'air par ponction jusqu'à ce que la pression intérieure égale celle de l'extérieur : l'extrémité du tube aspirateur plongera dans du liquide. Potain a proposé de remplacer l'air du thorax par de l'air stérilisé.

Chez les tuberculeux, ne *ponctionner* qu'en cas de nécessité absolue. Cependant, dans le *pyopneumothorax*, on

(1) On le perçoit facilement en auscultant pendant qu'un aide percute avec une pièce de métal sur le plessimètre.

peut être amené à faire des *ponctions* suivies de *lavages* à l'eau naphtolée ou des *injections* répétées de 5 à 6 grammes de liqueur de Van Swieten et même la *pleurotomie* avec ou sans résection des côtes.

Pneumonie chronique. — Sclérose du poumon.

Atrophie pulmonaire. On la reconnaît à la *rétraction thoracique* : espaces intercostaux plus étroits que du côté sain, mamelon plus près de la ligne médiane, épaule abaissée, omoplate détachée du thorax à son extrémité inférieure. Immobilité du thorax du côté malade pendant la respiration.

Si les bronches ne sont pas oblitérées, augmentation du frémissement vocal. Matité au niveau des points malades. Si le poumon a diminué de hauteur, le sommet du côté malade est plus bas que l'autre. Si les bronches sont oblitérées, pas de bruit respiratoire : dans le cas contraire, respiration et bronchophonie métalliques. Insuffisance respiratoire. Troubles cardiaques.

Traitement. — Gymnastique pulmonaire.

Pneumonie fibrineuse ou lobaire aiguë primitive.

Début brusque par *frisson intense.* Chaleur intense, courbature, céphalalgie ; élévation de température 39° à 41°. *Douleur de côté* presque constante (manque quelquefois dans la pneumonie du sommet) durant peu de jours. Dyspnée : le côté malade est immobile ou tout au moins ses mouvements sont diminués. Herpès labial du 2e au 3e jour. Toux constante : *Crachats pathognomoniques*, visqueux, couleur rouillée, jus de prune aux ; contenant des coagulations fibrineuses bronchiques et des pneumocoques [1]. Si la pneumonie est *cen-*

1. Pour observer les pneumocoques, écraser une parcelle de crachat entre

trale, pas de signes physiques. Dans le cas contraire, à la palpation, *exagérations des vibrations vocales. Son obscur ou complètement mat à la percussion.* Pendant l'inspiration, *râles crépitants*, signe de l'engouement ; *souffle bronchique ou tubaire* ; *bronchophonie*, signe de l'hépatisation. Pouls, 100 à 120. Teinte violacée de la face ; ictère assez fréquent. L'urine contient beaucoup d'urée (35 à 40 gr.) et peu de chlorures ; souvent albuminurie.

Chez les *enfants* : en général pas de frisson : apathie, somnolence, vomissements, éclampsie. Pendant la période fébrile : délire, convulsions. Les enfants n'expectorent pas.

Chez les *vieillards*. Début insidieux. Adynamie constante. Faiblesse cardiaque. Souvent pas d'expectoration.

Chez les *alcooliques*. Très souvent le sommet est pris. Delirium tremens au moment de la fièvre ; facilement asthénique.

DIAGNOSTIC avec *Pleurésie* : pas de début brusque, frémissement vocal affaibli, les frottements pleurétiques s'entendent aux deux temps de la respiration ; la limite supérieure de la matité est horizontale ou légèrement ondulée, plus élevée près du rachis qu'en avant.

TRAITEMENT. — Quand la dyspnée et la congestion pulmonaire sont intenses, quand il y a albuminurie et hyperthermie, la *saignée* est indiquée comme déplétif dans les deux premiers cas et dépuratif dans les deux autres. On peut aussi mettre des ventouses scarifiées et des sangsues au point douloureux. Quand l'embarras gastrique est très marqué ; *ipéca* de préférence à l'émétique. Pendant la pé-

deux lamelles, qu'on passe 5 ou 6 fois de suite rapidement au-dessus d'une flamme. Les plonger ensuite pendant 24 heures, dans une solution concentrée de couleur d'aniline. Les retirer avec des pinces et les plonger dans l'alcool absolu ; les laver rapidement à l'eau distillée, les sécher, les passer à la flamme et monter dans le baume.

riode fébrile, le *vésicatoire* est contre-indiqué : on ne le prescrit que si, une fois la fièvre tombée, la résolution est lente ; dans ce dernier cas, l'*iodure de potassium* est utile. Le *tartre stibié*, le *kermès*, l'*antimoine* sont nuisibles ou inutiles.

Si les bruits du cœur sont sourds, mal frappés, si le pouls est faible et mou : injections sous-cutanées de :

Caféine . . . . 2 gr.
Benzoate de soude . . . . 3 »
Eau distillée. . . . . 6 »

1 à 3 seringues par jour. S'il y a insuffisance cardiaque, on peut faire en outre 1 à 2 injections avec :

Camphre . . . . 20 gr.
Huile d'olives stérilisée. . . . . 100 »

Dans certaines variétés avec troubles cardiaques, injections sous-cutanées de *sulfate de spartéine* 5 à 10 centigrammes par jour. S'il y a adynamie ; injections d'éther. Eviter tous les médicaments spoliant les forces ; s'il y a épuisement du cœur, *pas de digitale*. L'*alcool* est indiqué chez les malades faibles et les alcooliques. S'il y a agitation vive : *bromure de potassium* 1 à 3 grammes. N'user qu'avec une grande prudence des *narcotiques*.

Drap mouillé contre l'hyperthermie. Bain froid contre les phénomènes nerveux.

Chez l'*enfant*. La maladie guérit *seule*. Pas de *vomitifs*, ni de *vésicatoire*. *Acétate* ou *carbonate d'ammoniaque* : alcool à très petites doses, 5 à 15 grammes. Sulfate de quinine 0 gr. 10 à 0 gr. 20. S'il y a délire, lavement avec 0 gr. 50 à 1 gramme de *musc*. *Bains tièdes* s'il y a agitation vive. A la fin, *iodure de potassium* ou de *sodium* 0 gr. 50 à 1 gramme. Dans les *cas graves* : ventouses, injections d'éther et de caféine.

Pollutions nocturnes. Voir *Spermatorrhée.*

Polynévrite. Voir *Névrite multiple*.

Polyomyélite antérieure aiguë.

Chez l'enfant. — (Paralysie infantile, paralysie essentielle de l'enfance, paralysie spinale aiguë, atrophique de l'enfance).

Début brusque. Pouls rapide. Fièvre très courte (quelques heures à quelques jours). Paralysie à la suite de la fièvre : la paralysie atteint d'emblée son maximum. Il est rare que tous les muscles d'un membre soient pris. Muscles paralysés flasques, atrophie rapide, réaction de dégénérescence. Réflexes diminués ou abolis. Contractures fibrillaires dans les muscles paralysés. Fonctions vésicales et rectales quelquefois troublées mais pas atteintes d'une façon permanente. Pas de troubles trophiques de la peau.

Le début aigu et la paralysie atteignant d'emblée son maximum sont le signe caractéristique.

Chez l'adulte. — Très rare ; mêmes caractères. Les muscles innervés par les nerfs crâniens sont plus souvent atteints que chez l'enfant. Début fréquent par de la céphalalgie. Muscles paralysés parfois siège de crampes et présentent sensibilité légère à la pression.

TRAITEMENT. — Au début, révulsifs sur la colonne vertébrale en un point correspondant aux racines des nerfs paralysés : ventouses sèches, onctions avec huile de croton mitigée, cataplasmes sinapisés. Ces moyens sont préférables aux pointes de feu. Bains chauds ou de vapeur donnés au lit. S'il y a des convulsions : bromure, chloral, aconit, ciguë. Contre le processus inflammatoire : seigle ergoté ou ergotine; 15 milligrammes de 1 à 2 ans; 25 milligrammes de 2 à 5 ans ; 35 milligrammes de 5 à 10 ans ; 65 milligrammes au-dessus. Belladone en surveillant les effets.

Quand la fièvre a cessé : iodure de potassium et ergot

de seigle. Au bout de huit jours, courants galvaniques faibles (2 à 4 milliampères). Au bras, la plaque positive est appliquée et promenée sur l'épaule, la plaque négative est mise dans une cuvette d'eau salée dans laquelle plonge la main. Ne pas laisser trop longtemps la plaque positive à la même place pour éviter les eschares. A une période plus avancée, électrisation faradique. L'électricité statique n'est pas mauvaise, si elle est bien graduée. Entretenir la nutrition des muscles paralysés par des frictions et l'électricité. Faradiser les muscles répondant à l'action des courants interrompus : courants continus pour les autres muscles. Massage modéré. Noix vomique ; arseniate de soude, un milligramme à chaque repas.

A une période plus avancée : bains salés, sulfureux, eaux salées, sulfureuses ; bains de mer de une à deux minutes de durée au maximum.

Au bout d'un mois à six semaines, cesser l'iodure. Donner des toniques, empêcher les attitudes vicieuses des membres paralysés.

Polypes des fosses nasales.

Implantés en général sur la *paroi externe*. Le plus souvent, phénomènes d'obstruction ; gêne de la respiration nasale ; souvent le malade sent un corps qui se déplace dans la narine quand il se mouche ; voix nasonnée.

Au spéculum, on voit une tumeur transparente, à surface unie, plus pâle que la muqueuse. Le stylet permet de constater sa mobilité et sa mollesse.

Diagnostic avec *Hypertrophie de la muqueuse* : celle-ci est plus rouge que les polypes, elle a une base plus large, de plus elle occupe le cornet inférieur où ne se forment jamais de polypes. — *Tumeurs cartilagineuses et osseuses* : consistance ferme, pas de mobilité. — *Carcinome, sarcome* : secrétion d'un liquide fétide, surface plissée et inégale.

— *Abcès de la cloison* : siège exceptionnel des polypes sur la cloison ; la surface des abcès est rouge.

TRAITEMENT. — *L'arrachement avec des pinces* est une méthode absolument *déplorable*. Se servir du serre-nœud et d'un fil d'acier recuit. Toucher le pédicule avec le galvano-cautère.

Polypes du rectum.

Chez les enfants. — Diarrhée ; écoulement glaireux et sanguinolent. Parfois le polype sort pendant la défécation, les selles sont creusées d'un sillon.

TRAITEMENT. — Excision.

Polyurie. Voir *Hydrurie*.

Pouls lent permanent. — Maladie de Stokes-Adams.

Lenteur permanente du pouls [1]. Vomissements. Inégalité des pupilles. Tendance au sommeil ; dyspnée d'effort. Respiration irrégulière. — Distension de l'estomac, battements du cœur précipités *précédant l'attaque pseudo-apoplectique*.

DIAGNOSTIC. — La fausse apoplexie diffère de la *vraie* par : répétition fréquente des attaques, rareté des paralysies consécutives. — *L'épilepsie*, est rare à un âge avancé. — Toujours examiner l'appareil circulatoire.

TRAITEMENT. — Contre l'attaque apoplectique, pas d'antiphlogistiques. — Soutenir, tonifier le cœur ; combattre la sclérose des coronaires et l'ischémie du bulbe : Caféine et benzoate de soude ãã 4 grammes en 20 cachets ; 3 à 4

____

(1) Le pouls peut cependant ne pas être lent d'une façon permanente, il devient lent parfois sous forme paroxystique.

par jour. Injections d'éther, de morphine. Injecter 1 à 3 seringues Pravaz de :

Nitrite d'amyle . . . .   40 gouttes.
Eau distillée. . . . .   10 gr.

(Huchard).

Pous. Voir *Phtiriase.*

Prosopalgie. Voir *Névralgie du Trijumeau.*

Prostatite.

Aiguë. — Début insidieux avec frisson, fièvre. Douleur ano-périnéale. Fausse incontinence d'urine. Fréquence parfois plus grande des mictions. Dysurie allant parfois jusqu'à la rétention. Ténesme rectal. Sensibilité très vive au toucher rectal. Prostate hypertrophiée, dure, douloureuse.

S'il y a *suppuration,* frissons, fièvre intense. Battements artériels à la région prostatique. Douleur extrême pendant la défécation. Par le toucher rectal, on sent un point de la prostate qui est plus mou que les parties voisines.

DIAGNOSTIC. — *Pas de cathétérisme.* Dans la *congestion de la prostate* : peu ou pas de fièvre, peu ou pas de douleur à la pression, pas de pulsations artérielles.

Cystite du col.	*Prostatite.*
Ténesme vésical spécial. Envies d'uriner fréquentes et impérieuses.	Ténesme vésical moindre. Ténesme rectal accusé.
Mictions douloureuses surtout lors de l'émission des dernières gouttes d'urine qui est accompagnée d'épreintes convulsives.	Rien de semblable.

Cystite du col.	*Prostatite.*
Dans le dernier temps de la miction, excrétion d'un liquide mélangé de pus et de sang. Souvent hématurie.	Urine normale.
Simple sensibilité périnéale. Douleurs ano-périnéales faibles.	Douleur périnéale profonde, vive, accrue par les mouvements, la défécation, avec irradiations ano-périnéales.
Prostate normale.	Tumeur prostatique sensible.
Pas de rétention d'urine.	Dysurie. Rétention.
Peu ou pas de symptômes généraux.	Fièvre.
	(A. FOURNIER).

La *Cowpérite* laisse la prostate intacte.

TRAITEMENT. — Antiphlogistiques : sangsues au périnée. *Lavements d'eau à* 55° poussés très lentement (un 1/4 d'heure pour un lavement de 500 gr.). Compresses chaudes au périnée. Contre les *douleurs* : injections de morphine. S'il y a *rétention* : cathétérisme avec une sonde molle, laissée à demeure au besoin. Dès que le pus est formé, *incision rectale* : l'index gauche introduit dans le rectum choisit une place *où il n'y ait pas de battements artériels*. Sur l'index, introduire un bistouri dont la pointe est munie d'une boule de cire et la lame entourée du diachylum ou de fil jusqu'à 2 centimètres de son extrémité. Ponctionner sur le point choisi.

Si on le peut, préférer l'*incision périnéale* semblable à celle de la taille prérectale.

Chronique. — Douleur vague augmentée par la station debout prolongée et la voiture. Par le toucher rectal, on constate l'*hypertrophie de la prostate* qui est mamelonnée, peu ou pas douloureuse. Par la pression sur la prostate, on fait écouler par l'urèthre du liquide prostatique qui apparaît aussi pendant ou après la défécation et même la miction. Il est plus jaune que le liquide prostatique normal. Troubles nerveux fréquents.

DIAGNOSTIC avec *Spermatorrhée, Cowpérite, Tuberculose prostatique* (voir ces mots), *Cystite du col* (voir plus haut).

TRAITEMENT. — Lavements d'eau chaude. Suppositoires avec 1 à 2 grammes d'onguent mercuriel et 5 grammes de beurre de cacao. Pas de bains de siège. Douches. Frictions au gant de crin. Instillations de solution de nitrate d'argent au 50e (voir *Uréthrite chronique*) faites après évacuation de la vessie. Toniques.

Prostatorrhée. Voir ci-dessus.

Prurigo de Hébra (prurigo ferox).

Éruption procédant par poussées successives et constituée par des papules assez grosses variant du rouge pâle au rouge vif, quelquefois couronnées d'une vésicule ou bien suppurées. Elles s'accompagnent d'un prurit intolérable.

TRAITEMENT. — Voir *Lichen chronique*. Au besoin recourir à l'enveloppement dans la ouate. Eaux : la Bourboule. Chez les scrofuleux : Luchon, Cauterets, Barèges, Salins, Chez les scrofuleux arthritiques : St-Gervais, Uriage, St-Honoré (Brocq).

Prurit.

Démangeaisons souvent intolérables, *sans lésions apparentes de la peau*. En général, elles s'exaspèrent une fois le malade au lit.

Prurit hiemalis. — Survient pendant la saison froide. S'exaspère au moment du coucher. Est spécial aux arthritiques.

Prurit sénile. — Chez les vieillards. Il ne se produit pas, en général, des lésions par le grattage.

Prurit ani. — Continuel ou procédant par exacerbations.

Prurit de la vulve. — Quelquefois produit par une maladie organique, ou le diabète.

DIAGNOSTIC. — S'assurer qu'il n'y a pas de cause pathogène : parasites, gale, lésion quelconque.

TRAITEMENT. — Régime sévère (voir *Eczéma*). Antispasmodiques. Acide phénique, 0 gr. 20 à 0 gr. 50 par jour. Atropine. Lotions d'eau très chaude, d'eau vinaigrée (1 à 4 cuillerées à bouche de vinaigre par verre d'eau), d'alcool camphré coupé d'une à trois parties d'eau. Envelopper les parties avec une pièce de tarlatane imbibée d'eau bouillie additionnée de glycérine 5 0/0 et recouverte d'une feuille de caoutchouc. Pommades à l'acide phénique 2 à 3 0/0, mettre ensuite de l'amidon, à l'acide tartrique 5 0/0, à l'essence de menthe 2 à 3 0/0.

Pseudo-angine de poitrine d'origine gastro-intestinale.

A tout âge ; plus souvent chez la femme. Accès après le repas, non provoqués par les efforts, de longue durée. Douleur précordiale avec peu d'irradiation dans les bras, avec souvent anhélation oppressive. Signes de dilatation du cœur droit. Attaques fréquentes d'asystolie.

TRAITEMENT. — Combattre la constipation. Voir *Dyspepsie.*

Pseudo-angine de poitrine hystérique.

DIAGNOSTIC (Huchard). — S'observe même dans le jeune âge. Plus fréquente chez la femme que chez l'homme. Accès le plus souvent *spontanés*, souvent périodiques, nocturnes, précédés, accompagnés ou suivis d'autres symptômes hystériques. Dyspnée, accélération de la respiration. Accès se terminant par crise de larmes, polyurie, émission de gaz. Ils peuvent prendre une marche subintrante. Douleur moins angoissante à siège souvent cardiaque. Le malade n'est pas immobile comme dans l'angine vraie.

TRAITEMENT. — Injections de morphine contre la douleur. Inhalations d'éther ou de chloroforme. Contre les troubles vaso-moteurs, inhalation de 5 à 6 gouttes de nitrite d'amyle. Nitro-glycérine, 5 à 6 gouttes de la solution à 1 0/0. Chloral, 2 à 3 grammes. Dans l'intervalle, bromures, hydrothérapie : douches légères, courtes, d'abord tièdes.

Pseudo-angine de poitrine névralgique, (hystérie, neurasthénie).

SYMPTOMES (Huchard). — Douleurs moins franchement paroxystiques, souvent périodiques, survenant à la même heure, *spontanées* ou provoquées par le froid. Douleur permanente. Existence de points douloureux à la pression. Angoisse moins forte.

TRAITEMENT. — Révulsifs. Anti-névralgiques.

Pseudo-angine de poitrine névralgique réflexe.

Accès parfois spontanés, plus souvent *provoqués* par es mouvements du bras gauche, la pression sur les nerfs douloureux. Douleurs provoquées à la pression de ces nerfs.

TRAITEMENT.— Révulsifs. Antispasmodiques, antinévralgiques.

Pseudo-angine de poitrine tabagique.

DIAGNOSTIC (Huchard). — Prend souvent la forme vaso-motrice (pâleur de la face, vertiges, syncope). Souvent associée à d'autres symptômes de nicotinisme. Presque toujours, en dehors des accès, troubles du côté du cœur. Forme souvent *ébauchée* de l'attaque. Les accès sont spontanés et provoqués. Ils disparaissent rapidement après la cessation du tabac.

TRAITEMENT. — Défendre le tabac.

Pseudo-leucémie. — Adénie.

Tuméfaction des ganglions lymphatiques du cou, lui donnant un aspect difforme. Puis exténsion aux autres ganglions : cervicaux, axillaires, inguinaux. *Variations rapides et fréquentes* dans le volume des ganglions. La *rate* peut se prendre ainsi que les ganglions profonds. Anémie rapide souvent, fièvre quand il se fait une hypertrophie de nouveaux groupes ganglionnaires. Pour les *complications*, voir *Leucocythémie.*

DIAGNOSTIC avec la *Leucocythémie* : dans celle-ci, l'augmentation du nombre des globules blanc est caractéristique.

TRAITEMENT. — Voir *Leucocythémie.*

Psoriasis.

Au début, plaque rouge, siégeant souvent au coude et au genou, légèrement soulevée, qui, en quelques jours, se recouvre de squames épidermiques. Les plaques s'agrandissent assez rapidement. Quand elles ont la grosseur d'une lentille, il semble qu'on ait jeté sur la peau du mortier (*ps. guttata*). Les squames sont adhérentes, d'un *blanc mat, nacré,* caractéristique. Au-dessous d'elles, le derme est rouge, sec.

DIAGNOSTIC avec *Eczéma squameux* : démangeaisons vives, suintement, précédé par des vésicules. — *Séborrhée du cuir chevelu* : limitée au cuir chevelu ; quand on enlève les croûtes, la peau est normale. — *Pityriasis* : évolution et squames différentes. — *Lupus érythémateux* : localisé surtout à la face ; les squames enlevées, on voit des prolongements qui se détachent de leur face inférieure et s'enfoncent dans les glandes sébacées ; production de cicatrices. — *Psoriasis syphilitique* : squames moins abondantes, adhérant fortement aux parties sous-jacentes ; base brun rouge ; antécédents.

TRAITEMENT. — L'arsenic est contre-indiqué dans les cas aigus : il est peut-être utile dans les cas chroniques. L'iodure de potassium n'a pas fait ses preuves suffisamment. Si le psoriasis est *enflammé*, bains prolongés, bains de vapeur ; enveloppements dans les tissus imperméables. Ensuite pommader avec :

> Naphtol . . . . 2 à 5 gr.
> Vaseline . . . . 50 »

Ou bien :

> Huile de cade . . . . 15 à 25 gr.
> Extrait fluide de Panama   q. s. pour émulsionner
> Glycérolé d'amidon . . . . 50 gr.
> Essence de girofle. . . . . q.s.

Ou bien :

> Acide pyrogallique. . . . . 2 à 5 gr.
> Vaseline . . . . 50 »

N'agir qu'avec précaution en ne traitant que quelques plaques à la fois. Même réflexion si on emploie :

Acide chrysophanique . . . . 2 à 15 gr.
  Vaseline . . . . 50 »

Dans les cas rebelles, emplâtres à l'huile de cade ou de
Vigo.

Psorospermose.

Siège principal : plis articulaires, voisinage des organes
génitaux, flancs, région sternale, face, cuir chevelu.

Au début, petites papules, fermes, ayant presque la coloration de la peau voisine. Elles augmentent de volume,
deviennent légèrement hyperémiques. Puis elles prennent
une forme hémisphérique ou aplatie, se recouvrant d'une
croûte brunâtre fortement adhérente. Cette croûte est en-
châssée dans une dépression par une extrémité conique
molle. La dépression de la peau correspond à l'orifice dilaté d'un follicule pilo-sébacé. Parfois, quand on presse
la tumeur, on fait sourdre de la matière sébacée. Les lésions peuvent être confluentes et former des plaques et de
véritables excroissances.

TRAITEMENT. — Mal connu. On peut essayer les frictions
au savon noir, puis des lotions au sublimé, des enveloppements dans de la tarlatane imbibée de solutions antiseptiques. Pommades au soufre, naphtol, ichthyol (Brocq).

Purpuras.

Rhumatoïde. — Début, douleurs dans les articulations
du membre inférieur ou œdème de ces régions, ou phénomènes gastro-intestinaux . Eruption de pétéchies ou
d'ecchymoses ordinairement peu étendues, disposées symétriquement, siégeant aux membres inférieurs; quelquefois taches érythémateuses. L'éruption procède par
poussées successives à intervalles réguliers, souvent sous
l'influence de fatigues. Fièvre variable.

DIAGNOSTIC avec *Erythème polymorphe*, très difficile. Le purpura se distingue par son siège, persistance malgré pression.

Rhumatisme infectieux avec hémorrhagies cutanées. — Prédominance des symptômes articulaires localisés à un petit nombre d'articulations. Phénomènes généraux.

Scorbut léger. — Etiologie, gencives fongueuses, coexistence d'infiltrations sanguines profondes.

TRAITEMENT. — Repos, élévation du membre, compression ouatée. Sulfate de quinine; antipyrine; salicylate de soude. Opium contre la douleur.

Infectieux. — Début insidieux. Eruption de pétéchies et d'ecchymoses irrégulièrement distribuées, généralement asymétriques sur les membres, tronc, face. Parfois léger œdème à la périphérie. Ou bien arthropathies infectieuses. Poussées irrégulières. Hémorrhagies viscérales. Etat grave. Plaques de gangrène cutanée. Généralement guérison.

DIAGNOSTIC avec *Variole hémorrhagique* : rachialgie violente, fièvre intense, éruption.

TRAITEMENT. — Toniques. Quinine contre la fièvre. Hémostatiques contre les hémorrhagies.

Maladies de Wherloff. — Survient en santé parfaite, ou après émotion, traumatisme. Hémorrhagie plus ou moins forte, le plus souvent gingivale ou épistaxis, plus rarement viscérale. Après 2 ou 3 jours, pétéchies sur les membres inférieurs, puis ecchymoses plus larges, disséminées. En même temps, hémorrhagies par différentes muqueuses. Apyrexie, santé générale peu atteinte. Au bout de 8 à 10 jours, les hémorrhagies cessent.

DIAGNOSTIC. — Possible seulement après la disparition de tous les symptômes.

TRAITEMENT. — Toniques, hémostatiques.

Pyélite.

Douleurs spontanées ou provoquées dans la région rénale malade. Parfois tumeur rénale. Fièvre intermittente. *Pus dans l'urine* qui reste trouble *malgré le repos.* La pyurie est *intermittente.* Quand il y a rétention du pus ; phénomènes généraux, frissons, fièvre suivie de décharge purulente. *Polyurie.*

DIAGNOSTIC avec *Cystite* : pus moins abondant, mictions fréquentes, douloureuses. Par le repos, l'urine devient claire, le pus se déposant au fond du vase.

TRAITEMENT. — Traiter la cause. Borate de soude 2 à 6 grammes par jour. Diurétiques, lait. Révulsifs sur la région lombaire. Au besoin, néphrotomie suivie de drainage de la poche. Si le rein malade est complètement désorganisé, l'autre étant sain, néphrectomie.

Pyléphlébite suppurative.

Douleur à l'épigastre et à l'hypochondre droit. Foie tuméfié, douloureux. Hypertrophie de la rate. Ictère presque constant. Fièvre, frissons. Apathie, somnolence, délire. Vomissements, diarrhée. Hémorrhagies cutanées.

DIAGNOSTIC avec *Abcès du foie* : pas de diarrhée, ni de tuméfaction de la rate (à moins d'infection malarienne). — *Colique hépatique* : pas de tuméfaction de la rate, pas de diarrhée, décoloration des selles, pas d'amaigrissement rapide. — *Ictère catarrhal* : pigment biliaire dans l'urine. Pas de frisson ni de fièvre. — *Fièvre typhoïde* : marche de la température, pas d'ictère. — *Fièvre intermittente* : ictère rare, régularité des accès, action de la quinine.

Rachitisme.

D'abord tristesse, apathie ; sueurs profuses de la tête ;

éruption tardive et irrégulière des dents ; diarrhée rebelle ; peau ridée et fanée. — *Déformations des os.* Les os ramollis s'incurvent dans le sens des pressions auxquelles ils sont soumis. Tête volumineuse, aplatie : front bombé ; persistance des fontanelles. — Thorax aplati latéralement, bombé en avant. Nodosités des côtes. — Courbures du rachis exagérées. Ventre gros. Bassin déformé. Epiphyses des os gonflées. Etat général mauvais.

DIAGNOSTIC avec *Ostéomalacie* : celle-ci ne se développe que chez les adultes. — *Syphilis congénitale* : chez les nouveau-nés, autres signes de syphilis. Les hyperostoses occupent surtout l'extrémité supérieure du tibia, la tête du radius et du cubitus, le bord antérieur du tibia. La jambe paraît aplatie transversalement. — Ne pas confondre le crâne rachitique avec l'*Hydrocéphalie chronique* qui s'accompagne de convulsions et d'arrêt du développement de l'intelligence.

TRAITEMENT. — Régler la nourriture. Donner le sein aux jeunes enfants. Grand air. Bords de la mer. Coucher sur des matelas résistants. Ne pas solliciter les enfants à marcher.

Huile de foie de morue, 1 à 2 cuillerées par jour pendant 25 jours par mois.

Phosphore.	1 cent.
Huile d'amandes douces	100 gr.

ou bien :

Phosphore	1 cent.
Huiles d'amandes douces	30 gr.
Sucre en poudre.	} āā 15 »
Poudre de gomme arabique	
Eau distillée.	40 »

1 cuillerée à café par jour.

Sels de chaux, phosphure de zinc, 4 à 10 milligr. par jour. Bains salés.

Rage.

Incubation : en général 15 à 60 jours. — Prodromes :
Changement de caractère, mélancolie, fixité ou mobilité
du regard, apathie ou agitation continuelle. Cauchemars,
céphalalgie, gêne au niveau du cœur ; accès de délire ;
photophobie, hyperexcitabilité auditive, hyperesthésie
cutanée. Douleur au niveau de la cicatrice.

Puis *période d'excitation* : Respiration suspirieuse ; inspirations brusques. Hydrophobie : soif très vive mais dès
qu'on approche un verre d'eau, contraction du visage,
tremblement, constriction pharyngée, impossibilité d'avaler. Sputation fréquente. Accès de convulsions. Satyriasis
qui peut parfois être prodromique. Altérations du caractère : tendresse exagérée, fureur. Durée 1 à 2 jours.

Période de paralysie. — Affaiblissement et épuisement.
Transpiration. Ecume aux lèvres, tremblement peu intense.
Mort dans le coma ou par asphyxie.

Forme paralytique. — Engourdissement, contractions
fibrillaires dans le membre mordu. Ataxie de ce membre.
Douleurs fulgurantes. La paralysie suit une marche ascendante. Mort par syncope. Mort au bout de 6 à 7 jours.

Traitement. — Avant tout : débrider largement la plaie
et cautériser vigoureusement au fer rouge ou mieux au
thermo-cautère qui peut servir au débridement. Contre
l'accès, inhalation de chloroforme.

Railway-spine. Voir *Commotion de la moelle.*

Ramollissement du bulbe. Voir *Embolie du bulbe.*

Ramollissement cérébral (Thrombose, embolie cérébrales).

En général la *thrombose* a un développement lent, l'em-

bolie se produit subitement. Quand ils existent, les prodromes sont : céphalalgie, vertiges, malaise, vomissements, troubles de la vue et de l'ouïe, aphasie passagère, paralysies transitoires. Hémorrhagies emboliques de la rétine.

Le ramollissement embolique a un début subit : ictus apoplectique[1]. *L'hémiplégie du ramollissement siége presque toujours à droite et s'accompagne d'aphasie*[2].

Le ramollissement par *thrombose* s'accompagne de troubles intellectuels ; perte de la mémoire, rire et pleurs sans motifs, périodes d'excitation et de dépression. Souvent, pendant le cours de la maladie, attaques apoplectiformes. Enfin gâtisme complet, complications pulmonaires.

Si la lésion n'occupe qu'une partie très circonscrite du cerveau, on peut n'observer pour tout symptôme que l'aphasie complète ou dissociée ou la paralysie d'un membre, de la langue, d'un groupe musculaire.

Diagnostic avec *Hémorrhagie cérébrale*. Très difficile. Dans l'embolie, on trouve souvent des lésions cardiaques : l'hémiplégie à droite et l'*aphasie* sont bien plus fréquentes. Quand il n'y a pas perte de connaissance et qu'on constate une hémiplégie intense, on a plutôt affaire au ramollissement. Dans ce dernier, le début graduel et la *variabilité des paralysies* sont assez caractéristiques. Dans le ramollissement, il y a peu ou pas d'abaissement initial de la température. Celle-ci atteint 39° peu après l'attaque et retombe à l'état normal avec ou sans oscillations.

Traitement. — Peu efficace. Combattre la cause (affection du cœur). Antiphlogistiques seulement s'il y a complications congestives. Régime lacté. Toniques. Combattre la constipation. Iodure de potassium (?).

(1) Voir *Hémorrhagie cérébrale*.
(2) Pour la marche de la maladie, voir le même chapitre.

Rein mobile.

Début insidieux à moins de chute. Parfois la région rénale est légèrement déprimée au niveau du rein mobile. Si le déplacement est peu considérable, on l'apprécie par le *ballottement*. La palpation de l'abdomen relâché fait reconnaître une tumeur de forme caractéristique, très mobile, difficile à retrouver une fois qu'on la laisse échapper, sensible à la pression.

Douleurs abdominales, surtout à la suite de la marche, de la voiture, pendant la menstruation, ressemblant souvent à des coliques néphrétiques. Sensation de corps flottant. Troubles digestifs. Poussées de péritonite. En général, pas de troubles urinaires. Souvent hypocondrie, hystérie.

Diagnostic. — *Examen du rein*. Saisir solidement d'une main, le pouce en avant, les parties molles sous-jacentes au rebord costal. Les doigts forment un anneau complété en arrière par le rachis, en avant par l'autre main. Déprimer la paroi antérieure dans le prolongement du pouce, le malade respirant largement. Si on ne sent rien, il n'y a pas de déplacement. Si on sent quelque chose, on saisit entre le pouce et le médius l'organe déplacé, en serrant au moment du maximum inspiratoire. On écarte légèrement les doigts et on laisse échapper le rein dont on apprécie la mobilité par un brusque serrement, au moment où il glisse en haut (Guyon).

Traitement. — Appareils orthopédiques. Néphrectomie en cas de douleurs intolérables. Néphrorrhaphie : la capsule fibreuse mise à nu, passer un gros fil de catgut au travers du parenchyme au niveau de ses extrémités supérieure et inférieure. Tailler sur la face postérieure du rein un lambeau quadrangulaire de capsule qu'on résèque. Suturer au catgut les bords de la plaie rénale aux tissus voisins.

Rétention biliaire.

Ictère chronique foncé avec ralentissement du pouls, décoloration des selles, troubles digestifs. Fièvre à accès surtout vespéraux, avec chiffre de l'urée abaissé. Urines contenant la matière colorante de la bile [1]. Hypertrophie de la rate. Hémorrhagies gastriques, intestinales, nasales. Etat comateux.

Si l'obstacle au cours de la bile siège dans le canal cholédoque, la vésicule biliaire distendue forme une tumeur sphérique, lisse, suivant les mouvements respiratoires.

TRAITEMENT. — En cas de tumeur de la vésicule, faire la cholécystotomie. Dans les autres cas, diète lactée. Contre la constipation, purgatifs végétaux, calomel. Si les urines sont rares, diurétiques. S'il n'y a pas de lésion organique du foie : Vichy. Chez les sujets affaiblis : Chatel-Guyon, Carlsbad. Bains chauds. Contre la cholémie : excitants.

Rétention d'urine.

Causes mécaniques. — Rétrécissement, hypertrophie de la prostate, tumeur du bassin, blessure de l'urèthre.

Spasme du sphincter vésical. — Irritation locale directe ou cause centrale (hystérie).

Paralysie du muscle vésical.

Diagnostic différentiel. — La rétention est-elle mécanique, spasmodique ou paralytique ? Si elle est spasmodique, le spasme doit-il être rapporté à des causes locales

1. Dans un verre contenant l'urine, ajouter quelques gouttes de teinture d'iode. Si l'urine contient du pigment biliaire, elle prend une couleur vert émeraude. Ou bien plonger du papier à filtrer blanc dans l'urine, le laisser égoutter, le placer sur une assiette et le toucher en plusieurs points avec une baguette de verre plongée dans l'acide azotique fumant. Aux endroits touchés, il se forme des cercles colorés caractéristiques, jaune, violet, brun, vert.

ou générales ? Si elle est paralytique, quels sont le siège et la nature de la lésion ? Examen de l'urèthre, de la vessie, du rectum et des organes pelviens. Symptômes nerveux concomitants ; état des autres parties innervées par les nerfs lombaires. Etat général ; âge.

Rétrécissement de l'artère pulmonaire.

Souffle systolique dans le 2e espace intercostal gauche près du sternum, avec augmentation du bruit diastolique. Parfois souffle diastolique. Dilatation, hypertrophie du ventricule droit ; palpitations ; dyspnée ; cyanose.

Rétrécissement bronchique.

Généralement causé par un corps étranger. Si la bronche principale est obstruée, le côté du thorax atteint ne respire pas aussi bien que l'autre. L'inspiration est réduite. Signes de cyanose. *Diminution ou disparition du murmure vésiculaire* du côté atteint. Si la sténose est ancienne, rétraction thoracique. Au début, rien à la percussion ; plus tard, tympanisme. Souvent grande angoisse ; enrouement ou aphonie. Pouls ralenti ou accéléré, parfois intermittent à l'inspiration, il diminue ou disparaît pendant celle-ci.

THÉRAPEUTIQUE. — Opérer s'il y a corps étranger. Contre la dyspnée, injections de morphine.

Rétrécissement congénital de l'aorte.

Cœur dilaté, hypertrophié. Pouls périphérique très faible et très petit. Souffles systoliques.

Rétrécissement de l'isthme de l'aorte.

Développement de la circulation collatérale. Le pouls de

l'aorte abdominale et de l'artère crurale est *en retard* sur le choc de la pointe et les pulsations de la radiale. Il est *très faible*. *Hypertrophie* du ventricule gauche. Parfois palpitations, toux, hémoptysie.

Rétrécissement de l'œsophage.

Dysphagie mécanique se développant progressivement, mais pouvant apparaître subitement (rétrécissement spasmodique). Douleur quand l'obstacle est franchi. Parfois angoisse excessive, quand les aliments sont arrêtés, troubles généraux, syncope, dyspnée excessive. Régurgitation des aliments peu après l'ingestion si l'obstacle siège en haut, plusieurs heures après, s'il siège en bas. Les matières régurgitées se *distinguent du contenu stomacal* par leur réaction neutre.

Diagnostic. — Emploi de la sonde œsophagienne. Pour apprécier le siège du rétrécissement se souvenir que :

Longueur totale de l'œsophage . . . . . . 25 cent.
Distance de l'arcade dentaire au commencement de l'œsophage . . . . 15 »
Portion cervicale de l'œsophage . . . . . 5 »
— thoracique. . . . . 17 »
— abdominale . . . . 3 »

Ou bien faire avaler, au commandement, de l'eau au malade. Si le rétrécissement est très prononcé, en auscultant le long du rachis, on n'entend le bruit du liquide que jusqu'au point rétréci. Pour la portion thoracique, ausculter à gauche et près des apophyses épineuses de la 7e cervicale à la 9e dorsale. Le cardia est au niveau de la 9e ou 10e cervicale.

Traitement. — Dans le cas de rétrécissement cicatriciel: dilatation progressive prolongée pendant longtemps. Alimentation par la sonde à demeure. Au besoin : œsophagotomie ou gastrostomie.

Dans le rétrécissement spasmodique : dilatation progressive. Injections sous-cutanées de morphine. Courants continus, faibles : pôle négatif sur le rachis, positif intra-œsophagien : 1 à 2 minutes.

Rhinite atrophique. Voir *Ozène*.

Rhumatisme articulaire aigu.

Début : violent frisson ou petits frissons répétés. Fièvre : 39° à 40°. Accélération du pouls et de la respiration. Langue blanche, soif vive ; anorexie. Urine rare, rouge, laissant déposer des urates. Transpiration abondante. *Tuméfaction* des articulations envahies dont la peau est chaude, luisante, tendue, gardant l'empreinte du doigt. Douleurs vives au toucher ou au moindre mouvement.

Diagnostic avec *Manifestations articulaires des maladies infectieuses* ; commémoratifs. — *Goutte* : en général apyrétique, portant de préférence sur le gros orteil.

Traitement. — Salicylate de soude : 4 à 6 grammes dans les 24 heures. Ne cesser que graduellement le médicament. Il est *contre-indiqué* en cas de complications rénales ou cardiaques. Essayer alors l'antipyrine. Immobilisation de l'articulation. Onctions avec un liniment calmant. Dans le cas de complications viscérales, on peut essayer le tartre stibié à la dose de 30 centigrammes. Contre l'hyperthermie : bains chauds à 32°, antipyrine 4 à 5 grammes, en lavement.

Rhumatisme articulaire progressif. — Rhumatisme nerveux.

En général début lent. Articulations des doigts prises en premier lieu d'une façon symétrique, puis articulations du pied et grandes articulations. Douleurs fixes localisées aux petites jointures, térébrantes, avec paroxysmes, exaspérées dans le mouvement, plus vives la nuit, s'apaisant parfois quand l'article est déformé, revenant plus tard. Craquements articulaires. Au début, l'articulation est rouge, gonflée. Ce gonflement persiste. Spasmes et rétractions musculaires.

Déformations. Main en pronation : flexion de la phalangette sur la phalangine, extension de celle-ci sur la phalange ; flexion de celle-ci sur les métacarpiens ; flexion à angle obtus du métacarpien et du carpe sur l'avant-bras. Déviation des phalanges vers le bord interne. Ou bien : extension de la phalangette sur la phalangine ; flexion de celle-ci sur les phalanges : extension de celles-ci sur les métacarpiens. Flexion du carpe. Déviation vers le bord interne.

Chez l'*enfant* la maladie siège de préférence sur les articulations des extrémités, de la colonne cervicale, de la clavicule. Les douleurs sont légères, mais l'impotence est presque absolue.

TRAITEMENT. — Huile de foie de morue. Iodure de fer. Electricité.

Rhumatisme blennorrhagique.

En général mono-articulaire. Très rebelle.

La suppuration est exceptionnelle. Se défier de la fausse fluctuation produite par les péri-arthro-synovites qui peuvent guérir en quelques jours.

TRAITEMENT. — Le salicylate de soude a peu ou point d'action. Recourir de préférence à la quinine, aux analgésiques et aux antithermiques. Si l'articulation suppure, la ponctionner et faire ensuite un lavage avec une solution antiseptique forte. Immobiliser après l'articulation.

Rhumatisme cérébral.

Rarement prend la forme *apoplectique* : délire, coma, mort. Plus souvent forme plus lente. D'abord hyperthermie 40° à 41°. Disparition de la fluxion articulaire. Délire et coma.

TRAITEMENT. — Contre l'hyperthermie : bains froids, tièdes suivant les cas. Rappeler la fluxion articulaire par l'application d'un vésicatoire sur l'articulation malade.

Rhumatisme musculaire.

Douleurs spontanées ou provoquées siégeant dans les muscles. La pression est moins douloureuse que les mouvements qui exaspèrent les douleurs. En général, la maladie est limitée à un muscle ou un petit groupe musculaire. En général, pas de fièvre.

DIAGNOSTIC avec douleurs de la *Fièvre herpétique* : elles sont plus diffuses et ne se localisent pas dans un groupe de muscles, elles sont presque continues. Ne pas confondre le rhumatisme musculaire du thorax et de l'abdomen avec une *pneumonie*, une *pleurésie* ou une *péritonite*.

TRAITEMENT. — Dans les cas *aigus* : salicylate de soude. *Etat chronique* : Antipyrine. Révulsifs : ventouses scarifiées. Stypage. Bains de vapeur ; massage ; douches sulfureuses chaudes ; faradisation.

Rigidité congénitale des membres
(Maladie de Little).

Dès la première semaine de l'existence, raideur des membres ; attitudes vicieuses, principalement rapprochement des genoux et équinisme. Les phénomènes de contraction deviennent plus apparents quand l'enfant commence à marcher : équinisme très prononcé et marche digitigrade. Physionomie peu mobile. *Pas de troubles de la nutrition, ni des sphincters.*

Dans la forme spinale, pas de troubles intellectuels ; dans la forme cérébro-spinale, troubles allant jusqu'à l'idiotie.

DIAGNOSTIC avec *Sclérose en plaques* : très rare chez l'enfant, symptômes spéciaux (voir ce mot).— *Hémiplégie cérébrale infantile double* : dans la maladie de Little, il n'y a pas de paralysie, mais seulement de la contraction. — *Paralysie hystérique des enfants* : altérations de la sensibilité, autres stigmates. — *Paraplégie spasmodique de l'adulte* : les sphincters sont atteints.

Rougeole.

Durée de l'incubation, 5 à 16 jours. PÉRIODE D'INVASION (4 à 5 jours). Fièvre moins forte que dans la scarlatine et variole : *rémission considérable constante le 3e jour.* Catarrhe des muqueuses oculaire et aérienne : conjonctivite, épistaxis, toux sèche. Rien à l'auscultation. Chez les enfants, souvent délire, convulsions, diarrhée. — PÉRIODE D'ÉRUPTION (2 à 3 jours). Petites taches rondes, débutant par la face, souvent semblables à des piqûres de puce se propageant bientôt et envahissant tout le corps. Elles font souvent relief, s'effacent momentanément sous le doigt, sauf au centre. Coryza avec muco-pus, crachats, angine. — DESQUAMATION (6 jours) se fait sous forme de fine poussière.

DIAGNOSTIC avec *Scarlatine* : aspect de la langue, angine pultacée, rougeur uniforme de la peau. — *Rubéole* : absence ou faible intensité de la fièvre. — *Variole* : rachialgie, éruption caractéristique. — *Typhus exanthématique* : les manifestations du côté des muqueuses disparaissent quand les symptômes généraux atteignent leur maximum. --

Typhus abdominal : phénomènes généraux, éruption dis-
crète respectant presque toujours face et membres.

TRAITEMENT. — Nul dans la rougeole normale : séjour au
lit. S'il y a hyperthermie, bains tièdes. Pour les complications : voir bronchite capillaire, pneumonie, etc.

Rubéole.

Incubation, 13 à 18 jours. Parfois prodromes courts (toux,
hyperhémie conjonctive, frissons). Le plus souvent invasion
brusque. Éruption, débutant par le cou et la face, de taches rouges, saillantes, plus ou moins confluentes coïncidant avec des plaques érythémateuses variables sur les
membres. Cou gonflé, ganglions hypertrophiés et sensibles;
légère angine rouge ou pultacée. L'éruption a un caractère
variable : *elle est essentiellement polymorphe.* Sa durée ne
dépasse pas 3 à 5 jours. Les muqueuses sont moins atteintes que dans la rougeole. *Jamais de catarrhe bronchique. Adénites constantes* : cervicale, sous-maxillaire, parotidienne, axillaire, inguinale. *Quelquefois apyrexie* ou fièvre
légère.

DIAGNOSTIC avec *Rougeole.* Dans celle-ci, prodromes plus
longs (3 jours), plus accentués. Les localisations oculo-
nasales et pulmonaires sont très marquées. Fièvre intense.
Exanthème punctiforme formé de petites papules un peu
saillantes à bords nettement découpés. Éruption persistant au moins 2 à 3 jours; défervescence seulement au moment de sa disparition; desquamation. Pas de tuméfaction
des ganglions.

TRAITEMENT. — Repos au lit.

Rupia.

A rayer du cadre nosologique. Ce mot s'applique à une

lésion caractérisée par une bulle entourée d'une zone enflammée et dont le centre est occupé par une croûte qui s'élargit et s'épaissit en couches épaisses stratifiées et prend *l'aspect d'une écaille d'huître.*

Pour le traitement, voir *Ecthyma.*

Rupture de l'aorte.

Douleur vive subite. Angoisse, perte de force ; symptômes d'une hémorrhagie interne. Souvent *matité* anormale à la région précordiale, ou dans le thorax ou l'abdomen. Parfois les phénomènes s'amendent, puis reparaissent.

Rupture du cœur.

Mort brusque, ou bien *angoisse, douleur* intense ; face pâle, peau froide, visqueuse. Pouls petit, très fréquent. *Vomissements violents,* souvent diarrhée. Vertiges, syncope. Choc de la pointe insensible : bruits sourds. *Accroissement rapide de la matité cardiaque.*

TRAITEMENT. — Injections d'éther, caféine, camphre, ergotine. Vessie de glace au-devant du cœur. Digitale à forte dose.

Rupture de l'œsophage.

Début soudain. Douleur vive le long du rachis, entre les épaules. Vomissements. Hématémèses. Pâleur de la face, refroidissement des extrémités. Emphysème sous-cutané dans la région du cou, puis dans les régions plus éloignées. Formation d'un épanchement pleural.

TRAITEMENT. — Stimulants par la voie hypodermique. Narcotiques contre les douleurs. Alimentation rectale.

Rupture de la rate.

Souvent sensation de rupture intérieure. Douleurs de ventre, localisées, au début, au niveau de la rate. Peau pâle, froide : vomissements. Syncope. Pouls imperceptible. Matité splénique croissante.

TRAITEMENT. — Vessies de glace ; injections sous-cutanées d'ergotine ; de morphine contre les douleurs ; de caféine, de camphre contre le collapsus.

Salpingite [1].

Après une fausse-couche ou un accouchement, il survient des métrorrhagies, douleurs vives dans l'hypogastre, la région ovarienne. Menstruation douloureuse. Quelquefois symptômes péritonitiques localisés. La douleur, augmentée par les mouvements, la voiture, est très persistante, plus vive au début et à la fin des règles, avec irradiations douloureuses dans la cuisse, les reins. Troubles digestifs ; nausées, constipation. Douleur dans la miction. Anémie consécutive avec pertes sanguines.

Le *toucher* fait constater : sur les côtés de l'utérus, très rarement en arrière, nettement séparée de lui, tumeur du volume d'une noix à celui du poing. Comme, en général, elle n'adhère pas au cul-de-sac vaginal, il faut déprimer celui-ci pour sentir la tumeur. Celle-ci est-elle renfermée dans le cul-de-sac postérieur, déprimer la paroi abdominale et le doigt, introduit dans le rectum, sent la tumeur à une distance de 8 centimètres environ. Utérus plus ou moins sensible à la pression, assez volumineux, peu mobile, dans certains cas accolé au pubis ou dévié latéralement. Culs-de-sac latéraux (surtout le droit) très sensibles

1. Terrillon.

à la pression. Le palper abdominal suffit quand les annexes sont fixées à la partie supérieure de l'utérus.

Combine-t-on le palper abdominal au toucher vaginal, on saisit entre les doigts une tumeur bosselée, sensible à la pression, séparée de l'utérus par un sillon.

Complications. — Péritonite localisée ou suraiguë par rupture de la poche ; hématocèle rétro-utérine. Si l'orifice utérin de la trompe est libre, la poche peut se vider dans l'utérus après une crise douloureuse.

DIAGNOSTIC avec *Corps fibreux* : dans celui-ci, la douleur ne ressemble en rien à celle de la salpingite. Au début, pas d'amaigrissement, ni d'anorexie. Augmentation lente de la tumeur qui est peu sensible à la pression. Pas de fièvre. Si la tumeur de la salpingite augmente par suite de la formation de pus ou d'un suintement sanguin, on sent distinctement la fluctuation.

Salpingite tuberculeuse. — Symptômes ci-dessus. Mais elle se distingue de la salpingite ordinaire en ce qu'elle se développe sans cause apparente et qu'elle s'accompagne de poussées de pelvi-péritonite successives plus fréquentes et plus prolongées. Si, avec cela, il y a altération rapide de la santé, amaigrissement, sueurs nocturnes, le diagnostic est probable. En outre, la tuberculose envahissant le fond de l'utérus, on constate l'écoulement d'un liquide louche, caséeux.

TRAITEMENT. — *Extirpation.* — Laparotomie médiane au-dessus du pubis. En général incision courte : 3 à 4 centimètres. Reconnaître le fond de l'utérus, un doigt partant de la corne utérine suit le ligament large de dedans en dehors. La trompe se reconnaît aisément : gros tube tortueux, bosselé. Si on est gêné, on refoule en haut avec une éponge l'épiploon et l'intestin. On sépare les parties malades et on fait saillir la tumeur en dehors. Ligature sur le pédicule. Extirpation. Toilette du péritoine. S'il y a

des adhérences trop solides autour de la tumeur, on met
un drain pendant 24 à 48 heures dans la cavité abdominale et on suture. Si on ne peut enlever la poche, ouvrir
le péritoine, vider la poche par aspiration ; attirer les parois au dehors par la plaie et les suturer à celle-ci. Faire
un nettoyage antiseptique de la poche et mettre 1 à 2 gros
drains.

Salpingite blennorrhagique.

3 variétés : 1° vaginite aiguë, endométrite, enfin salpingite ; 2° vaginite très légère, puis, brusquement, phénomènes de pelvi-péritonite, premier signe d'une salpingite
qui se confirme de plus en plus ; 3° pas de vaginite, d'emblée signes de blennorrhagie profonde utérine et tubulai-
re. Dans les deux premiers cas, contamination par pus
blennorrhagique récent, dans le troisième par pus blennorrhagique ancien.

Le *curettage*, dans la blennorrhagie profonde est justi-
fiée contre l'endométrite, inefficace contre l'inflammation
tubaire. Contre la douleur : irrigations vaginales chaudes.
Vésicatoire, pointes de feu ; combattre la constipation.

Saturnisme.

Aigu.— Saveur styptique. Troubles gastriques ; vomissements. Coliques avec constipation ou diarrhée. Respiration
entravée. Rétention d'urine fréquente. Pouls irrégulier.
Liseré gingival précoce.

TRAITEMENT. — Vider l'estomac par vomitif ou mieux
avec siphon. Limonade sulfurique. Sulfate de magnésie ou
de soude.

Chronique. — Troubles digestifs avec coliques. Liseré
gingival. Plaques grisâtres sur la muqueuse des joues.
Gingivite alvéolo-dentaire. Dyspepsie : ictère. *Colique de*

plomb (douleurs soulagées par la pression, vomissements, constipation, généralement pas de fièvre). Artério-sclérose précoce. Asthme. Néphrite. Encéphalopathies : délire souvent furieux, attaques convulsives, coma, apoplexie. Paralysies motrices. Atrophie musculaire, convulsions, crampes, contractures, tremblement. Myalgie et arthralgie. Anesthésie. Troubles visuels.

TRAITEMENT. — Iodure de potassium 1 à 4 grammes. Bains sulfureux. Contre les coliques ajouter : miel et soufre, ââ 100 grammes, 1 à 3 cuillerées à bouche par jour : antispasmodiques. Contre les *phénomènes nerveux* : électricité, sulfate de strychnine 5 à 10 milligrammes.

Scarlatine.

INCUBATION 3 à 5 jours. — INVASION (12 à 36 heures). *Fièvre* en général *intense* 40° et plus. Constipation ou diarrhée. Parfois vomissements. *Angine* : arrière-gorge très rouge avec des petits points d'un rouge intense ; adénite sous-maxillaire, gorge sèche. — ÉRUPTION (5 à 6 jours) débute par : cou, bras et tronc. Larges taches d'un rouge vif, sans relief, d'abord séparées par des espaces de peau saine, puis confluentes, ou bien petits points rouges rapprochés. La rougeur s'efface par la pression. Gonflement de la face, des pieds et des mains. Rougeur vive de la bouche ; langue rouge vif sur la pointe et les bords, grise au centre, papilles hypertrophiées. Angine pultacée. — DESQUAMATION (8 à 15 jours) sous forme de larges lambeaux.

TRAITEMENT. — Veiller à l'*antisepsie de la bouche*. Gargarismes avec eau boriquée à 20 0/00, badigeonnages des amydales avec :

Résorcine. . . . . 2 gr. 50
Eau distillée . . . . 50 »

Ou bien phénol sulforiciné à 5 0/0. S'il y a hyperthermie

avec phénomènes graves ; bains tièdes. Affusions froides, au besoin, s'il y a troubles nerveux sérieux, et que l'éruption tarde. Pendant la desquamation, onctions générales avec :

Acide borique. . . . . 3 gr.
Vaseline . . . . 30 »

Pour les *Complications* voir : *Angine, Diphtérie, Néphrite.*

Sciatique. Voir *Névralgie sciatique.*

Sclérème des nouveau-nés.

La maladie débute en général par les mollets. Au début, œdème et rougeur légère de la peau. Puis la peau devient rigide, difficilement dépressible, peu mobile, froide, lisse. Sensibilité cutanée diminuée ou abolie. Les mouvements sont gênés. La face devient raide, impassible. Les enfants ne peuvent téter. La température peut tomber à 22°.

TRAITEMENT. — Bains chauds. Étuve. Alimentation artificielle. Injections sous-cutanées d'huile camphrée. Faradisation des muscles.

Sclérodermie.

La maladie peut être généralisée, localisée sous forme de plaques, de bandes. Au début, la peau est légèrement soulevée, œdématiée. En certains points, elle est si épaissie qu'on ne peut la soulever en plis. La peau est adhérente aux tissus sous-jacents, peu mobile. Elle est décolorée, rouge, rosée, brunâtre. Parfois il y a des taches pigmentaires ou de l'achromie.

Plus tard, les parties de la peau proéminentes se dépriment et constituent une trame solide qui comprime les tissus sous-jacents. La peau peut devenir mince, rouge, squameuse, atrophiée. La sensibilité cutanée peut persister.

La température peut être normale, élevée, abaissée. Le visage, dépourvu de plis, est immobile. L'ouverture de la bouche peut devenir impossible.

TRAITEMENT. — Iodure de potassium à l'intérieur. Révulsifs sur le rachis. Bains sulfureux, de vapeur, électriques. Emplâtre de Vigo· sur les plaques. Séance d'électrolyse une à deux fois par semaine sur la plaque. Galvanisation du sympathique et des régions malades.

Sclérose latérale amyotrophique.

Perte de la motilité, atrophie musculaire ; roideur et tension des muscles. Les muscles des membres supérieurs sont atteints les premiers.

1re période. — Durée : 4 à 12 mois : au membre supérieur, affaiblissement musculaire, bientôt suivi d'atrophie diffuse, de raideur et de contracture. Généralement, contractions fibrillaires dans les muscles malades. Déformations résultant des contractures musculaires.

2e période. — Les membres inférieurs se prennent ; rigidité musculaire ; exagération des réflexes tendineux ; paraplégie spasmodique. Atrophie des muscles, diminution des réflexes ; disparition de la contracture et des spasmes.

3e période. — Le processus atteint la moelle allongée ; par suite, mort.

DIAGNOSTIC avec : *Atrophie musculaire progressive, Sclérose latérale primitive, Pachyméningite cervicale hypertrophique* (voir ces mots).

Sclérose latérale de la moelle. Voir *Tabes dorsal spasmodique.*

Sclérose latérale secondaire.

Dégénérescence secondaire du faisceau pyramidal croisé.

Symptômes spasmodiques ; rigidité musculaire ; exagération des réflexes. Paraplégie quand la lésion est bilatérale.

DIAGNOSTIC avec : *Sclérose latérale de la moelle*(voir ce mot).

DIAGNOSTIC *du siège de la lésion.*

	Sclérose par suite de lésion spinale.	*Sclérose par suite de lésion cérébrale.*
Distribution de la paralysie et de la rigidité.	La roideur et la perte de la motilité sont plus marquées dans les extrémités inférieures et ordinairement limitées à cette région. Exception pour la sclérose latérale amyotrophique. Mais, dans ce cas, il y a atrophie. Pas de paralysie de la face ni de la langue.	Rigidité et perte de motilité plus marquées dans les membres supérieurs. Face et langue, ordinairement intéressées dès le début.
Sensibilité	Intacte quand la lésion est limitée au faisceau pyramidal croisé. Anesthésie du côté opposé à la paralysie quand toute une moitié de la moelle est lésée.	. Troubles de la sensibilité ordinairement légers. S'il y a anesthésie, elle est du même côté que la paralysie.
Réflexes.	Réflexes profonds et superficiels augmentés.	Réflexes superficiels diminués ou abolis. Réflexes profonds exagérés.
Marche.	Début de la paralysie brusque, dans la myélite unilatérale aiguë.	Début de la paralysie brusque et ordinairement consécutif à une

Sclérose par suite de lésion spinale.	*Sclérose par suite de lésion cérébrale.*
Dans la chronique, paralysie et rigidité lentes à se développer.	attaque apoplectique. Contracture tardive.
Pas de symptômes cérébraux.	Ordinairement symptômes cérébraux.

Sclérose en plaques.

Début lent. Symptômes cérébraux ou spinaux, ou cérébro-spinaux. D'abord affaiblissement de la motilité ou incoordination motrice. Début de la perte des mouvements par une jambe, gagnant l'autre jambe et les bras. — Dans d'autres cas, céphalalgie, vertige, surdité, troubles cérébraux.

Tremblement rhythmique n'existant que lors du mouvement volontaire et cessant au repos. Il est ordinairement plus intense dans une partie du corps que dans les autres. Le tremblement des muscles des jambes, rend la démarche incertaine, hésitante, ataxique. Les muscles gardent leur volume et leurs réactions électriques. Réflexes exagérés. Pas d'anesthésie appréciable.

Puis face hébétée, stupide. Parole scandée, timbre monotone, à la fin affaiblissement de la voix. Céphalalgie, vertiges. Obnubilation des facultés intellectuelles. Atrophie papillaire. Inégalité des pupilles ; myosis. Marche impossible. Contracture des jambes en extension. Troubles vésicaux. Eschares. Cachexie.

DIAGNOSTIC avec *Tumeurs du cervelet.* Dans celles-ci, la névrite optique ou l'atrophie de la papille sont fréquentes. Elles sont tardives dans la sclérose. Vomissement constant, céphalalgie plus violente dans les tumeurs. Convulsions épileptiformes, rares dans la sclérose.

L'*Ataxie locomotrice.*— Elle se développe rarement avant 30 ans, la sclérose entre 20 et 30. Douleurs fulgurantes, anesthésie rares dans la sclérose. Parésie et paralysie, importantes dans l'ataxie, n'arrivent qu'à la fin de la sclérose. Tremblement caractéristique manque dans l'ataxie. Réflexes conservés dans la sclérose. Le nystagmus y est fréquent. Dans l'ataxie, pas de troubles du cerveau ni de la parole.

La *Paralysie agitante. — Le tremblement de la sclérose se produit lors des mouvements et non au repos. Celui de la paralysie agitante existe même au repos.* Il diminue ou cesse sous l'influence de la volonté. *Le tremblement de la paralysie agitante n'intéresse presque jamais la tête.*

TRAITEMENT. — Nul.

Scorbut.

D'abord le visage devient gris terreux, la peau se fendille, devient sèche. Tâches brunâtres sur la face. Dépression, anorexie; dyspnée, palpitations, céphalalgie, défaillance. *Lésions des gencives* débutant par le bord libre. La gencive, très rouge, devient bleuâtre, douloureuse au toucher, saigne facilement, se détache des dents et devient très proéminente. Dents deviennent mobiles et tombent. La muqueuse des lèvres et joues est généralement épargnée. *Chez les vieillards n'ayant plus de dents et chez les enfants,* pas d'inflammation des gencives.

Gastralgie. Odeur fétide de l'haleine. Hypersécrétion salivaire. *Hémorrhagies cutanées :* pétéchies, principalement aux jambes surtout du côté de l'extension. Vésicules, bulles, pemphigus laissant, quand la bulle est crevée, une ulcération fétide. Hémorrhagies dans le tissu cellulaire, dans les muscles, par les muqueuses, sous le périoste, dans les séreuses.

TRAITEMENT. — Évacuer les locaux infectés ; grand air. Citrate, bitartrate, acétate de potasse. Ferrugineux, amers, quinquina. Lavages de la bouche avec de l'eau boriquée (20 0/00), une solution de chlorate de potasse 2,50 0/0. Toucher au nitrate d'argent les ulcérations gingivales. Pas de drastiques qui causent des entérorrhagies.

Séborrhée.

Séborrhée du cuir chevelu. — Chez les *enfants*, le cuir chevelu se recouvre de squames graisseuses ou de croûtes épaisses gris jaunâtre, noirâtre ; les dépôts ne dépassent jamais les limites du cuir chevelu. Ils ont une odeur rance. *En enlevant les croûtes, on constate que la peau est pâle, non altérée.*

Chez l'*adulte*, on constate la chute abondante de squames blanches qui poudrent les habits. Les cheveux finissent par tomber.

Séborrhée de la face. — Siège surtout au front, aux ailes du nez, au menton. Les points malades ont un aspect graisseux, brillant. La peau est grasse au toucher. Les orifices glandulaires sont élargis. Il peut se former des croûtes jaunâtres.

Séborrhée des parties génitales. — La sécrétion (surtout dans le cas de phimosis) s'amasse dans le sillon balano-préputial et peut produire de l'inflammation, des démangeaisons, de la suppuration.

Séborrhée générale. — Chez les adultes cachectiques. La peau est couverte de squames petites, fines, ressemblant à de la poussière.

DIAGNOSTIC avec *Eczéma* : il ne s'arrête pas aux limites du cuir chevelu, *la peau est rouge et humide.* Alopécie moins rapide.— *Psoriasis* : squames plus sèches, plus adhérentes, *devenant nacrées* par le grattage. Cuir chevelu enflammé au-dessous d'elles. Pas de chute de cheveux. Plaques à contours bien nets séparées par de la peau saine. L'éruption dépasse les limites du cuir chevelu. Autres plaques sur le corps.

TRAITEMENT. — *Séborrhée du cuir chevelu.* — Chez les enfants faire tomber les croûtes en les imbibant le soir d'huile. Mettre ensuite un bonnet simple ou de caoutchouc. Le lendemain savonnage au savon fin. Chez l'*adulte*, couper les cheveux courts. Savonnage le matin avec eau très chaude et savon de goudron. Ou bien lotions avec 20 à 60 gouttes de polysulfure de potassium liquide dans un tiers de verre d'eau. Le soir, mettre une petite quantité de pommade soufrée. Ou bien, pommade soufrée le soir et le matin (tous les jours ou tous les trois jours): frictions avec :

Ichthyol	10 à 60 gr.
Alcool	100 »

Ou bien, après nettoyage de la tête, lotions avec solution de bichlorure à 0 gr. 25 ou 0 gr. 75 0/00, ou pommade avec :

Turbith minéral.	1 gr. 50
Baume du Pérou	1 »
Beurre de cacao.	10 »
Huile de ricin	50 »

Pour la *séborrhée de la face* : savonnage au savon de goudron. Passer ensuite sur les parties malades un peu d'alcool camphré ou du glycérolé d'amidon.

Pour la *séborrhée des parties génitales* : soins de propreté. Lotions astringentes. Poudrer avec de la poudre de dermatol.

Spasme clonique du diaphragme (Hoquet).

Par suite d'une contraction subite du diaphragme, le courant d'air, pendant l'inspiration, pénètre dans les poumons en faisant un bruit manifeste, mais il est arrêté brusquement par l'occlusion de la glotte. Les accès cessent habituellement pendant la nuit. Points de pression dans les régions les plus éloignées.

TRAITEMENT. — Faire compter le malade à haute voix. Grands efforts avec occlusion de la glotte. Injections de narcotiques. Bromure. Belladone. Électrisation galvanique ou faradique du phrénique.

Spasme tonique. Élargissement et immobilité de la base du thorax. Bord inférieur du poumon et cœur (parfois) plus bas qu'à l'état normal. Épigastre saillant. Mouvements accélérés de la partie supérieure du thorax.

TRAITEMENT. — Révulsifs. Injections de morphine. Chloroforme. Faradisation et galvanisation du phrénique.

Spasme de la glotte. — Asthme de Kopp ou thymique.

Début en général subit. Tout à coup, la respiration devient rapide et haletante. Les mouvements respiratoires sont de plus en plus profonds, puis cessent. Yeux immobiles et hagards ; face pâle. Battements du cœur rapides et irréguliers. Turgescence des veines du cou. La limite supérieure du foie est abaissée. Incontinence des matières. Après 20 ou 30 secondes, inspiration brusque, sifflante, unique ou se répétant 3 à 5 fois. Souvent convulsions dans d'autres parties du corps.

DIAGNOSTIC avec *Laryngite striduleuse* : frappe des enfants plus âgés (2 à 7 ans), toux sonore, accès beaucoup plus long.

TRAITEMENT. — Pendant l'accès : relever l'enfant, lui asperger la figure et le thorax avec de l'eau froide ; frictions irritantes sur le tronc. Dans l'intervalle des accès : surveiller les digestions ; scarification de la gencive dans le cas où l'éruption d'une dent est difficile. Antispasmodiques :

bromure de potassium ; musc, 0 gr. 25 à 0 gr. 50 en lavement ; eau de laurier-cerise, 2 à 8 grammes. Chloral 0 gr. 50 en lavement.

Courant faradique avec de gros électrodes placés au niveau du bord externe du sterno-mastoïdien, au-dessus de l'omohyoïdien. Ouvrir et fermer successivement le courant toutes les 1 ou 2 secondes, en même temps faciliter l'expiration par une forte compression de l'abdomen.

Spasme des muscles innervés par le grand hypoglosse.

Pendant l'accès, la langue se meut en tous sens, elle est projetée contre les dents.

TRAITEMENT. — Voir *Spasme facial*.

Spasme des muscles innervés par le spinal.

Le spasme unilatéral clonique porte sur le *sterno-mastoïdien*. La tête est tournée du côté opposé. Le muscle contracté fait saillie.

Le spasme atteint le *trapèze* en même temps. Mouvement de rétropulsion de la tête et d'élévation de l'épaule plus accusé : parfois l'occiput et la tête arrivent au contact. Parfois le spasme est bilatéral.

DIAGNOSTIC de la position avec celle déterminée par la *paralysie des antagonistes*. Dans celle-ci les mouvements passifs de la tête sont faciles.

TRAITEMENT. — Injections sous-cutanées de narcotiques. Courant continu : pôle positif sur le nerf ou le muscle.

Spasme des muscles masticateurs.

Presque toujours bilatéral. Saillie et dureté des muscles temporaux et masticateurs.

Diagnostic avec *Ankylose temporo-maxillaire*: dans celle-ci absence de dureté des muscles ci-dessus. Dans les cas douteux, chloroforme. L'ankylose persiste pendant le sommeil.

Traitement. — La cause. Injection de morphine dans la joue. Courant galvanique passant transversalement à travers les masséters.

Spasme du nerf facial.

Grimace survenant par accès, indépendamment de la volonté. Le plus souvent, les contractions sont unilatérales, durent quelques secondes, disparaissent pendant la nuit. Les muscles de l'oreille, du voile du palais, le digastrique ne participent pas aux convulsions. Parfois celles-ci prédominent dans un muscle. Souvent troubles de l'ouïe au moment de l'accès. *Points de pression.* Sur le trajet des nerfs, il existe des points sur lesquels la pression fait cesser, bien plus rarement augmente les secousses. En général pas de douleur.

Le *blépharospasme* est un spasme fréquent. Presque toujours *bilatéral*, peut durer des mois. Il est impossible d'ouvrir les paupières. Les points de pression sont : trajet du sus et sous-orbitaire ; muqueuses nasale, buccale ; piliers du voile du palais.

Traitement. — Nervins chez les malades nerveux. Ferrugineux chez les anémiques. En cas de refroidissement, bains de vapeurs ; frictions excitantes ; révulsifs. Agir sur les points de pression par l'électricité : courant galvanique faible de 5 minutes de durée, le pôle positif sur le point de pression, le négatif indifférent. Narcotiques : injections de morphine, d'atropine. Injections de strychnine (0 gr. 10 pour 10 gr. eau, 1/4 de seringue).

Spermatorrhée.

Souvent sous forme de pollutions nocturnes, puis se produit à la suite de la moindre excitation psychique ou mécanique, pendant la défécation ou à la suite de la miction. Affaiblissement progressif, pâleur du teint, palpitations, rachialgie, neurasthénie.

DIAGNOSTIC. — L'examen microscopique du liquide émis est *indispensable* pour différencier la spermatorrhée d'avec la prostatorrhée ou la cowperorrhée.

TRAITEMENT. — Chez les individus très excitables et continents : bromure de potassium 1 gramme ou bromure de camphre 0 gr. 40 à 0 gr. 50 au repas du soir, grands bains tièdes, exercice au grand air, gymnastique. Conseiller un coït régulier. Chez les débilités : toniques, bains de mer, douches, ablutions froides. Courants continus ou faradiques. Au besoin, faire porter pendant la nuit un avertisseur de Robert et Collin.

Splénite. — Infarctus hémorrhagique de la rate.

Périsplénite. — On peut la soupçonner quand, dans le cours d'une maladie infectieuse, il ne se montre pas de tuméfaction splénique, sans qu'il y ait eu de motifs (hémorrhagie) pour cela ; quand, dans une péritonite par perforation, la matité splénique persiste.

Splénite. — Dans le cours d'une affection valvulaire du cœur, frisson subit, vomissements, douleur dans l'hypochondre gauche, augmentation de la matité splénique. Dans ce cas : infarctus hémorrhagique.

L'*abcès* n'est cutané que, lorsque sur une rate hypertrophiée, on sent des places fluctuantes et qu'il existe des circonstances capables d'expliquer la suppuration de la rate. Souvent, symptômes de pyohémie.

TRAITEMENT. — Au début, révulsifs. Traitement chirurgical.

Spléno-pneumonie. Voir *Congestion pulmonaire*.

Stomatite aphtheuse.

Chez les très jeunes enfants : fièvre légère, abattement, salivation, douleur à la succion et à la mastication. — *Vésicules plates, blanchâtres ou jaunâtres*, entourées d'une zone rouge et s'ulcérant en 2 ou 3 jours.

DIAGNOSTIC avec *Coagulations lactées* : elles s'enlèvent facilement, pas de zone inflammatoire. — *Stomatite ulcéreuse* : fétidité de l'haleine, suintement sanguin, caséification de la muqueuse. — *Muguet* : champignons caractéristiques. — *Herpès* : vésicules dont l'ouverture laisse s'écouler un liquide transparent.

TRAITEMENT. — Badigeonnages avec un pinceau fin trempé dans :

Permanganate de potasse . . . . 0 gr. 10
Eau distillée . . . . 15 »

ou bien cautérisations légères avec nitrate d'argent. Lavages avec l'eau boriquée.

Stomatite mercurielle.

Agacement des gencives. Sensation d'allongement des dents. Saveur métallique. Haleine fétide. Douleur à l'angle de la mâchoire. Rougeur et gonflement des joues et de la langue. Ulcérations. Ptyalisme abondant.

TRAITEMENT. — Suspendre le mercure. Chlorate de potasse 2 à 4 grammes par jour. Collutoires avec ce sel. Contre le ptyalisme : sulfate d'atropine, un demi milligramme matin et soir.

Stomatite simple.

Muqueuse rouge, tuméfiée. Au début, sécrétion salivaire peu abondante, puis rapidement très abondante. Parfois, sur les joues, petites élévations irrégulières gris perle, qui excrètent, à la pression, un liquide muqueux. — *Enduit blanchâtre* sur les surfaces enflammées, érosions superficielles. Douleur au contact des aliments. Haleine fétide.

TRAITEMENT. — Eloigner la cause. Irrigations buccales avec : chlorate de potasse 2 gr. 50 0/0 ; salicylate de soude 2 0/0 ; acide borique 2 0/0. Badigeonnages avec solution de Van Swieten.

Stomatite ulcéro-membraneuse.

Fièvre. Abattement. Troubles gastro-intestinaux. Muqueuse buccale rouge, tuméfiée (les premiers signes apparaissent aux gencives). Bientôt *enduit jaunâtre* : si on l'enlève, il reste une ulcération à bords taillés à pic et à fond grisâtre. Douleur. Salivation. Haleine fétide. Adénite sous et retro-maxillaire.

TRAITEMENT. — Gargarismes au chlorate de potasse 2 gr. 5 0/0. Badigeonnages avec : permanganate de potasse 0 gr. 10 pour 15 grammes d'eau. Toucher les ulcérations avec :

> Nitrate d'argent . . . . 0 gr. 10 à 0 gr. 15
> Eau distillée . . . . 15 gr.

Chlorate de potasse 2 à 6 grammes. Contre la douleur des ulcérations, badigeonnages avec une solution de cocaïne à 1 pour 25. Aliments *froids*.

Strophulus.

Les strophulus ne sont que des urticaires, des éruptions

sudorales ou artificielles, des érythèmes, des lichens simples aigus, des débuts de prurigo de Hébra (Brocq).

Strophulus infantile.

Petites papules lenticulaires, rouge vif, ayant au centre une ou plusieurs vésicules, ressemblant assez à des plaques d'urticaire, prurigineuses, paraissant habituellement le soir, peu de temps après que l'enfant est au lit. Pendant le jour et sous l'influence du froid, le prurit cesse. Aux papules succèdent des nodosités, prurigineuses pendant quelque temps. — Apyrexie ; parfois troubles digestifs.

Diagnostic avec *Gale* : sillons, envahit surtout les membres ; le strophulus le tronc. — *Erythème exsudatif* : très rare chez l'enfant, en général fièvre, disposition symétrique. — *Erythème papuleux* : papules plus petites, le plus souvent en connexion avec les follicules pileux, entourées d'un cercle rouge, confluentes. — *Eczéma prurigineux* : vésicules, pustules, croûtes. — *Varicelle* : évolution aiguë, n'apparaît qu'une seule fois. — *Pemphigus* : bulles siégeant sur portions saines de la peau, laissant après elle pigmentation annulaire. — *Urticaire* : papules plus grandes, plus nettement limitées.

Traitement. — Contre la démangeaison, antipyrine. Ne pas trop couvrir l'enfant, lotions avec eau vinaigrée très chaude. — Lotions avec savon au goudron. — A l'intérieur, alcalins, huile de foie de morue (Thibierge).

Sudamina (Miliaire).

Hypersécrétion de sueur accompagnée de l'éruption de petites vésicules (sudamina) contenant un liquide clair, pouvant se fondre en une bulle assez grosse. Elles se rompent et donnent lieu à une desquamation furfuracée. Les miliaires sont constituées par des vésicules entourées d'un petit cercle inflammatoire dont le liquide, d'abord transparent, peut à la longue, devenir trouble et même purulent. Le prurit est à peu près constant. Dans les éruptions des pays chauds (bourbouilles) il est intolérable.

TRAITEMENT. — Lotions émollientes. Poudrer ensuite avec des poudres inertes (amidon, oxyde de zinc, bismuth, talc). On peut essayer des pommades à l'oxyde de zinc ou à l'amidon. On y ajoutera avec avantage : Essence de menthe, 1 gramme pour 30 grammes.

Suette miliaire.

Début brusque, faiblesse considérable. Sueurs continues avec paroxysmes. Fièvre en rapport avec le degré de la maladie. Oppression ; barre épigastrique ; vomissements ; palpitations, délire. Vers le 4e jour, éruption de papules qui se transforment plus tard en vésicules et vésico-pustules et d'un exanthème de forme rubéolique, scarlatineuse et purpurique. Diminution des symptômes. Desquamation en collerette ou à grands lambeaux.

TRAITEMENT. — Dans les cas légers, expectation. Contre les sueurs, injection sous-cutanée d'atropine.

    Sulfate d'atropine. . . . .   0 gr. 01
    Eau distillée. . . . .   10 »

1 seringue Pravaz par jour. Contre les symptômes gastriques du début : ipécacuanha. Toniques. Contre le collapsus : injections de caféine et d'éther.

Surdité verbale. Voir *Aphasie.*

Sycosis.

Siège principal : barbe.

Autour des poils, petites pustules ou papules. Cuisson, chaleur à la peau. Puis les papulo-pustules augmentent, deviennent confluentes par places. Au-dessous de ces larges plaques, le tissu cellulaire est infiltré. Souvent il se fait des abcès. La peau est rouge, infiltrée, mamelonnée. Les poils tombent facilement.

DIAGNOSTIC avec *Eczéma* : pas de mamelons, les lésions sont superficielles.

TRAITEMENT. — Nettoyage. Couper les poils ras avec les ciseaux. Éviter le rasoir qui fait des inoculations. Trois fois par jour, pulvérisations avec eau boriquée. Vider les pustules et les abcès. Après chaque pulvérisation, passer un tampon d'ouate hydrophile imbibée d'alcool absolu saturé d'acide borique. Contre l'inflammation : cataplasmes boriqués.

L'inflammation tombée, faire matin et soir une lotion avec la liqueur de Van Swieten. Mettre ensuite : pommades à l'oxyde de zinc 10 0/0, calomel 5 0/0, turbith minéral 2 à 5 0/0, à l'oxyde jaune 2 à 5 0/0.

Sycosis parasitaire. Voir *Trichophytie de la barbe.*

Symphyse cardiaque.

Dépression permanente de la paroi thoracique. Affaiblissement du choc précordial. Le lieu où bat la pointe est abaissé quand il y a hypertrophie totale du cœur. Pointe du cœur plus abaissée que portée en dehors. Pas de déplacement de la pointe quelle que soit la position du malade. Les battements de la pointe sont diminués pendant l'expiration et augmentés pendant l'inspiration. A la place du choc, on peut observer une dépression systolique. Quelquefois, choc diastolique au niveau de la pointe. Quelquefois, à la base, choc systolique ou diastolique. Oscillations de la paroi thoracique. Matité cardiaque plus étendue. Pas de bruit de souffle si les orifices sont sains. Bruit de frottement sur le bord gauche du sternum.

Pouls : affaiblissement si marqué des pulsations radiales pendant l'inspiration que, parfois, elles disparaissent, alors que les pulsations redeviennent normales pendant l'expiration.

Affaissement diastolique des veines du cou.

Tuméfaction des jugulaires, pendant l'inspiration : inverse de l'état normal.

Syphilis.

Incubation : 3 à 4 semaines. *Chancre induré*, en général unique : l'induration, de consistance cartilagineuse, est nettement limitée. Ce n'est que rarement que le chancre devient *ulcéreux*. La palpation du chancre est peu ou pas douloureuse et ne cause pas d'hémorrhagie, à la différence du *chancre mou*. Le chancre induré peut persister plusieurs mois, il disparaît souvent sans laisser de traces. Mais souvent la résorption est *incomplète* et l'induration persiste longtemps. — *Adénite inguinale* : les ganglions engorgés sont, en général, multiples, s'enflammant très rarement, pas sensibles à la pression. La peau qui les recouvre est mobile.

PÉRIODE SECONDAIRE. — Parfois *fièvre* à type rémittent. Syphilides érythémateuses : *roséole* formée par des taches d'un rouge brun, de la grandeur d'une lentille et au-dessus, disséminées ou confluentes. *Au début*, elles disparaissent sous la pression ; plus tard, c'est une tache jaunâtre ou brunâtre persistante. — *Condylomes plats* : siège : bourse, anus, grandes lèvres, aisselles. C'est une *élevure plate* de la peau, d'abord rouge, puis brunâtre, sèche, puis couverte d'une sécrétion visqueuse, fétide. Si la sécrétion se tarit, la surface devient lisse, brun rouge. — *Plaques muqueuses* (bouche, amygdales) : élevures grisâtres ou blanc bleuâtre, nacrées. — *Douleurs osseuses, ostéocopes,* violentes la nuit. *Accidents du côté de l'œil.*

PÉRIODE TERTIAIRE. — *Gommes sous-cutanées* : volume d'un pois à une pomme, la peau qui les recouvre est souvent violacée, luisante, amincie. Elles finissent par se ramollir et s'ouvrir. Leur contenu liquide forme, en se desséchant, des croûtes brunes ou verdâtres. — *Lésions osseuses.*

DIAGNOSTIC avec *Chancre mou* : apparition plus rapide ; suppuration plus abondante ; douloureux, saignant facilement à la palpation ; souvent multiple ; induration de la base pas nettement limitée ; adénite inguinale douloureuse, suppurant souvent.

DIAGNOSTIC des *Accidents secondaires* : Les éruptions syphilitiques ne sont pas *prurigineuses* ; elles ont une couleur brun rouge, *cuivrée* ; elles sont souvent *polymorphes* ; ont une grande tendance au *groupement,* certains *sièges de prédilection.*

Tenir pour très suspects les *avortements répétés.*

TRAITEMENT. — *L'excision du chancre* est inutile. — Contre les accidents *primaires* et *secondaires,* à l'intérieur

Sublimé corrosif . . . . } āā 1 centigr.
Extrait d'opium . . . .

pour une pilule. *Dose moyenne* ; chez l'homme, 3 centigrammes, chez la femme 2 centigrammes. Ou bien :

Protoiodure de mercure. . . . . . .   5 centigr.
Extrait d'opium   1   »

pour une pilule. *Dose moyenne* : chez l'homme 10 à 12 centigrammes, chez la femme 7 à 8 centigrammes.

Donner le *sublimé* aux sujets ayant la bouche en mauvais état. Donner le *protoiodure* aux gastralgiques, aux gens à intestin nerveux et délicat.

Frictions mercurielles — Dose, pour un *adulte,* 4 grammes. Ne pas dépasser 8 grammes. Chez l'*enfant* qui n'a pas encore de dents, 1 à 2 grammes sont bien supportés. Faire la friction le *soir*. Ne pas la faire sur le scrotum, l'aîne, les régions pileuses. Changer la place chaque jour. Frotter assez vigoureusement pendant un quart d'heure environ. Recouvrir la partie avec une couche d'ouate et du taffetas ciré. Laisser la pommade en place 8 à 10 heures. Savonner ensuite. Deux bains d'amidon par semaine. *Durée* du traitement 3 à 4 semaines.

Injections. — Antisepsie *complète* de l'instrument et de la région qui est, en général, la fossette retro-trochantérienne. 4 injections faites à un intervalle de 15 jours à 3 semaines constituent le traitement. Pour la *première* injection n'employer qu'une 1/2 seringue de :

Calomel	1 gr. 50
Vaseline liquide.	15 »

Ou bien :

Oxyde jaune de mercure.	1 gr.
Vaseline liquide.	10 »

Porphyriser avec soin les sels mercuriels, les laver à l'alcool bouillant et les sécher à l'étuve.

Contre les accidents *tertiaires* : iodure de potassium 2 à 4 grammes par jour. Dans les *syphilides ulcéreuses*, panser avec l'emplâtre de Vigo et donner 1 à 3 cuillerées à bouche par jour de :

Biiodure de mercure	0 gr. 10
Iodure de potassium.	5 à 20 »
Sirop d'écorces d'oranges amères	200 »

Dans certaines syphilides *papuleuses* on peut employer le *massage*. Séances de 1/2 à 3/4 d'heure tous les jours. Frictions profondes sur tout le membre, pétrissage, malaxation de la peau saupoudrée de talc, au niveau de chaque élément éruptif

Pour faire disparaître les *taches pigmentaires* laissées par certaines syphilides, lotions avec :

Sublimé . . . .   0 gr. 20
Chlorhydrate d'ammoniaque. . . . .   0 » 60
Eau de Cologne. . . . .   40 »
Eau distillée. . . . . 100 »

Chez l'*enfant* (J. Simon) :

Biiodure de mercure. . . . .   0 gr. 20
Iodure de potassium . . . . $\Big\{$ ãã 5 gr.
Eau distillée. . . . .
Sirop. . . . . 210 gr.

Chez l'*enfant à la mamelle* 1/4 à 1/2 cuillerée à *café* en 4 ou 5 fois dans les 24 heures.

Chez un enfant de 2 ans 1 cuillerée à café,

    —   3 à 5 — 2   —
    —   5 à 8 — 3   —
    —   8 à 12— 4   —

Chez le *nouveau-né* : enfant de 5 à 6 semaines : 20 gouttes de liqueur de Van Swieten en 4 fois, dans du lait. Frictions mercurielles sous les aisselles. Au bout de 2 à 3 mois, iodure de potassium 0 gr. 30 à 0 gr. 50 par jour. Si l'enfant est élevé au *biberon* : sirop de Gibert, 1/3 de cuillerée à café dans de l'eau par petites doses dans les 24 heures.

Syphilis cérébrale.

Avant le *début* des convulsions, *céphalée* localisée, apparaissant le soir, très vive la nuit, plus faible le matin. Cette céphalée s'irradie, disparaît souvent seule. *Vomissements. Atrophie choroïdienne*, paralysie du moteur oculaire commun, puis de l'externe.

Toutes les fois qu'il y a *épilepsie partielle* chez l'adulte, songer à la syphilis. Les lésions sont des lésions méningées et, en général, siègent à la base. Si la lésion siège au niveau et à la surface des zones motrices ; épilepsie. Si elle siège à la surface des circonvolutions fronto-pariétales ascendantes et dans la région supérieure, les secousses épileptiformes débutent par les membres inférieurs.

Si la lésion siège dans la région inférieure de cette circonvolution : début des convulsions par la face. Début par la main et le membre supérieur, si la lésion siège dans la partie moyenne. Si elle siège en dehors de cette zone motrice, pas d'épilepsie mais *aphasie*, hémiopie, amnésie, troubles intellectuels.

Curable si l'épilepsie n'est pas accompagnée de troubles permanents du mouvement dans les membres qui sont le siège des convulsions. Pronostic grave si l'épilepsie se complique d'hémiplégie permanente.

DIAGNOSTIC. — L'épilepsie syphilitique se distingue souvent de la vraie par l'absence d'aura, la rapide succession des attaques, le retour incomplet de la connaissance dans leurs intervalles. Quelquefois elle n'atteint qu'un côté ou un seul membre, sans entraîner la perte de connaissance.

Les paralysies syphilitiques de la 3e paire sont en général *totales*, tandis que celles du tabes, au début, sont en général partielles.

TRAITEMENT. — Iodure de potassium 3 à 6 grammes. Frictions mercurielles.

Syphilis hépatique.

Douleur dans la région hépatique ; suppression des mouvements respiratoires du foie. Dyspepsie, amaigrissement, diarrhée. Teinte subictérique. Œdème des membres inférieurs. Ascite.

Syphilis héréditaire.

L'enfant meurt souvent très vite d'athrepsie. Ou bien il se développe mal ; peau flétrie, ridée ; paume des mains, plante des pieds mince, luisante ; érythème des fesses. Ou bien, au bout de quelque temps, *coryza* tenace ; *fissu-*

res aux lèvres, occupant, à la lèvre supérieure. les 2 côtés du lobe médian, à l'inférieure la ligne médiane. Elles sont verticales, profondes, laissant suinter un peu de sérosité. Quand elles siègent à la commissure, elles prennent plutôt l'aspect de plaques muqueuses. — *Pemphigus. Triade d'Hutchinson : Kératite interstitielle* diffuse. *Surdité* rapide, sans lésion appréciable de l'oreille. *Malformations dentaires* : les incisives supérieures médianes de la 2ᵉ dentition, au lieu d'être parallèles, convergent l'une vers l'autre, leur bord libre est dentelé. — La triade *n'existe pas dans la première année* : elle a toute sa valeur chez l'adolescent.

Manifestations cérébrales. — Forme *épileptique* simple ou associée à d'autres troubles nerveux. — Forme *céphalalgique.* — Forme *mentale* avec asthénie intellectuelle progressive.

TRAITEMENT. — Voir *Syphilis chez l'enfant.*

Syphilis du larynx.

Laryngite catarrhale : Début aigu ou chronique, altérations de la voix variables. Si la laryngite est intense et prolongée, il peut se produire des *ulcérations* peu étendues siégeant surtout·sur les cordes vocales inférieures ou les cartilages aryténoïdes.

Plaques muqueuses : élevures grisâtres, surtout sur les cordes vocales inférieures, la paroi postérieure, les replis ary-épiglottiques : elles s'ulcèrent vite. Les *gommes* forment des nodules distincts, ou diffus, siégeant sur l'épiglotte.

Les ulcérations produisent rarement des *hémorrhagies* ; *œdème de la glotte* et *périchondrites, nécrose des cartilages* fréquents.

DIAGNOSTIC avec *Tuberculose laryngée.* La syphilis du larynx évolue généralement *sans douleurs* et s'accompagne le plus souvent de *tuméfaction des ganglions* cervicaux. — Dans le *Lupus* et la *Lèpre*, lésions de même nature sur la peau. Dans le *Cancer* ulcération rapide, douleurs vives.

TRAITEMENT général. Local : inhalations avec solutions de sublimé à 0 gr. 02 pour 200. Contre les plaques muqueuses, insufflations de calomel. Contre les gommes, attouchements avec glycérine iodo-iodurée. Contre la sténose, trachéotomie.

Syphilis du nez.

Erythème diffus ou circonscrit sur la muqueuse, plaques muqueuses suivies d'ulcérations ou de *nécrose* des cartilages et des os. Sensation de sécheresse, de chaleur, d'obstruction des fosses nasales ; sécrétion abondante, souvent purulente, ozène. Perforation fréquente du palais, gênant la déglutition et la parole. *Insidiosité* de ces perforations.

TRAITEMENT. — Iodure de potassium 2 à 6 grammes par jour ; souvent il est nécessaire d'y joindre les *frictions mercurielles*. Douches nasales avec acide phénique 2 0/0, sublimé 1 0/00. Attouchements avec :

Iode métallique. . . . .   0 gr. 10
Iodure de potassium   1   »
Glycérine   10   »

Ne pas se hâter d'intervenir *chirurgicalement* pour les perforations qui guérissent souvent avec le traitement spécifique seul.

Syphilis des poumons.

Signes locaux longtemps obscurs. Tardivement : submatité, rudesse respiratoire ; symptômes de cavernes.

DIAGNOSTIC avec *Tuberculose*. Dans la syphilis, absence de bacilles ; absence de lésions ou lésions bien moins ac-

cusées au sommet ; marche plus rapide. Apyrexie au début.
Antécédents. Résultats du traitement.

Syphilis du testicule.

DIAGNOSTIC avec *Cancer* : douleur spontanée à la pression,
retentissement ganglionnaire. — *Tuberculose* : débute toujours dans l'épididyme. Autres lésions.

Syphilis trachéo-bronchique.

La partie inférieure de la trachée est le plus souvent
atteinte. Les bronches sont atteintes au voisinage de la
trachée. Au *début*, toux et dyspnée légères ; puis sensation
de corps étranger ; constriction, douleur sternale. Siffle-
ment ordinairement inspiratoire, cornage, accès de suffocation. La *voix reste nette*. Crachats d'abord muqueux,
nummulaires, parfois sanguins, renfermant des débris de
cartilage. *Amélioration* pendant la période d'*ulcération* des
gommes. Ensuite dyspnée.

DIAGNOSTIC. — Abaissement et immobilité du larynx.
Contrairement au rétrécissement du larynx, dans ceux de
la trachée, les excursions respiratoires du larynx sont diminuées et ne dépassent pas 1 centimètre ; la tête est inclinée en avant et non rejetée en arrière.

Syringomyélie.

Rétrécissement quelquefois très marqué du champ visuel pour toutes les couleurs. Le champ visuel pour le
vert est le plus rétréci. Ce rétrécissement diffère de celui
des hystériques en ce que, chez ceux-ci, le rétrécissement
pour le vert est moins accusé et le rétrécissement pour les
couleurs se fait d'une façon plus régulière et plus concentrique. Très généralement, *conservation de la sensibilité*

tactile. Abolition de la sensibilité à la température et à la douleur. Atrophie lentement progressive des extrémités supérieures. Eruption bulleuse sur la peau.

Traitement. — Nul.

Tabes dorsal spasmodique.

1re période. — Début lent, légère raideur dans les membres inférieurs. Exagération des réflexes profonds. Faiblesse et raideur augmentent.

Démarche caractéristique : deux cannes sont nécessaires. Les pieds rivés au sol ne peuvent être portés en avant qu'en soulevant le bassin et, avec lui, le membre inférieur en totalité. Dos très arqué, poitrine en avant. Les orteils traînent sur le sol. Les genoux s'entrechoquent et le pied porté en avant tend à croiser la direction du pied resté fixe et à se placer devant lui. Muscles des membres inférieurs rigides ; présentant des contractions spasmodiques et des trémulations spontanées ou, plus souvent, survenant à la suite d'une irritation externe ou d'un mouvement volontaire. — Pas de troubles sensoriels. — Pas de complication cérébrale. — Vessie et rectum généralement sains.

2e période. — Raideur et faiblesse augmentent. Locomotion impossible. Le malade reste au lit, les jambes raides, étendues, les cuisses rapprochées, les pieds en rotation interne. A la fin, les membres supérieurs peuvent être pris.

3e période. — Le processus s'étend à la corne grise antérieure ou au cordon postéro-externe.— Atrophie musculaire ; diminution de la rigidité ; réflexes diminués, puis abolis dans le premier cas. — Dans le second, douleurs fulgurantes, incoordination motrice.

Durée : 10 à 20 ans.

Diagnostic. — Savoir si la sclérose est primitive ou secondaire. La sclérose latérale primitive est très rare. Les mêmes troubles s'observent dans la dégénérescence descendante secondaire avec *sclérose latérale secondaire à une lésion transverse chronique de la moelle.*

Symptômes communs : Faiblesse des membres inférieurs ; raideur et spasmes ; exagération des réflexes.

	Sclérose latérale primitive.	Sclérose latérale secondaire à une lésion transverse chronique de la moelle.
État des muscles.	Faiblesse et rigidité musculaires, développées simultanément. Rigidité plus marquée que la paralysie.	Affaiblissement musculaire est le premier symptôme. Rigidité suit paraplégie. Au début, paralysie plus marquée que la raideur.
	La paralysie arrivée au maximum, n'est pas accompagnée d'atrophie.	La paralysie, au maximum, peut s'accompagner d'atrophie.
Début.	Très lent.	Plus rapide.
Sensibilité.	Intacte.	Anesthésie variable, quelquefois absolue. En cas de compression lente, sensations subjectives (douleurs, etc.)
Vessie et rectum.	Intacts.	Ordinairement atteints.
Peau.	Pas de troubles trophiques.	Parfois troubles trophiques.

Traitement. — Surveiller l'état général. Éviter toute

excitation réflexe, peu d'exercice. — Courant continu sur la moelle. — Éviter l'électrisation des muscles. — Ergot de seigle ; iodure de potassium.

Tachycardie. — Palpitations nerveuses.

Accès de fréquence et de force des battements du cœur, *sans lésion organique*. Angoisse, oppression. Si les palpitations se prolongent ; gonflement des veines du cou. Pouls radial fréquent, dur, plein, mou et petit. Respiration fréquente, irrégulière. Parfois dysphagie, tympanisme abdominal.

TRAITEMENT. — *Accès* : repos au lit, le tronc soulevé. Vessie de glace, pulvérisations d'éther au devant du cœur. Injections de morphine, avec précaution. Bromure de potassium. Chez les *nerveux* : valérianate d'ammoniaque 10 à 50 centigrammes, valérianate de zinc 10 centigrammes. Si l'estomac est surchargé, vomitif.

Prophylaxie. — Dans les palpitations de l'hypertrophie cardiaque de la puberté, pas de digitale. Celle-ci est du reste en général nuisible. Traiter la cause : chlorose, anémie, troubles menstruels, état nerveux. Courant continu modéré de 1 à 2 minutes sur le pneumogastrique et le sympathique : le pôle + au bord interne du sterno-mastoïdien, le — au-dessous.

Tachycardie essentielle paroxystique.

Accélération des battements du cœur, sans lésions apparentes de l'organe. Quelquefois sans cause appréciable, ou après une émotion, fatigue, le cœur bat de 190 à 200 pulsations. Parfois souffle systolique *léger* à la pointe. Matité précordiale exagérée. Face pâle, lèvres cyanosées. Peu de dyspnée. Le pouls revient brusquement à la normale.

Diagnostic avec le pouls du *Goître exophtalmique*. Dans celui-ci, le pouls peut être incomptable, mais *il n'est pas imperceptible*. Dans la tachycardie essentielle paroxystique, il y a, à la fois, *accélération* considérable du pouls et *abaissement* considérable de la tension artérielle, d'où fréquemment faiblesse du pouls. Le contraste entre l'énergie du cœur et la faiblesse de la circulation artérielle est la ligne de démarcation entre la tachycardie symptomatique et l'essentielle.

Traitement. — *Relever la tension artérielle* : injections d'éther, d'ergotine, de caféine, d'opium. Valérianate d'ammoniaque. Teinture de veratrum, 10 à 30 gouttes. Comme la tachycardie essentielle se termine souvent par une syncope mortelle, *être très réservé dans l'emploi de la digitale* (Huchard).

Tænia.

Très souvent *aucun symptôme*. Troubles digestifs : sensation de pression dans l'abdomen, coliques. Augmentation ou diminution de l'appétit. De temps à autre, *expulsion de fragments de tænia. Troubles réflexes* variables, pouvant aller jusqu'à l'attaque épileptiforme. Celle-ci se distingue de l'épilepsie vraie par la durée plus longue des convulsions toniques et cloniques, l'absence de la prédominance des mouvements dans un côté du corps, l'absence de signes pupillaires, la très longue durée du coma (2 à 6 heures) (A. Martha).

Traitement. — N'administrer de remède qu'après l'expulsion de quelques anneaux. La veille au soir, le malade ne prend que du lait. Le lendemain matin (tænia solium ou armé) donner l'extrait éthéré de fougère mâle à la dose de 4 à 8 grammes en même temps qu'une dose de 0 gr. 50 à 1 gramme de calomel. Dès que le besoin d'aller à la garde-robe se fait sentir, s'asseoir sur un seau rempli d'eau tiède affleurant le siège et ne pas se lever tant que le ver se déroule. *Ne jamais tirer sur le ver.*

(Tœnia inerme ou medio-canellata). — Faire prendre dans un 1/2 verre d'eau sucrée 0 gr. 30 de tannate de pelletiérine. Vingt minutes après, donner 15 à 20 grammes d'eau-de-vie allemande. Eviter le remède chez les enfants.

N'admettre la guérison que lorsqu'il n'y a pas eu d'anneaux expulsés depuis 10 à 18 semaines.

Teigne tondante. Voir *Trichophytie du cuir chevelu.*

Terreurs nocturnes.

Souvent liées à un état névropathique héréditaire, à une mauvaise digestion, à des tumeurs adénoïdes. L'enfant se réveille pendant son premier sommeil en poussant des cris. La figure est pâle, le front est couvert d'une sueur froide. L'enfant ne reconnaît pas sa mère, puis il se calme peu à peu et se rendort.

TRAITEMENT. — Traiter la cause. Antispasmodiques.

Tétanie.

Débute généralement par des fourmillements, des élancements douloureux. Puis spasme des extrémités supérieures. La main prend une *position caractéristique* : celle que lui donne l'accoucheur pour pénétrer dans l'utérus. Quelquefois flexion de la main, comme chez les hémiplégiques contracturés. La contracture peut s'étendre au pied : les orteils sont fléchis ou étendus. Le pied est dans l'extension forcée sur la jambe, la pointe en dedans. Dans les formes graves, la contracture peut atteindre le tronc. *Le nerf facial n'est jamais pris.*

Douleur vive dans les parties contracturées, s'exaspérant par la pression, le mouvement et quand on cherche à redresser les parties fléchies. *La pression d'un trajet artériel ou nerveux du bras détermine un accès de tétanie. L'excitabilité électrique est augmentée.*

DIAGNOSTIC avec *Tétanos* : trismus au début. — *Contractures hystériques* : pas d'augmentation de l'excitabilité électrique. — *Empoisonnement par le seigle ergoté* : commémoratifs.

TRAITEMENT. — Supprimer tout travail d'écriture. Chez les rhumatisants : iodure de potassium, bains de vapeur. Electricité.

Tétanos.

Contractures. — Roideur douloureuse de la nuque, gêne dans les mouvements de la tête. Puis constriction des muscles élévateurs de la mâchoire supérieure (trismus). Bientôt impossibilité d'ouvrir la bouche. Rire sardonique. Puis contracture des muscles du pharynx. La contracture gagne les muscles du tronc. Le malade est roide comme un morceau de bois. Plus souvent la contracture est localisée : dans les extenseurs, *opisthotonos*, le malade décrit un axe de cercle à concavité postérieure ; dans les fléchisseurs, *emprosthotonos*, le malade est roulé sur lui-même ; très rarement, *pleurosthotonos*, le corps est incliné sur un côté. Parfois contracture du diaphragme.

Accès convulsifs pendant lesquels les symptômes ci-dessus s'exagèrent.

Température. — Variable, quelquefois hyperpyrexie. Pouls accéléré. Peau couverte de transpiration. Sensibilité cutanée conservée ; excitabilité réflexe augmentée.

Chez l'*enfant* : agitation, anxiété, troubles digestifs, muscles des extrémités plus fréquemment atteints que chez l'adulte. Impossibilité de prendre le sein. Le reste comme chez l'adulte.

DIAGNOSTIC avec : *Méningite spinale* ; dans celle-ci le trismus manque généralement, les spasmes ne se généralisent pas. — *Contracture simple des muscles masticateurs* ; pas de troubles du côté de la nuque.— *Empoisonnement par la strychnine* ; diagnostic impossible sans les commémoratifs.— *Rhumatisme musculaire aigu* : prédominant dans les muscles du dos ; les muscles de la mâchoire et du pharynx restent indemnes.

TRAITEMENT. — Désinfection complète de la plaie. Repos absolu dans l'obscurité. Chloral à haute dose : 8 à 12 grammes dans les 24 heures, par la bouche ou en lavement. Paraldéhyde, 4 à 8 grammes. Révulsifs, pulvérisations d'éther sur le rachis. Eviter l'opium et la morphine. Nourrir le malade avec des lavements nutritifs.

Thrombose cérébrale. Voir *Ramollissement cérébral.*

Thrombose et inflammation des sinus cérébraux et des sinus de la dure-mère.

Quelquefois pas de symptômes. En général le diagnostic est probable quand il apparaît des signes d'infarctus pulmonaire cunéiforme ou d'abcès métastatique du poumon au cours de maladies qui déterminent ordinairement de la thrombose du sinus et s'il y a des symptômes d'engorgement des veines superficielles de la face, du cou et du crâne.

Thrombose du sinus longitudinal supérieur. — Forte congestion et flexuosité des veines de l'espace compris entre la grande fontanelle et la région temporo-auriculaire. Epistaxis fréquente. Chez les enfants, la *grande fontanelle diminue de tension et se déprime.* Plus tard, elle prend des dimensions et une tension plus grandes qu'avant.

Thrombose des sinus transverses. — La veine jugulaire externe du côté malade est moins remplie que celle du côté opposé. Œdème dur et douloureux, derrière le pavillon de l'oreille quand la thrombose se propage aux veines auriculaires postérieures.

Thrombose des sinus caverneux. — Stase sanguine du côté de l'œil : œdème des paupières et de la conjonctive, exophthalmie aiguë ; quelquefois œdème d'une moitié de la face. Congestion veineuse et œdème de la rétine, infiltration de la papille, amaurose. Troubles d'innervation du premier rameau du trijumeau, de l'oculo-moteur et du droit externe.

TRAITEMENT seulement symptomatique.

Thrombose de la veine porte.

Tuméfaction de la rate. *Ascite* se reproduisant *très rapidement* après la ponction. Troubles digestifs ; nausées, vomissements, diarrhée qui peuvent être sanglants. Ictère rare. — Circulation abdominale cutanée collatérale.

TRAITEMENT. — Voir *Cirrhose*.

Tics convulsifs.

Mouvements convulsifs, habituels et conscients, résultat de la contraction involontaire d'un ou plusieurs muscles, reproduisant le plus souvent, mais d'une façon intempestive, quelque geste réflexe ou automatique de la vie ordinaire (Guinon). Souvent il y a *coprolalie, écholalie, échokynésie, agoraphobie,* folie du doute, arithmomanie.

DIAGNOSTIC avec *Chorée rhythmique* : attaques véritables séparées par des intervalles relativement longs, grands mouvements, autres symptômes d'hystérie.— *Chorée ordinaire* : mouvements involontaires, convulsions étranges pendant le mouvement qui est, par suite, mal dirigé.

TRAITEMENT. — Les bromures sont peu utiles. *Hydrothérapie. Isolement.*

Tic douloureux. Voir *Névralgie du trijumeau*.

Tic de Salaam.

Crises de convulsions limitées à la tête et au tronc : l'enfant incline la tête et penche légèrement le corps en avant très rapidement, 20 à 100 fois de suite. Pendant la crise l'enfant, paraît hébété, l'intelligence est altérée. C'est une forme de l'épilepsie qui se montre en général plus tard.

DIAGNOSTIC avec *Tics convulsifs* : dans ceux-ci, pas de troubles intellectuels ; ils ne se terminent pas par l'épilepsie.

TRAITEMENT. — Voir *Épilepsie*.

Trachéite.

Toujours combinée avec la laryngite (voir ce mot). Au laryngoscope on voit le commencement de la trachée très rouge.

TRAITEMENT. — Révulsifs au-devant de la trachée. Injections dans celle-ci, d'une 1/2 seringue de

Menthol. . . . . 1 gr. à 2 gr.
Huile d'olives . . . . 10 »

Tremblements ou oscillations rhythmées [1].

A. Intentionnel.	Sclérose en plaques. — Maladie de Friedreich.	
B. Pendant le repos.	1° Oscillations lentes ; 4 à 5 par seconde.	Paralysie agitante. Tremblement sénile.
	2° Type intermédiaire.	Tremblement hystérique.

1. D'après Charcot.

B. Pendant le repos. 〈 3° Oscillations rapides. Tremblements vibratoires 8 à 9 par seconde. 〈 Pas de tremblement individuel des doigts : maladie de Basedow. Tremblement individuel des doigts. Alcoolisme. Paralysie générale.

Pendant le repos, surtout s'il y a émotion, 5 à 6 par seconde. Intentionnel. 〉 Tremblement mercuriel.

Tremblement hystérique.

Forme trépidatoire. Les tremblements sont généralement localisés à un membre, surtout à un inférieur. Secousses alternatives, régulièrement rhythmées, d'extension et de flexion du pied, jambe, cuisse. Ne se produisent souvent que dans une position donnée.

Forme vibratoire. Petites secousses brèves, uniformes, plus fréquentes aux membres supérieurs, apparentes surtout quand le bras est horizontal.

Tremblement intentionnel : ressemble à celui de la sclérose en plaques [1].

TRAITEMENT. — Hydrothérapie. Valérianate d'ammoniaque. Bromures. Électricité statique.

Tremblement sénile.

Commence en général par les muscles de la nuque et du cou : la tête branle. Le tremblement peut rester localisé à la tête, mais il envahit généralement les membres supérieurs. *Nul au repos*, la tête sur l'oreiller, pendant le sommeil. Il apparaît dès qu'il y a contraction musculaire,

1. D'après Pitres.

augmente par l'émotion : oscillations rhythmiques de la tête.

Trichinose.

Début des accidents, 3 à 7 jours après l'ingestion. *Troubles digestifs* : nausées, vomissements, diarrhée, épigastre douloureux. *Œdème des paupières.* — *Douleurs* spontanées ou provoquées dans les muscles qui sont tuméfiés, durs. *Attitudes vicieuses des extrémités.* Les contractions ne disparaissent que lentement. — Fièvre à type rémittent. *Sueurs profuses.* Insomnie.

TRAITEMENT. — Si l'ingestion de viande trichinée est récente : vider l'estomac et l'intestin. Donner toutes les heures 1 cuillerée à bouche de glycérine, jusqu'à concurrence de 15 cuillerées. — Une fois la trichinose constituée (si elle ne remonte qu'à 2 mois au plus), donner 2 fois par jour, de temps à autre, un paquet de :

Santonine.	0 gr. 05
Calomel.	⎫
Jalap	⎬ āā 0 » 05
Sucre	⎭

Alimentation tonique. Bains chauds matin et soir pendant une demi-heure. Contre les sueurs, sulfate d'atropine un demi milligramme. Contre les douleurs : injections de morphine. Contre l'insomnie : chloral 3 à 4 grammes. Essayer les frictions d'onguent mercuriel.

Trichophytie.

Trichophytie du cuir chevelu. — Exceptionnelle au-dessus de seize ans. Au début, rougeur du cuir chevelu, puis démangeaisons. Ensuite desquamation abondante entraînant les cheveux. Enfin plaques arrondies, légèrement saillantes. *Le dessus est gris bleuâtre.* La plaque est recouverte de squames fines et de cheveux malades, décolorés, secs, friables, se cassant à une petite distance de la tête. Il en résulte une sorte de tonsure. Le microscope fait constater que les cheveux sont sous forme de débris, inégaux, irréguliers, rugueux, déformés, farcis de spores (Brocq).

DIAGNOSTIC avec *Eczéma, Pityriasis* : pas de poils cassés, pas de plaques limites.— *Eczéma séborrhéique* : pas de forme régulière, squames graisseuses, se trouve chez l'adulte. — *Psoriasis* : squames *nacrées, les cheveux sont sains.* — *Favus* : godets jaunâtres, les cheveux *tombent* mais ne se cassent pas. — *Pelade pseudo-tondante* : pas de cassure des cheveux, derme sain.

TRAITEMENT. — Durée *indéfinie*. Dans les huit premiers jours, essayer les badigeonnages de teinture d'iode. Si on échoue : couper les cheveux aux ciseaux, savonner la tête tous les jours. Epiler autour des plaques. Enlever avec la curette, sans faire saigner, les cheveux cassés et les détritus de la plaque. Faire ensuite une lotion avec :

Biiodure de mercure	0 gr. 15
Bichlorure —	1 gr.
Alcool	40 »
Eau	250 »

Mettre ensuite une rondelle de Vigo. Couvrir la tête avec un bonnet.

Trichophytie de la barbe. — Au début, rougeur, démangeaisons, desquamation blanche. Les poils engaînés de squames blanches sont comme les cheveux décrits plus haut. Le derme se tuméfie et rougit. Plus tard, il se forme autour des poils des pustules : les parties voisines sont rouges. A la fin, les poils tombent et cette chute peut être définitive.

DIAGNOSTIC. — La maladie diffère des autres folliculites par la présence du pityriasis alba, de l'érythème, des poils engaînés, cassés et des nodosités inflammatoires (Brocq).

TRAITEMENT. — Au début, comme plus haut. Si on échoue, épilation après nettoyage. Lotions de sublimé. Pommade avec :

> Turbith minéral. . . . . 1 gr.
> Vaseline camphrée . . . . 15 »

Emplâtre de Vigo. Si l'infiltration est très prononcée, on a conseillé les scarifications, mais il vaut mieux s'en abstenir.

Trichophytie de la peau. — Au début, petite tache rouge, squameuse ; démangeaisons. La tache grandit et reste arrondie. Les bords sont nets, formés par une suite de petites papules, couvertes de squames furfuracées. Le centre est jaunâtre.

TRAITEMENT. — Badigeonnage de toutes les plaques, mais surtout des bords, avec la teinture d'iode.

Trichorrexis nodosa.

En un ou plusieurs points, les cheveux ou les poils de la barbe gonflent et éclatent.

TRAITEMENT. — Epilation suivie d'application de teinture de cantharides.

Tuberculose aiguë. — Phtisie aiguë. — Granulie (d'Empis).

Symptômes généraux. — *Fièvre* très intense, continue ou intermittente. *Pouls* très fréquent : 120 à 130. Souvent *sueurs* abondantes et sudamina : herpès des lèvres ; taches rosées sur le ventre et la poitrine. Albuminurie fréquente. Accidents cérébraux : coma ou délire.

Forme catarrhale. — Malaise, faiblesse. Toux sèche, fréquente. Puis aggravation, *affaiblissement* ; quelques crachats muqueux. *Dyspnée* intense. Le thorax est *sonore* : quelques râles de bronchite seulement. Asphyxie.

Forme suffocante. — *Dyspnée* énorme, asphyxie rapide. Rien à l'auscultation.

Forme typhoïde. — Céphalalgie, stupeur ou délire avec convulsions ; fièvre continue ; ventre ballonné, gargouillements dans la fosse iliaque droite ; souvent diarrhée fétide.

Diagnostic avec *Bronchite aiguë* : état général peu grave, pas de perte rapide des forces. — *Pneumonie lobaire* : signes d'hépatisation, courbe thermique spéciale. — *Fièvre intermittente* : commémoratifs, périodicité de la fièvre, hypertrophie de la rate constante. — *Fièvre typhoïde* : température généralement plus élevée, courbe thermique régulière ; signes de bronchite du début moins marqués.

Traitement. — Contre la fièvre, sulfate de quinine, 1 gr. par jour (de préférence à l'antipyrine). — Tanin : 2 à 3 gr. par jour (Potain). — Iodure de sodium, 1 gr. — Révulsifs sur la poitrine.

Tuberculose des ganglions bronchiques.

Parfois on constate une *tumeur* soulevant la paroi du thorax. A ce niveau : *Vibrations thoraciques exagérées* : *Matité*, résistance au doigt. *Souffle bronchique* expiratoire. Retentissement exagéré de la voix et de la toux. Dans le reste du poumon, diminution du murmure vésiculaire et gros râles.

Respiration gênée parfois jusqu'à l'orthopnée. Respiration sifflante dans les grandes inspirations ou après les quintes de toux. Tirage sus-sternal et épigastrique. *Aphonie. Toux quinteuse, coquelucholde.*

Si la *veine cave supérieure* est comprimée : œdème de face, cou, bras ; face turgescente.

Si les *veines pulmonaires* sont comprimées : œdème pulmonaire.

DIAGNOSTIC avec *Anévrysme de l'aorte thoracique* : souffle.

TRAITEMENT. — Iodure de potassium (0,25 à 6 gr.) associé au sirop d'iodure de fer (30 à 40 gr.).

Tuberculose des ganglions mésentériques.

Pâleur, amaigrissement, diarrhée. Ventre gros. Si on le déprime, on sent des *tumeurs bosselées, irrégulières.* Pression rarement douloureuse.

DIAGNOSTIC avec *Péritonite chronique* : vomissements verdâtres, douleurs abdominales, gonflement uniforme du ventre.

TRAITEMENT. — Séjour à la campagne. *Bains salés chauds* ou sulfureux. Salies de Béarn ou Salins (Jura). Alimentation légère et substantielle. Iodures. Badigeonnages de teinture d'iode.

Tuberculose intestinale.

Parfois peu ou pas de symptômes. Plus souvent *diarrhée* intense résistant à la médication habituelle. Les selles peuvent contenir du *sang* ou du *pus. Douleurs* souvent vives spontanément ou à la pression. Vomissements rares ou dûs à la péritonite. Inappétence. Dépérissement rapide. A la *palpation,* on peut sentir des indurations de l'intestin ou de la tuméfaction des ganglions.

TRAITEMENT. — Voir *Diarrhée chronique.*

Tuberculose du larynx.

Au début, gonflement de la muqueuse qui est mamelonnée, inégale, pâle, puis s'ulcère. *Troubles de la phonation* : enrouement ou aphonie. *Douleurs* au niveau du larynx s'irradiant souvent dans les oreilles. *Accès de toux. Dysphagie* : déglutition extrêmement douloureuse.

TRAITEMENT. — Pas de révulsifs au niveau du larynx ; pas de badigeonnage de teinture d'iode. *Pas d'iodure de potassium*. Contre les douleurs de la déglutition, prendre avant le repas une cuillerée de :

<pre>
Alcoolature d'aconit . . . .   3 gr.
Bromure de potassium. . . . .   30 »
Sirop d'écorces d'oranges amères . . . . . 300 »
</pre>

Pulvérisations avec un appareil à vapeur de :

<pre>
Chlorhydrate de cocaïne. . . . . ⎫
    —   morphine . . . . ⎬ ââ 0 gr. 50
Acide phénique . . . . ⎭
Bromure de potassium . . . .   5 »
Eau de laurier-cerise. . . . .   20 »
Eau distillée . . . . 500 »
</pre>

Contre *l'œdème*, scarifications avec le galvano-cautère. — Contre les *ulcérations*, attouchements 2 fois par semaine avec :

<pre>
Chlorure de zinc . . . .   1 gr.
Eau distillée. . . . .   50 »
</pre>

On peut aussi nettoyer le larynx avec :

<pre>
Menthol. . . . .   1 gr.
Huile d'olives. . . . .   30 »
</pre>

Si les lésions sont profondes, grattage avec la curette. La *trachéotomie* est réservée pour les cas où, les lésions pulmonaires étant peu avancées, il y a menace imminente de suffocation.

Tuberculose méningée.

Période prémonitoire : amaigrissement, expression de souffrance du visage, diminution de l'appétit, changement de caractère. — Puis troubles du sommeil, céphalalgie variable, s'exaspérant par moment. — *Vomissements* fréquents, sans efforts. Anorexie. La langue n'est pas saburrale comme dans l'embarras gastrique, ni rouge à la pointe et au bord et blanche au centre comme dans la fièvre typhoïde. Les vomissements durent de 1 à 3 jours et, une fois disparus, ne reviennent pas. *Constipation* : plus tard, ventre en bateau. *Hyperesthésie* de la peau, de la rétine, de l'oreille.

Fièvre. Pouls 110 à 120, irrégulier. *Phénomènes vaso-moteurs* : alternatives de rougeur et de pâleur, raie méningitique (pas symptomatique). *Strabisme*, diplopie. Pupilles *contractées au début*, dilatées à la fin, irrégulières. *Contracture de la nuque et du tronc.*

Puis *ralentissement du pouls* qui est intermittent, abaissement de la température. *Respiration* rare, *irrégulière* (caractéristique). Convulsions, grincement des dents, délire, agitation puis coma (J. Simon).

Diagnostic avec *Méningite suppurée* : souvent carie du rocher, évolution plus rapide, fièvre plus intense. — *Simples troubles digestifs* : disparaissent après vomitif ou purgatif. — L'existence d'une diarrhée écarte l'idée de méningite.

Traitement. — On peut essayer (?) l'iodure de potassium 0 gr. 50 à 2 grammes par jour, les onctions sur le crâne rasé avec pommade à l'iodoforme au 10°. — Combattre la constipation.

Tuberculose du péritoine.

Epanchement, dans le péritoine, d'un liquide libre ou enkysté. Marche chronique. Douleurs abdominales. Abdomen tuméfié. Diarrhée ou constipation. Inappétence : vomissements fréquents. Fièvre. Amaigrissement.

Diagnostic. — Si le liquide retiré par ponction est *hémorrhagique*, penser à la tuberculose. Dans la *cirrhose* : antécédents alcooliques, tuméfaction de la rate, modifications du volume du foie, ictère.

Traitement symptomatique. Laparotomie qui réussit bien, surtout quand l'épanchement est enkysté.

Tuberculose du pharynx.

Parfois douleurs légères. Souvent *douleurs très vives* spontanées ou provoquées par la déglutition et s'irradiant dans les oreilles.

TRAITEMENT. — Eviter les farineux en purée. Contre la douleur, attouchements avec

    Acide phénique . . . . 1 gr.
    Glycérine . . . . 25 »

Ou :

    Chlorhydrate de cocaïne . . . . 10 »
    Eau distillée . . . . 10 »

Tuberculose de la plèvre.

Reste généralement latente. Si des phénomènes inflammatoires se produisent, voir : *Pleurésie*.

DIAGNOSTIC. — Très difficile. Parfois on trouve des frottements pleurétiques en foyer avec d'autres signes de tuberculose.

TRAITEMENT. — Voir : *Pleurésie* : Eviter les interventions, à moins de danger immédiat. Le liquide épanché se reforme rapidement.

Tuberculose pulmonaire chronique
(Phtisie pulmonaire).

Début insidieux. Très souvent *dyspepsie* tenace, *palpitations de cœur*, essoufflement, toux sèche, amaigrissement, sueurs nocturnes, troubles menstruels, *hémoptysie*.

La *percussion* du thorax fait constater, en un point, une matité variable avec diminution de l'élasticité de la paroi. A l'*auscultation* : affaiblissement du murmure vésiculaire, expiration rude, prolongée, saccadée en un point du thorax, le plus souvent au sommet. En ce point, exagération des vibrations vocales. Plus tard, *craquements secs ou humides*. Fièvre vespérale.

A la 2e période : *toux fréquente* surtout la nuit, crachats verdâtres striés de lignes jaunes devenant plus tard nummulaires, déchiquetés, diffluents à la dernière période. Fièvre continue avec redoublement vespéral. Augmentation des phosphates dans l'urine, albuminurie fréquente.

A la *percussion* : matité, perte de l'élasticité bien prononcées. Si la caverne est vide et rapprochée de la paroi : exagération de la sonorité, bruit de pot fêlé si le malade ouvre la bouche. *Craquements humides* à grosses bulles. Voix, toux caverneuses. Pectoriloquie quand la caverne est presque vide et communique largement avec les bronches.

Ongles en massue, la dernière phalange très grosse. Décoloration des cheveux. Diarrhée. Dégénérescence graisseuse du foie. Tuberculose laryngée et pharyngée.

DIAGNOSTIC. — Difficile au début. *Rechercher le bacille* [1].

La *Pneumonie franche* a une évolution cyclique spéciale. Pour la *Gangrène pulmonaire* et la *Bronchectasie*, voir ces mots.

---

1. *Procédé rapide.* — Mettre sur une plaque un fragment de crachat, le recouvrir avec l'autre plaque en comprimant longtemps entre les doigts et en faisant glisser l'une sur l'autre les deux plaques pour rendre la couche de crachat *très mince*. Essuyer les bords. Passer rapidement dans la flamme de gaz ou de l'alcool pour coaguler les matières albuminoïdes. Plonger la plaque dans le liquide colorant mis dans un verre de montre.

Rouge magenta . . . .   3 gr.
Alcool absolu . . . .   20 cent. c.

Laisser macérer 12 à 15 heures.

Huile d'aniline.   3 cent. c.
Eau distillée   20   »

Faire chauffer l'eau à 40, à 50° ; ajouter l'huile d'aniline. Agiter fortement, puis mélanger les deux solutions et filtrer.

Chauffer lentement la plaque jusqu'à ce que les vapeurs commencent à se montrer et laisser refroidir. Retirer les lamelles de la solution et les immerger dans l'eau pure, puis dans l'acide azotique à 1/3. Répéter alternative-

TRAITEMENT. — *Hygiénique.* Vie au grand air. Alimentation tonique. Huile de foie de morue 2 à 6 cuillerées par jour. Cesser dès qu'il y a de la diarrhée. — Arséniates : 5 à 10 milligrammes par jour. — Alcool, glycérine 30 à 40 gr. par jour.

Créosote 0 gr. 50 à 1 gramme par jour. (Contre-indiquée s'il y a des hémoptysies). On peut prescrire :

Créosote	2 gr.
Glycérine	200 »

2 à 3 cuillerées par jour.

Phosphates et hypoposphites.

Contre la fièvre d'inflammation : ipéca à petites doses ou poudre de Dower. Cette médication est contre-indiquée dans la *fièvre d'infection.* Dans celle-ci, on peut prescrire le salicylate de soude ou l'acide salicylique. Contre la *fièvre initiale* : antipyrine 0 gr. 50 à 1 gramme échelonnés dans les 24 heures.

Contre les *sueurs* : sulfate d'atropine, un 1/2 milligramme le soir. Acide camphorique 2 grammes par jour. Tellurate de potasse ou de soude 1 à 4 centigrammes par jour. Agaricine 5 à 20 milligrammes.

Contre *hémoptysie* (voir ce mot).

Les *inhalations* d'air chaud sont dangereuses, celles d'acide fluorhydrique sont sans effet.

Injections. — Injecter 1 à 3 seringues Pravaz, 3 à 4 fois, par semaine de :

---

ment les deux immersions jusqu'à ce qu'on juge la décoloration suffisante. Sécher avec le papier à filtrer. Les lamelles séchées, les passer dans la solution hydro-alcoolique de bleu de méthylène.

Solution alcoolique de bleu de méthylène saturée.	10 à 15 gouttes.
Eau distillée.	100 gr.

Les retirer immédiatement et les plonger dans l'eau. Faire sécher. Monter au baume de Canada sec après avoir mis une goutte d'essence de girofle : enlever l'excédent avec du papier à filtrer. Si on monte au baume oxylol, ne pas mettre d'essence de girofle.

Gaïacol . . . .   4 gr.
Iodoforme. . . . .   1 »
Eucalyptol. . . . .   15 »
Huile d'olives stérilisée. . . . .   100 »

Révulsifs sur le thorax : pointes de feu. Vésicatoires.

Pays à conseiller : Menton (Nice est à défendre), Pau, Ajaccio. — Venise (pour la phtisie laryngée). Pise (dans la phtisie à forme congestive). La *Sicile, Corfou, Zante* (excellentes stations). — Malte, Egypte pas plus haut que le Caire, Alexandrie est à défendre. L'Algérie est contre-indiquée s'il y a complication laryngée. — Madère.

Tuberculose du rein.

Polyurie au début, se produisant par accès. Plus tard *pyurie* : au fond du vase, il existe un dépôt peu abondant qui paraît strié, formé de stratifications souvent séparées par une teinte rosée. — *Hématurie* : le sang est mélangé parfaitement à l'urine ou bien celle-ci contient des grumeaux purulents striés de sang. Plus rarement le sang s'écoule après la miction seulement (Guyon).

Cystite constante. *Fièvre.*

TRAITEMENT. — A la rigueur, néphrotomie.

Tuberculose de la vessie.

D'abord *fréquence des mictions.* Puis *hématurie* moins abondante que dans le fongus vésical et diminuant avec les progrès de la maladie, différant de celle des calculs vésicaux en ce qu'elle survient *spontanément. Polyurie intermittente. Douleur pendant et après la miction* procédant par accès. *Cystite précoce* restant le symptôme dominant. *Spasme de l'urèthre. Nodosités et sensibilité de la prostate au toucher. Sensibilité de la vessie* se faisant souvent sentir quand la main qui déprime le régime hypogastrique est retirée brusquement (Guyon). *Bacilles de Koch* dans l'urine.

TRAITEMENT. — Traitement général. *Pas d'intervention in-tra-uréthrale* à moins de rétention. Pas d'instillation de nitrate d'argent (Guyon). Au besoin cystotomie.

Tumeurs du bulbe.

Symptômes généraux.— Mal de tête intense, surtout à la nuque et occiput : perte de connaissance, vertige, démarche chancelante, amblyopie, attaques épileptiformes.

Symptômes locaux. — Troubles des nerfs à noyaux bulbaires : strabisme, paralysies du visage, de la langue, etc. des extrémités.

Troubles sensitifs. Incoordination des mouvements. Polyurie. Glycosurie quand le quatrième ventricule est atteint. Intelligence souvent atteinte.

TRAITEMENT. — Nul.

Tumeurs du cerveau.

SYMPTÔMES DIFFUS. — *Céphalalgie* permanente ou intermittente, surtout la nuit, exaspérée par le bruit. Si elle est localisée à l'occiput et à la nuque, on peut conclure à une tumeur du lobe occipital ou, plus souvent, du cervelet. Percussion du crâne souvent douloureuse.— *Vomissements,* sans nausée ni effort, diminuant dans la position couchée. — *Vertige* parfois intense et continu : surtout constant et intense dans les tumeurs de la fosse postérieure du crâne. Troubles psychiques fréquents. Somnolence, coma. Accès apoplectiformes. — *Convulsions épileptiformes.* Mouvements choréiformes. Douleurs rhumatoïdes vagues. Irrégularité de la respiration. Parfois aphasie.

SYMPTÔMES OCULAIRES : strabisme ; prolapsus de la paupière supérieure ; inégalité des pupilles ; infiltration papillaire ; amblyopie ; amaurose.

Symptômes de foyer. — *Convulsions* : épilepsie Jacksonienne. — *Paralysies* : hémiplégie totale, partielle (signe
d'une lésion de l'écorce motrice), croisée (tumeur du méso-
céphale). Parfois hémi-anesthésie. — *Paralysie des nerfs
crâniens* : le plus souvent le facial et les muscles moteurs
de l'œil (3e, 4e, 6e paires).

Diagnostic avec *Hémorrhagie cérébrale* : grand âge des sujets, accidents subits. — *Ramollissement cérébral* : lésions
du cœur, étiologie. — *Abcès du cerveau* : étiologie. — *Urémie* avec coma : examen des urines. — *Epilepsie* : très difficile, examiner le fond de l'œil.

Traitement. — Si la tumeur est d'origine syphilitique :
iodure de potassium 4 à 8 grammes par jour ; onctions
mercurielles avec 4 à 5 grammes d'onguent napolitain pendant 20 jours. Repos pendant quelques jours, reprendre
et ainsi de suite trois ou quatre fois. Contre la céphalalgie
et l'agitation ; bromure de potassium.

Tumeurs du médiastin.

Dans les tumeurs du médiastin antérieur, *saillie* se produisant le plus souvent au-dessus de la partie supérieure,
au niveau de la partie supérieure du sternum et des espaces intercostaux voisins. Quand les tumeurs ont englo-
bé les os, elles sont élastiques, parfois fluctuantes et ont
des pulsations. Si elles *pénètrent dans le thorax*, il peut y
avoir dilatation d'un côté de la poitrine. Si elles sont *superficielles*, matité. Souvent *déplacement du cœur* en bas et
à gauche. Dans les tumeurs du médiastin postérieur, le
cœur est repoussé contre la paroi thoracique. — Signes
de compression du côté des vaisseaux, du nerf vague ou
sympathique, des organes digestifs. En général compression ou obturation d'une des veines brachio-céphaliques :
d'où œdème de la face, du cou, des bras. — Troubles res-

piratoires variables : crises d'étouffement. Souvent, paralysie des cordes vocales. Gêne de la déglutition. Spasme œsophagien ; vomissements. — Vertiges ; insomnie. Parfois *présence de cheveux* dans l'expectoration.

DIAGNOSTIC.— Avec *Anévrysme de l'aorte* ; retard du pouls, souffles. — *Abcès du médiastin* : consécutif à une blessure, à un refroidissement, fièvre, marche aiguë. — *Anévrysmes* : les tumeurs s'en distinguent par le soulèvement simple et l'abaissement de la tumeur sans pulsations de tous côtés.

S'il y a accroissement rapide, adénite inguinale, sous-claviculaire, il est probable qu'on a affaire à un cancer ou un sarcome.

TRAITEMENT. — Contre le sarcome et le lympho-sarcome, arsenic.— On peut essayer la résection du sternum et l'extirpation de la tumeur.

Tumeurs intra-médullaires.

Diagnostic incertain. Longue période de symptômes mal définis, puis apparition de signes indiquant la compression de la moelle, la myélite transverse ou l'apoplexie spinale.

TRAITEMENT. — Iodure de potassium. Arsenic. En cas de tubercules, huile de foie de morue, phosphate de chaux.

Tumeurs extra-médullaires.

Elles produisent surtout de l'affaiblissement moteur et sensitif, tandis que les tumeurs extra-médulaires donnent lieu à des symptômes de nature irritative.

Les symptômes se développent lentement et sans fièvre. Douleur localisée le long du rachis, douleurs lancinantes, hyperesthésie, affaiblissement léger de la motilité et de la

sensibilité dans le territoire dépendant des racines nerveuses comprimées. Plus tard, signes de compression médullaire. Si la tumeur comprime le renflement cervical,
les quatre membres sont paralysés. Si elle siège au-dessous de ce renflement, les bras sont épargnés.

Si la compression porte sur un seul côté de la moelle,
symptômes d'une lésion unilatérale. Si la pression se fait
sur les cordons antérieurs, troubles moteurs ; sur les postérieurs, troubles sensitifs.

TRAITEMENT. — Iodure de potassium. Si la présence de
la tumeur est certaine, s'il n'y a pas trace d'affection maligne et si le siège de la tumeur est précisé ; extirpation.

Tumeurs adénoïdes du pharynx nasal.

Résultat de l'hypertrophie de la tonsille pharyngienne[1].
Symptômes d'obstruction nasale. Les enfants dorment la
bouche ouverte et *ronflent* en dormant. Ils sont souvent réveillés par des *terreurs nocturnes.* Essoufflement rapide.
Angines et laryngites fréquentes. Chez les très jeunes enfants, difficulté pour téter. Voix mal timbrée, nasonnée.
Otite moyenne purulente très fréquente.

Altérations du squelette de la face. La voûte palatine est
fortement ogivale. La lèvre supérieure est courte, recouvre
incomplètement les incisives, le maxillaire inférieur est
abaissé, le nez aplati transversalement.

DIAGNOSTIC. — Faire ouvrir largement la bouche de l'enfant : mettre entre les dents un objet dur, glisser l'index au
fond de la bouche, écarter le voile du palais. Le doigt
constate l'existence d'une tumeur molle qui remplit l'arrière cavité des fosses nasales et masque l'orifice postérieur de celles-ci. En se retirant le doigt est généralement

1. Elle est située sur la moitié postérieure de la voûte du pharynx et se
continue sur la paroi postérieure. Elle s'étend aussi sur les parties latérales.

taché de sang et l'ongle ramène souvent des débris de la tumeur. — Rhinoscopie postérieure qui fait constater que le pharynx nasal est obstrué par une masse plus ou moins volumineuse.

TRAITEMENT. — Le malade a la tête bien maintenue par un aide. Abaisser la langue avec un abaisse-langue. Glisser rapidement derrière le palais la curette de Gottstein. Appuyer son talon sur la paroi pharyngée supérieure de façon qu'il touche la cloison. Puis faire un mouvement d'abaissement rapide en demi-cercle. La tumeur tombe généralement dans l'arrière-bouche. Si elle tient encore par un mince pédicule, couper celui-ci avec des ciseaux. L'hémorrhagie est insignifiante. Boucher alternativement avec le doigt chaque narine et dire au malade de souffler vigoureusement par le nez.

On peut aussi se servir de la pince de Lœvenberg, mais elle expose à des hémorrhagies et à des blessures de la cloison.

Si l enfant est très indocile ; donner le chloroforme. Passer ensuite dans les narines un tube en caoutchouc qui, retiré par la bouche et noué sur la lèvre supérieure, permet d'attirer en avant le voile du palais. Le doigt et la vue (avec le miroir frontal) guident la pince et on peut enlever ainsi, en une seule séance, la tumeur en totalité.

Typhlite.

Début insidieux (troubles digestifs, douleur dans le flanc droit) ou subit. *Douleur vive dans la fosse iliaque droite.* Souvent, dans cette région, tuméfaction facile à délimiter sous la paroi abdominale. Sensation de résistance. *La tumeur est allongée en forme de boudin :* elle est lisse ou bosselée. Matité à la percussion. Souvent météorisme. Urine rare. Selles suspendues ou bien, au début, quelques selles liquides, puis constipation. Fièvre. Hoquet. Souvent *vomissements*, pouvant devenir fécaloïdes.

Inflammation de l'appendice vermiculaire. — Début brusque en général. Peu ou pas de tumeur. Pas de vomissements fécaloïdes. Souvent pas de météorisme. Terminaison par perforation fréquente.

Chez l'enfant, le plus souvent de 4 à 7 ans. Souvent précédée d'entérite, de céphalalgie, dyspepsie, constipation.

Pérityphlite. — Symptômes de péritonite. Tumeur superficielle dans la fosse iliaque droite. Matité à la percussion. A l'auscultation souvent frottements péritonitiques. Aboutit souvent à un *abcès* enkysté qui augmente peu à peu.

Diagnostic avec *Coprostase du cæcum* : pas de symptômes inflammatoires. — *Cancer intestinal* : chez les gens âgés, marche lente. — *Invagination* : garde-robes sanguinolentes. — *Rein mobile* : forme spéciale de la tumeur. — *Coliques hépatiques et néphrétiques* : ictère, hématurie, pas de fièvre. — *Abcès par congestion* : altération des vertèbres ou de l'os iliaque. — *Adénite mésentérique* : tumeurs mobiles bosselées.

Traitement. — Contre la typhlite *stercorale* : huile de ricin, irrigations intestinales abondantes avec longue sonde. Repos absolu. Nourriture liquide. Cataplasmes. Contre la douleur : injection de morphine. Si l'infiltration est *diffuse* et *non fluctuante* : cataplasmes, révulsifs. Dès qu'il y a *fluctuation*, incision directe sur la tumeur cœcale, se rapprochant de celle pratiquée pour la ligature de l'iliaque interne. On peut commencer par découvrir le péritoine pariétal, puis pansement antiseptique. 2 jours après évacuation du pus, drainage. Ou bien laparotomie sur la ligne médiane ou sur le bord externe du grand droit. Au besoin on résèque l'appendice.

Chez l'enfant : lutter contre la constipation : purgatifs doux, huile de ricin et d'amandes douces ââ, une cuillerée

à café. Noix vomique. Extrait de belladone 1 à 3 centigrammes. Électrisation.

Typhus exanthématique ou pétéchial.

Incubation, variable, parfois très courte. *Invasion* (3 à
5 jours) : frisson unique violent ou petits frissons répétés.
Vomissements, oppression, convulsions chez les enfants.
Fièvre intense (40° à 41°), pouls dépassant 100. Faiblesse,
vertiges, surdité, bourdonnements d'oreille. Céphalalgie.
Face rouge, turgescente, conjonctives injectées. Langue
recouverte d'un enduit jaunâtre. Lèvres sèches, gercées,
saignant facilement. Catarrhe bronchique sec. Douleurs
dans les hypochondres. Hypertrophie de la rate et du foie.
Albumine dans les urines. Constipation suivie de diarrhée.

Éruption (10 jours environ) débutant en général par la
poitrine et le ventre. Taches rondes, rouge pâle, s'effaçant
au début, sous la pression. Du 2e au 4e jour, la coloration
devient livide, les contours moins nets : les taches ne disparaissent plus complètement sous la pression. Desquamation furfuracée.

Marche de la température caractéristique. — Ascension et
chute brusques et subites. Parfois, vers la fin du premier
septenaire, légère rémission, mais, au début de la 2e semaine, élévation nouvelle. *Défervescence* en général entre
le 14 et 20e jour.

La *crise* s'accompagne généralement d'une transpiration
abondante (12 heures environ). La température reste alors
quelque temps au-dessous de la normale. Sensation de
bien-être.

DIAGNOSTIC avec *Fièvre typhoïde* : le typhus s'en distingue
par début brusque, caractère et siège de l'exanthème, par
la rareté de la diarrhée, du gargouillement.

TRAITEMENT. — Isolement du malade. Désinfection de ses

excrétions. Antipyrine, 4 grammes en lavements. Sulfate
de quinine, au début, 0 gr. 75 à 1 gramme. Contre l'adynamie : injections de caféine et d'éther. Toniques. Drap
mouillé ou bains froids contre les phénomènes nerveux.

Ulcérations tuberculeuses cutanées.

Au début, tumeur recouverte d'une peau normale. Puis
la peau rougit, la tumeur se ramollit, s'ouvre, donne issue
à du pus grumeleux. Il se fait, après, une ulcération à bords
taillés à pic, d'une coloration livide, le fond est inégal. A la
surface, il se forme des croûtes grisâtres ou gris verdâtre.
La lésion à une tendance à l'extension.

Gommes scrofulo-tuberculeuses. — Au début, petites nodosités tuberculeuses, développées au-dessous d'une tache
livide. Elles sont indolentes. Puis elles s'élèvent, s'étalent,
se ramollissent et se perforent, laissant une cavité à fond
plus large que l'orifice. En général, il reste une ulcération
à fond couvert de bourgeons, couverte de croûtes fines *très
adhérentes.*

TRAITEMENT. — Huile de foie de morue ; arsenic. S'il y a
inflammations, émollients. Quand la tumeur va s'ouvrir,
l'inciser. Faire ensuite le râclage et badigeonner toute la
cavité avec le naphtol camphré. Ou bien toucher avec
l'acide lactique pur ou en solution à 50 0/0.

Ulcère du duodénum.

Souvent peu de symptômes au début. — *Entérorrhagie*
se déclarant *peu après le repas* : d'abord le sang est rendu
pur, plus tard les déjections sont noirâtres et moins liquides. Les hémorrhagies produisent de l'anémie qui disparaît
rapidement si les pertes ne se renouvellent pas souvent.
2 à 3 heures après le repas, douleur vive dans l'hypochondre droit, entre les fausses côtes et l'ombilic. L'appétit est

conservé. Parfois vomissements sanglants et alimentai-res.

Diagnostic avec *Ulcère de l'estomac*. Dans celui-ci, le mé-lœna se produit *après l'hématémèse* : la douleur a son siège de l'appendice typhoïde au rachis, elle est plus précoce, suit de près le repas. Il y a de la dyspepsie ; le lait seul est supporté. Il est plus fréquent chez la femme.

Traitement. Voir *Ulcère de l'estomac*. On peut revenir plus vite à une alimentation plus riche.

Ulcère rond de l'estomac.

Douleur sous l'appendice xyphoïde, sous le sternum, traversant la base de la poitrine et retentissant dans le rachis, survenant immédiatement ou 1 à 2 heures après le repas. Si elle est très vive dans le décubitus dorsal, l'ul-cère est probablement sur la paroi postérieure. Si le ma-lade ne peut se coucher sur le ventre sans ressentir des douleurs vives, il est sur la paroi antérieure. Les ulcères de la région pylorique forcent souvent à garder le décubi-tus sur le flanc gauche ; inversement si l'ulcère est sur la grosse tubérosité.

Vomissements aqueux ou muqueux, alcalins, donnant lieu à des combinaisons de sulfo-cyanures [1], ou bien ali-mentaires, bilieux. *Hématémèse* abondante ; sang rouge, moins souvent noirâtre que dans le cancer.

Epigastre souvent ballonné ; sensible à la pression. Constipation fréquente.

Diagnostic avec *Catarrhe gastrique chronique* : fautes de régime, douleur épigastrique moins vive, plus diffuse ; pas d'hématémèse. — *Gastralgie* : les douleurs ne sont pas voi-sines du repas, se calment par la pression. Pas d'hématé-mèse. Troubles nerveux.

1. Coloration rouge quand on les traite par le perchlorure de fer.

Cancer : rare avant 40 à 45 ans, cachexie rapide, adénite sus-claviculaire gauche, tumeur perceptible à l'épigastre, absence persistante d'acide chlorhydrique dans le suc gastrique.

Colique hépatique : douleurs plus localisées (région de la vésicule biliaire), frisson, ictère, calculs dans les selles.

TRAITEMENT. — Régime lacté *absolu*. S'il ne peut être supporté : thé léger, œufs crus, peptones. Dans la période aiguë : sous-nitrate de bismuth 0 gr. 50 pendant 8 à 10 jours, 3 fois par jour. Poudre de condurango 4 à 6 grammes par jour. Eaux de Carlsbad, ou prendre, le matin, 1 à 3 cuillerées à thé de sel de Carlsbad dans un demi litre d'eau tiède qu'on boit en 3 doses à 10 minutes d'intervalle. Contre les douleurs : narcotiques.

Urémie.

Forme cérébrale : attaques épileptiformes (sans cri initial) ou coma.

Forme dyspnéique : souvent respiration de Cheyne-Stokes [1], enrouement, asthme urémique, œdème pulmonaire.

Forme gastro-intestinale : vomissements, diarrhée.

Symptômes très variables : vertiges, *hémicrânie persistante*, névralgies, anesthésie, paresthésie, paralysie. Troubles psychiques. Amaurose, *myosis*. Troubles de l'ouïe. Epistaxis, *haleine fétide* d'odeur urineuse. Inflammation des séreuses. Abaissement de la température. Tension sanguine diminuée.

DIAGNOSTIC. — Dans tous les cas douteux rechercher l'*albuminurie*. Diagnostic avec *Inflammation ou lésion encéphalique* : fièvre et paralysie motrice.

TRAITEMENT. — Antisepsie intestinale. Diurétiques : lait,

1. Accélération graduelle des mouvements respiratoires, puis diminution jusqu'à pause complète de la respiration, puis reprise des mêmes phénomènes.

infusion de digitale. Purgatifs. Diaphorétiques : injection
d'un centigramme de chlorhydrate de pilocarpine *avec
grande prudence*, les bains de vapeur au lit sont préférables. Contre les *convulsions épileptiformes*, saignée, chloral
en lavement, chloroforme, inhalations d'oxygène. Contre
l'*asthme*, injection de morphine, nitrite d'amyle 5 à 6 gouttes sur un mouchoir.   .

Uréthrite aiguë.

Prurit, cuisson au bout de la verge, puis apparition
d'une gouttelette muco-purulente, puis jaunâtre, jaune
verdâtre. L'écoulement devient continu. Gland enflammé ;
méat rouge, douleur pendant et après la miction. Erections
douloureuses.

Traitement. — Le traitement *abortif* ne doit être essayé
que dans les premières heures suivant le début, si la sécrétion est faible, peu colorée, plutôt muqueuse que purulente, si les bords du méat non tuméfiés ne présentent
qu'une faible rougeur érythémateuse. Employer une solution de nitrate d'argent à 2 ou 5 0/0. Se servir d'une petite
seringue en verre de 6 à 7 centimètres cubes. On injecte
puis on retient le liquide en serrant le gland entre le pouce
et l'index gauches, puis serrer le canal entre l'index et le
médius droits, la pulpe du pouce sur le méat. Enlever les
deux doigts droits et, avec eux, opérer le refoulement du
liquide d'arrière en avant à 2 ou 3 reprises en maintenant
chaque fois le liquide une 1/2 minute au point où on l'a
pressé, c'est-à-dire dans la fosse naviculaire. Si, après
24 heures, la miction est difficile, faire des injections
d'huile d'amandes douces, bains tièdes, cataplasmes autour
de la verge. Si la miction est impossible, sonder avec une
sonde à bout arrondi sans l'introduire plus loin que l'obstacle causé par l'inflammation (Mauriac).

Hygiène sévère : interdire vin, liqueurs, bière, café. Bois-

sons délayantes. Benzoate de soude, 2 à 4 grammes. Biborate de soude, 4 à 6 grammes par jour. Boissons alcalines.
Bains tièdes. Une fois l'écoulement moins abondant (au
bout de 7 à 8 jours), balsamiques : essence de santal, 8 à
10 capsules, extrait éthéré de cubèbe, copahu, 4 à 6 grammes, cubèbe, 8 à 12 grammes. Salol, 1 à 2 grammes. Injections antiseptiques : les faire après la miction, injecter la moitié de la seringue en verre à la fois, garder le
liquide 1 à 2 minutes. Sublimé 1 à 2 pour 10000, solution
boriquée 3 0/0 ou avec :

        Salol . . . .   10 gr.
        Rétinol ou huile d'olive.   10   »

On peut y ajouter, suivant les cas : iodoforme, tanin.

ou

        Permanganate de potasse. . . .   0 gr. 25 centigr.
        Eau distillée. . . . .   200 gr.

Uréthrite chronique.

Uréthrite antérieure. — Écoulement léger, suintement,
tachant le linge du malade s'il est plus abondant. Plus apparent le matin, mais en réalité *continu*. Pas de douleur
à la miction. Si on explore le canal avec une bougie à
bout olivaire n° 20, en la poussant jusqu'à l'entrée de la
région membraneuse, il y a une légère douleur et on retire la *boule couverte de pus*. En lavant l'urèthre antérieur
et en introduisant la boule jusque dans la région prostatique, *on ne ramène pas de pus*.

Uréthrite postérieure.— Mêmes symptômes, mais l'écoulement est *intermittent*. S'il y a peu de pus, les premières
gouttes d'urine sont lactescentes. S'il y a beaucoup de pus,
il se fait de temps à autre une sorte d'éjaculation purulente. Mictions fréquentes, parfois douloureuses. Si on lave
l'urèthre antérieur et qu'on introduise une bougie à boule,
le passage dans la région prostatique est douloureux et en

ramenant la boule, le talon est recouvert de mucosités verdâtres.

Diagnostic avec *Prostatite chronique* (voir ce mot).— *Cystite cervicale* : mictions plus fréquentes, plus douloureuses,
parfois écoulement sanguin léger à la fin de la miction.
Si on fait uriner dans 3 verres, le premier contient du pus,
le second de l'urine claire, le dernier de l'urine mélangée
de pus.

Traitement. — Toniques. Bains sulfureux chez les arthritiques. Bains salés chauds. Douches. Pas de médication interne.

Instillations de nitrate d'argent : solution au 50°, rarement plus forte. Explorateur en gomme à bout olivaire,
creux, perforé au sommet. Seringue analogue à celle de
Pravaz, mais 3 fois plus grande, avec canule conique. Amor-
cer avant de s'en servir : la seringue chargée, l'explorateur fixé à la canule, tourner le piston jusqu'à ce qu'on
voie paraître une goutte par le trou de l'olive.

Pour l'*urèthre postérieur*, boule n° 13 ou 14, franchir le
sphincter membraneux et laisser tomber 10 à 20 gouttes.
Pour l'*urèthre antérieur*, boule n° 18 à 20, buter contre la
porte de l'urèthre membraneux, retirer l'olive de 2 à 3 centimètres, instiller 4 à 6 gouttes. Laisser l'instrument en
place quelques minutes. Répéter les instillations tous les
2 jours, en moyenne.

On a aussi employé les sulfates de zinc et de cuivre à
1/40 ou 1/20.

Urticaire.

L'éruption est parfois précédée de phénomènes généraux : fièvre, troubles gastriques, vomissements. Elle est
souvent consécutive à l'ingestion de certains aliments (mou-
les, homards, huîtres).

La maladie est constituée par des plaques rappelant cel-

les produites par les orties. Les plaques sont tantôt rouges,
tantôt pâles au centre et entourées par une zone rouge. Il
y a du prurit, parfois très marqué. L'urticaire peut être
confluente, constituée par des boutons durs (urticaire tubéreux), par des papules (urticaire papuleux). Parfois les
plaques sont accompagnées de vésicules (urticaire vésiculeux).

L'éruption peut se faire sur les muqueuses, entre autres
la muqueuse pulmonaire. Elle produit, dans ce cas, des
accès d'étouffement souvent intenses.

Traitement. — Traiter la cause, quand on la découvre.
Purgatifs, vomitifs quand l'urticaire est consécutif à l'ingestion d'aliments irritants. Dans l'urticaire chronique,
donner la quinine associée à l'ergotine et à la belladone.
Pommades avec :

        Oxyde de zinc. . . . . 10 gr.
        Essence de menthe. . . . . 0 » 10
        Vaseline. . . . . 10 »

Lotions vinaigrées chaudes. Poudrer ensuite avec une
poudre inerte.

Urticaire pigmentée. — Spéciale à la première enfance.
Caractérisée par des plaques d'urticaire remplacées par
des taches brunâtres assez persistantes.

Traitement. — Voir plus haut.

Varicelle.

Incubation : 8 à 15 jours. Peu ou pas de prodromes. Quelquefois, avant l'éruption, érythème fugace. Éruption de
taches rouges s'effaçant sous le doigt. Les taches s'élèvent
peu à peu au-dessus de la peau : au bout de 6 à 12 heures,
formation d'une petite vésicule, plutôt ovale qu'arrondie
entourée d'une auréole rouge. Démangeaisons. Quelquefois angine légère, adénite sous-maxillaire.

DIAGNOSTIC avec *Pemphigus* : bulles beaucoup plus grosses, évoluant bien plus lentement.— *Herpès* : vésicules réunies en groupe. — *Eczéma vésiculeux* : démangeaisons violentes, rougeur de la peau sur laquelle reposent les vésicules. — *Variole* : rachialgie, pustule à contenu purulent se développant sur un petit tubercule, état général.

TRAITEMENT. - - Nul. Séjour à la chambre.

Variole.

Incubation : 6 à 11 jours. — *Invasion* : frisson intense, sueur, anorexie, céphalalgie, température 40° à 41° se maintenant à ce chiffre jusqu'à l'éruption : nausées, vomissements. *Rachialgie*. Parfois délire : convulsions chez les enfants. Rash hyperémique ou hémorrhagique. Epistaxis.

Eruption : du 2° au 4° jour. — La fièvre tombe. Éruption, débutant par la tête et le cou, de petites macules rouges, légèrement élevées à leur centre. La papule devient vésicule et se déprime au centre. Dans la variole *confluente*, les vésicules se fusionnent. Conjonctivite. Salivation. — *Suppuration* (5 à 6 jours) s'accompagnant d'un gonflement très prononcé des tissus. *Dessiccation* : croûtes jaune verdâtre. — Complications fréquentes (œil, oreille, cœur, infection purulente). — Dans la variole *hémorrhagique*, l'hémorrhagie se montre avant l'éruption ou une fois celle-ci constituée.

DIAGNOSTIC. — Dans les cas sporadiques, avec : *Impétigo contagieux* ; symptômes moins accusés, pas de vomissements ni de rachialgie, guérison rapide. — *Rougeole et variole à la période papuleuse*. Réserver le diagnostic 24 heures : dans la variole, présence des vésicules au sommet des papules et pustules sur la muqueuse buccale et pharyngée.

TRAITEMENT. — Matin et soir, injection sous-cutanée d'une seringue Pravaz d'éther et donner de 7 à 10 centigrammes d'opium. On peut élever cette dose en cas de délire. A l'intérieur, potion avec 50 gouttes de perchlorure de fer.

Si l'éruption date de 1 à 2 jours, savonner la face. Rincer avec eau boriquée : essuyer avec ouate. Si l'éruption date de 3 jours, pas de savonnage. — Faire ensuite 2 à 3 fois par jour une pulvérisation d'une minute au maximum avec :

Sublimé . . . . } àà 1 gr.	
Acide tartrique . . . . }	
Alcool à 90°. . . . . 5 cent. c.	
Éther q. s. pour faire. . . . . 50 »	

Un 1/4 d'heure après, recouvrir la face avec

Sublimé. 1 gr.	
Glycérolé d'amidon. . . . . 15 »	

Après le 4e jour : faire seulement deux pulvérisations. Les cesser le 6e ou 7e jour. Les croûtes tombées, mettre :

Acide borique . . . . 3 gr.	
Vaseline. . . . . 30 »	

Laver les yeux avec eau boriquée. Gargarismes antiseptiques.

Végétations.

Excroissances de formes variées, sessiles ou pédiculées, molles, rouges, saignant facilement, souvent suintantes, siégeant surtout à la vulve, sur la face interne du prépuce. Elles sont généralement d'origne vénérienne.

TRAITEMENT. — Lotions astringentes. Poudres inertes. Poudre de sabine, alun, calomel (parties égales). Destruction avec l'électro-cautère après cocaïnisation de la muqueuse, ou excision.

Verrues.

Excroissances cutanées, papilliformes, généralement sessiles. Elles sont *acquises* et non congénitales. Elles sont contagieuses et inoculables. Elles sont rarement uniques.

TRAITEMENT. — A l'intérieur, magnésie 0 gr. 25 à 1 gramme par jour en deux fois. Teinture de Thuya occidentalis 60 à 80 gouttes par jour. Destruction par l'électro ou le thermo-cautère, par l'acide acétique, l'acide nitrique. Applications continuelles de savon noir. Attouchements avec le naphtol camphré. Ou bien application de :

Acide salicylique	} āā	2 gr.
Acide lactique.		
Collodion élastique.		15 »

(Voir *Cor*).

Vers intestinaux. Voir *Oxyures, Lombrics, Tænia*.

Vitiligo.

Consiste en coexistence en des points voisins de la dépigmentation (achromie) et de l'exagération du pigment (hyperchromie). La maladie est constituée par des taches décolorées tranchant fortement avec les parties voisines hyperpigmentées.

DIAGNOSTIC avec *Leucodermie* : décoloration partielle des téguments sans exagération du pigment dans les parties voisines.

Maladie d'Addison : évolution rapide ; phénomènes généraux graves ; exagération du pigment cutané sans taches décolorées ; présence de taches pigmentaires sur les muqueuses.

Lèpre trophonévrotique : moins nettement limitée ; pas

de mélange d'achromie et d'hyperchromie ; troubles de la sensibilité ; névrite.

Syphilide pigmentaire : siège constant à la partie postérieure et latérale du cou ; pas d'achromie.

Ephélides, masque de grossesse, chloasma : pas d'achromie.

Pityriasis versicolor : siège sur les parties supérieures du tronc. Le grattage enlève un copeau caractéristique.

Traitement des plaques, nul. Si l'alopécie coïncide avec des troubles cutanés pigmentaires (voir *Pelade*). Nervins.

Volvulus. Voir *Occlusion intestinale.*

Vomissements nerveux.

Vomissements survenant par accès. La nutrition générale reste en général satisfaisante. Langue propre, conservation de l'appétit, absence de troubles digestifs et de modifications objectives de la région stomacale.

Examiner le fond de l'œil (tumeur cérébrale), l'urine (albuminurie), tous les organes et *surtout* les organes génitaux.

Traitement. — Traiter *la cause.* Petits morceaux de glace ou glace aux fruits à prendre par cuillerées à café ; vessie de glace sur l'estomac. Injections de morphine. Chloral 2 grammes. Toutes les heures ou demi-heures une cuillerée à café de :

    Chlorhydrate de cocaïne. . . . .   0 gr. 15
    Eau distillée   140   »

Ether : 10 gouttes. Teinture éthérée de valériane ; 25 gouttes toutes les heures. Une cuillerée à bouche toutes les 2 heures de :

    Teinture d'iode. . . . .   1 gr.
    Eau distillée   200   »

Vulvo-vaginite des petites filles.

Se montre surtout de 8 à 12 ans. Le linge est taché ; il y a un écoulement d'abord séro-purulent, puis purulent, qui forme souvent des croûtes jaunâtres. Cuisson, démangeaisons vives.

Traitement. — Éviter tout contact avec une personne atteinte d'écoulement vaginal. Diminuer l'inflammation par lavages avec solutions émollientes et bains de son ou d'amidon.

Injections avec une seringue fine de :

Sulfate de cuivre.	2 gr.
Glycérine pure.	20 »
Eau.	80 »

Ou de sublimé à 0 gr. 01 à 0 gr. 05 0/0. Lavages avec eau boriquée à 4 0/0. Suppositoire vaginal avec :

Salol.	0 gr. 10
Beurre cacao	1 »

Ou avec iodoforme.

Isoler les parties avec une compresse imbibée d'une solution antiseptique ou de la ouate salolée.

Traitement général. — Huile de foie de morue. Iodure de fer. Arsenic.

Xanthélasma.

Siège surtout aux paupières. Il est formé par des plaques allongées dans le sens horizontal, légèrement saillantes, jaunes.

Xanthélasma des diabétiques. — Se développe et disparaît rapidement. Les plaques sont fermes : elles se localisent non aux paupières qui sont rarement atteintes, mais au niveau des articulations, aux fesses, à la muqueuse buccale.

TRAITEMENT. — Application de :

Sublimé . . . . 1 gr.
Collodion. 10 »

Surveiller le traitement. Destruction par l'électrolyse, le râclage, l'excision.

Xéroderma pigmentosum.

Au début rougeurs érythémateuses, remplacées bientôt par des macules brunes pigmentées qui grandissent et se multiplient. Puis la peau devient sèche, rugueuse. Il se développe des pustules impétigineuses, des ulcérations peu profondes, recouvertes de croûtes. Elles se cicatrisent. Puis, sur les cicatrices, se développent de petites tumeurs muqueuses qui deviennent fongueuses ou s'ulcèrent.

TRAITEMENT. — Application d'emplâtre de Vigo (Brocq).

Xérodermie.

Voir *Ichthyose.*

Zona.

Voir *Herpès zoster.*

Imp. G. Saint-Aubin et Thevenot, St-Dizier, 15-17, passage Verdeau, Paris.

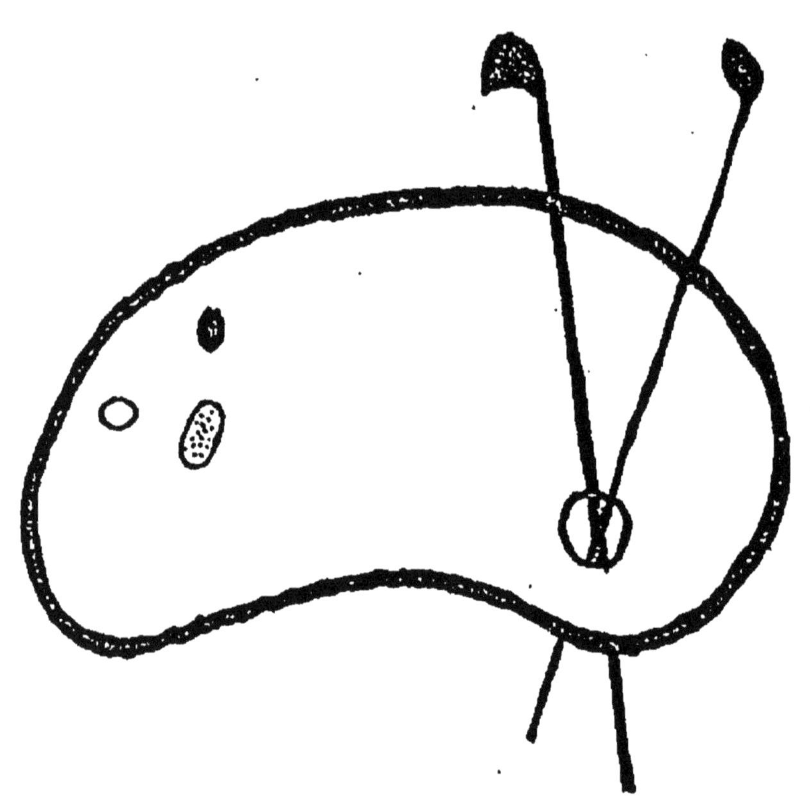

ORIGINAL EN COULEUR

NF Z 43-120-8

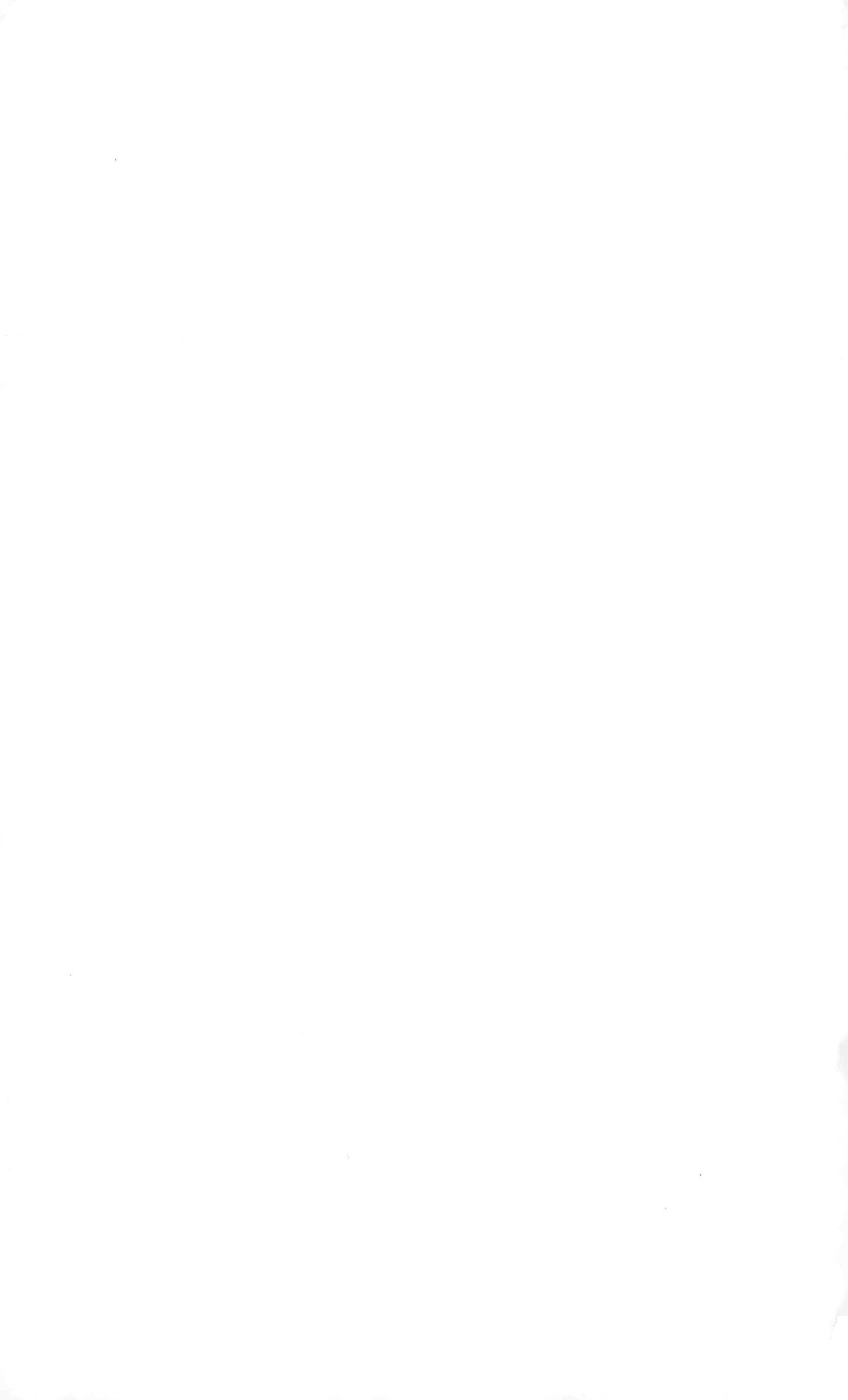

9 782016 167861